Joachim Ufer · Ormonoterapia in ginecologia

L'edizione italiana è stata gentilmente autorizzata
dalla Casa Editrice Walter de Gruyter & Co. di Berlino.

Joachim Ufer

Ormonoterapia in ginecologia

Basi teoriche e applicazioni pratiche

3ª Edizione italiana sulla
5ª edizione tedesca

Traduzione italiana a cura di E. Rainer

titolo originale:
«Hormontherapie in der Frauenheilkunde»
Printed in Italy.

Prefazione alla 5ª edizione

Un gran numero di reperti recenti hanno indotto l'Autore ad elaborare una nuova stesura di questo libro che contava già 4 edizioni.
Particolare attenzione è stata rivolta alle nuove acquisizioni nel campo dei releasing factors e della prolattina. Questi ormoni hanno incontrato attenta considerazione negli ultimi anni, sia sotto l'aspetto teorico che pratico. Viene delineato il loro significato diagnostico e terapeutico.
Il capitolo «Contraccettivi ormonali» ha subito un notevole ampliamento. Ciò è stato realizzato sotto lo stimolo dei numerosi reperti raccolti in donne sane e malate trattate per lunghi tempi con anticoncezionali, orali o parenterali. Numerose figure sono state sostituite con materiale iconografico della letteratura più recente; nella scelta è stato tenuto presente in modo particolare il «dosaggio plasmatico degli ormoni».
Per questa quinta edizione valgono le stesse avvertenze e limitazioni delle edizioni precedenti.
Anche stavolta la trascrizione dattilografica dei manoscritti è stata eseguita dalla Signora Katharina Grave. Particolari ringraziamenti sono dovuti alla Dott.ssa Christine Mothes per le laboriose correzioni.

Berlino, novembre 1977 *Joachim Ufer*

Prefazione alla 4^a edizione

La 3^a edizione del presente libro apparve nel 1965 in tedesco e successivamente in molte altre lingue (inglese, francese, spagnolo, italiano, giapponese, turco).
Da allora molti biochimici, medici e zoologi diedero il loro sostanziale apporto con numerose e importanti scoperte nel campo dell'ormonologia, per l'acquisizione di nuove nozioni. Meritano una particolare menzione lo studio particolareggiato sugli aspetti fisio-patologici del complesso meccanismo riproduttivo, come pure le nozioni relative al meccanismo di azione sull'organo effettore da parte degli steroidi sessuali. Furono inoltre messi a punto dei metodi che consentono la determinazione radioimmunologica degli ormoni gonadotropi nel plasma.
Con l'ausilio dei metodi di legame alle proteine, si riuscì ad elaborare, anche per gli steroidi, tests che consentono di rilevarli nel plasma e che rendono in tal modo superflua la raccolta delle urine delle 24 ore.
La terapia ginecologica risultò sostanzialmente ampliata con l'introduzione di farmaci che inducono l'ovulazione. Anche lo studio degli effetti collaterali, legati alla terapia ormonale, costituì un importante settore di ricerche; inoltre si imparò a valutare meglio i rischi connessi ad un intervento terapeutico. Si dedicò ogni attenzione specialmente agli effetti collaterali dei contraccettivi ormonali, che hanno assunto una particolare importanza dato il loro impiego per lunghi periodi di tempo da parte di donne sane in età sessualmente matura.
L'Autore si augura di aver tenuto conto di tutte queste nozioni nell'elaborazione della 4^a edizione, che si presenta con un testo ampiamente rinnovato. Il libro, seppure in modo conciso, si propone di fornire a studenti e medici gli aspetti più salienti del problema, come è attestato dall'esauriente indice all'inizio del libro e da quello analitico alla fine.
Il collega specialista dovrà pur sempre consultare numerosi e ponderosi volumi contenenti dati esaurienti sulla enorme bibliografia esistente, di cui difficilmente si sarebbe potuto tracciare un quadro completo nel presente volume. Per questo motivo l'Autore ha preferito rinunciare completamente ai riferimenti bibliografici, contrariamente a quanto era stato fatto nella precedente edizione.
Le modalità di trattamento indicate nella sezione terapeutica non contengono nomi di preparati, bensì la corrispondente denominazione chimica. Sono invece riportati tra parentesi i nomi commerciali dei preparati usati dall'Autore.
L'Autore è membro del «Settore Ricerche Cliniche» della Schering AG di Berlino/Bergkamen, che ha appena festeggiato il centenario di fondazione. Questa circostanza offre la possibilità di indicare alcuni dati importanti nella storia delle ricerche condotte sugli ormoni e vissute dalla Schering oppure ad essa strettamente

collegate. Tra i ricercatori che diedero maggior contributo in questo campo desideriamo ricordare gli indimenticabili Direttori dei Laboratori Schering Walter Schoeller e Karl Junkmann.

1928 Viene presentato alla classe medica il Progynon confetti. Ogni confetto contiene 250 unità-topo di «estrogeni naturali» ottenuti da urine di donne gravide e titolati biologicamente da *Allen-Doisy*.

1929 *Butenandt* riesce ad estrarre da olii grezzi, forniti dalla Schering, cristalli di «ormone follicolare» dalla formula $C_{18}H_{22}O_2$. Questa sostanza viene chiamata «Progynon».

1932 *Schwenk* e *Hillebrandt* scoprono nei Laboratori Schering che il «diolo» $C_{18}H_{24}O_2$ è molto più efficace del «triolo» sopra citato. Mediante esterificazione con acido benzoico Butenandt ottiene un composto chiamato Progynon B oleosum, la cui efficacia si mantiene per 5 giorni.

1932—33 *Kaufmann* riproduce in donne ovariectomizzate un ciclo fisiologico. Egli impiega il Progynon e successivamente il Progynon B oleosum.

1932 *Hohlweg* e *Junkmann* scoprono nel diencefalo il centro sessuale.

1932 *Butenandt* sintetizza, dopo averlo isolato dalle urine, l'androsterone, il primo steroide ad azione androgena.

1933 La Schering presenta alla classe medica l'androsterone con il nome commerciale di «Proviron».

1933 *Butenandt* isola il progesterone ($C_{21}H_{30}O_2$) dalle ovaie di suini. Successivamente esso viene sintetizzato.

1934 La Schering presenta alla classe medica il progesterone sotto il nome commerciale di «Proluton».

1938 *Inhoffen* e *Hohlweg* scoprono nei Laboratori Schering che, aggiungendo al C_{17} un gruppo etinilico, si ottengono steroidi attivi per os. I primi composti da loro prodotti sono l'etinilestradiolo e l'etiniltestosterone (pregneninolone).

1954 Da *Junkmann* viene descritto uno steroide dall'effetto progestinico deposito (17α - idrossiprogesterone capronato). Inoltre nei Laboratori Schering vengono ottenuti altri esteri dell'estradiolo e del testosterone caratterizzati da effetto deposito di diversa durata.

1956 *Junkmann, Schenck* e Coll. sintetizzano il noretisterone acetato attivo per os.

1963 *Hamada, Neumann* e *Junkmann* descrivono l'effetto antiandrogeno del ciproterone e del ciproterone acetato, steroidi sintetizzati da *Wiechert* nei Laboratori Schering.

1965 *Kerb, Wiechert* e *Hocks* sintetizzano, in collaborazione con un gruppo di lavoro della Hoffmann-La Roche, l'ecdisone, l'ormone che promuove la muta negli insetti.

Joachim Ufer

Indice

Elenco delle abbreviazioni

ACTH	ormone adrenocorticotropo = corticotropina
AGT	attività gonadotropa totale
AMP, ciclico	adenosinmonofosfato
CRH, CRF	ormone che libera la corticotropina
DEAS	deidroepiandrosterone solfato
DL 50	dose letale per il 50% degli animali
DNA	acido desossiribonucleico
DOCA	desossicorticosterone acetato
EE	etinilestradiolo
FSH	ormone follicolostimolante
FSH-RF	fattore che libera l'ormone follicolostimolante, releasing factor per l'FSH
FSH-RH, FRH, FRF	ormone che libera l'ormone follicolostimolante
GH-RH, GRH, GRF	ormone che libera l'ormone della crescita
GIH, GIF	somatostatina = ormone inibente la liberazione dell'ormone della crescita
Gn-RH (= LH-RH e FSH-RH)	ormone che libera le gonadotropine
GT	gonadotropine
HCG	gonadotropina umana corionica
HMG	gonadotropina umana menopausale
HPL (=HCS)	human chorionic lactogen = lattogeno placentare = human placental lactogen = human chorionic somatomammotrophin
ICSH (= LH)	ormone stimolante le cellule interstiziali
ICSH-RF	ICSH releasing factor
LH (= ICSH)	ormone luteinizzante
LH-RH, LH-RF	ormone che libera l'ormone luteinizzante, releasing factor per l'LH
LTH (= LGH = PRL)	prolattina (= HPr) = ormone luteotropo = luteotropina = ormone lattogeno = galattina = mammotropina
MAO	monoaminoossidasi
MCR	metabolic clearance rate = tasso di clearance metabolica
ME	mestranolo

MRIH, MRIF, MIF	ormone inibente la liberazione dell'ormone melanocito-stimolante
MSH-RH, MRH, MRF	ormone che libera l'ormone melanocitostimolante
ng	nanogrammo
pg	picogrammo
PG	prostaglandine
PG E_2 PG $F_{2\alpha}$	denominazione di alcune prostaglandine
PIF, PRIH	ormone inibente la liberazione di prolattina
PMS	pregnant mare serum = gonadotropina serica di giumenta gravida
PRH, PRF	ormone che libera la prolattina
PU = HCG	pregnancy urine hormone
RIA	radio-immuno-assay, dosaggio radioimmunologico
RNA	acido ribonucleico
SGOT	transaminasi serica glutammico-ossalacetica
SGPT	transaminasi serica glutammico-piruvica
SNC	sistema nervoso centrale
STH	ormone somatotropo = ormone della crescita
TB	temperatura basale
TSH (= TTH)	ormone tireotropo = tireotropina
TS-RH, TRH, TRF	ormone che libera la tireotropina
U	unità
UI	unità internazionali
UIB	unità benzoica internazionale

A. Classificazione degli ormoni

I. Introduzione

Si deve a *Claude Bernard* il concetto di secrezione interna, intesa come cessione da parte delle cellule al torrente umorale di determinate sostanze organiche, capaci di provocare degli effetti fisiologici in altri settori dell'organismo e di potenziare i processi vitali. *Bayliss* e *Starling* chiamarono in un secondo tempo queste sostanze *ormoni*.
Per quanto riguarda la storia degli ormoni deve essere menzionato in particolare l'esperimento classico di *Berthold* (1848) che osservava nei galli, dopo castrazione, la regressione dei caratteri sessuali specifici. Il reimpianto di testicoli impediva questa regressione.
Gli ormoni possono essere distinti in vari gruppi:

1. *Ormoni ghiandolari classici.* Essi costituiscono i prodotti di increzione di alcuni organi a struttura ghiandolare, sprovvisti di dotti escretori. Vengono versati nel torrente circolatorio ed esplicano la loro azione a livello di precisi organi bersaglio dotati di recettori specifici.
2. *Un altro gruppo di ormoni,* quale ad es. la somatotropina, viene prodotto ed immesso in circolo secondo le medesime modalità degli ormoni del gruppo precedente. Questi ormoni però non possiedono un preciso organo bersaglio.
3. *Ormoni non ghiandolari.* Si conoscono anche ormoni non ghiandolari, che non vengono cioè prodotti in organi a struttura ghiandolare. Fanno parte ad esempio di questo gruppo i releasing hormones (o factors).
   Si tratta in ogni caso di sostanze dotate di elevata attività, che, in quantità relativamente piccola, regolano molti processi fisiologici organici, agendo come biocatalizzatori. In assenza di ormoni sarebbe impensabile la vita degli insetti, dei pesci ed ancor più degli animali a più elevato sviluppo evolutivo.

II. Ormoni steroidei

a) Classificazione

Col nome di ormoni steroidei si designano quelle sostanze il cui nucleo fondamentale è quello dello *sterano,* e che sono più o meno solubili nei grassi. Vengono prodotti nelle *gonadi,* nella *corteccia surrenale* e nella *placenta.* Si suddividono in estrogeni, gestageni, androgeni, glicocorticoidi e mineralcorticoidi.

Tabella 1. Sede di produzione degli ormoni steroidei

Ovaio	Testicolo	Corteccia surrenale	
++	+	+	Estrogeni
+	++	++	Androgeni
++	–	+	Gestageni
–	–	++	Glicocorticoidi
–	–	++	Mineralcorticoidi

Oltre agli ormoni naturali della serie steroidea, delle sostanze cioè che vengono sintetizzate nelle ghiandole endocrine, abbiamo conosciuto nel corso degli ultimi 30 anni un numero notevole di sostanze di costituzione similare, scoperte o come prodotti del catabolismo degli ormoni naturali oppure come derivati sintetici dotati di attività ormonale. Da ciò deriva una seconda classificazione:

1. *Ormoni naturali* con caratteristiche steroidee, i quali si formano nelle gonadi, nella corteccia surrenale e nella placenta.
2. *Prodotti della biosintesi e della degradazione* di questi steroidi, presenti nelle ghiandole endocrine, nel sangue, nel fegato, nelle urine, nella bile e nelle feci.
3. *Steroidi ottenuti mediante procedimenti chimici.*

Fanno parte di questi procedimenti: esterificazione, introduzione di gruppi metilici od etilici o di un alogeno, ecc. a livello di uno o più atomi di carbonio. Questi steroidi presentano una certa affinità con gli ormoni dei gruppi 1 e 2 in ragione della loro struttura fondamentale e del loro meccanismo d'azione, ma non si trovano in forma endogena nell'organismo. Il numero dei derivati di questo tipo, teoricamente sintetizzabili o già sintetizzati, è eccezionalmente grande dato il tipo di composizione chimica del colesterolo che funge da matrice. Essi trovano applicazione in terapia, ma poiché questa classe di steroidi non appartiene al gruppo dei veri ormoni, secondo la definizione che ne è stata precedentemente data, il loro impiego terapeutico, in realtà, non potrebbe chiamarsi «ormonoterapia».

La *denominazione* degli steroidi ottenuti per sintesi è, attenendosi alla loro struttura chimica, notevolmente complicata, e, per il medico pratico, difficile da capirsi. Per questo motivo sarebbe desiderabile che almeno tutti i nuovi steroidi che vengono introdotti in terapia siano denominati con nomi brevi, con i cosiddetti «*generic names*».

Ad esempio: 17α-etinilestradiolo-3-etere metilico ha il nome di mestranolo. 17α-etinil-19-nortestosterone acetato ha il nome di noretisterone acetato. Confusione succede, invece, allorquando esistono 2 denominazioni chimiche abbreviate: infatti il noretisterone acetato viene denominato anche noretindrone acetato.

Molte sostanze non esplicano soltanto attività ormonali classiche ma possono produrre anche altri effetti, talvolta molto interessanti dal punto di vista terapeutico. **Esempio:** Il ciproterone acetato è un progestinico. Esso esplica però anche azione antiandrogena ed antigonadotropa. Il clomifene è di per sè un debole estrogeno, ma agisce fondamentalmente in qualità di antiestrogeno.

b) Ottenimento

Una volta la produzione degli ormoni steroidei si faceva partendo dal colesterolo o in parte anche dagli acidi biliari. Attualmente si considera come fonte principale del prodotto di partenza la pianta Barbasco che si trova in Messico, in Cina e nel Sudafrica. Dalla radice di questa pianta si ottiene diosgenina. Il relativo procedimento chimico è stato sviluppato dal chimico americano *Marker.* Grazie alla sua scoperta straordinaria è stato possibile soddisfare il fabbisogno di materia prima che è rapidamente salito dopo la 2ª guerra mondiale.
In tempi recenti infine si è riusciti a produrre alcuni steroidi per sintesi totale attraverso molteplici passaggi. Il grande numero di passaggi richiesti nonché la resa relativamente bassa di prodotto finale da utilizzare in terapia, sono i fattori che determinano il prezzo relativamente elevato di queste sostanze.

III. Ormoni proteici

Sono sostanze attive con *caratteristiche proteiche,* le quali, contrariamente agli ormoni steroidei, sono solubili in acqua. A causa della loro struttura macromolecolare, la sintesi e la preparazione di questi ormoni proteici allo stato puro comporta delle difficoltà, che sono state a tutt'oggi superate solo per i prodotti della neuroipofisi e per l'ACTH e lo STH.

a) Ormoni ipofisari

Generalmente si ammette che nei tre lobi ipofisari vengano prodotti dieci differenti ormoni, i quali si diversificano tra di loro sia per struttura chimica che per caratteristiche di azione. —
Gli ormoni anteipofisari n. 1, 2, 4 e 5 della tabella n. 2 sono «*ghiandolotropi*», cioè destinati a regolare in periferia la funzione di alcune ghiandole incretorie. Viceversa l'ormone somatotropo e i prodotti d'increzione dei lobi intermedio e posteriore dell'ipofisi, sono dotati di un effetto periferico diretto, indipendente dagli altri organi incretori. La *prolattina* (LTH) agisce principalmente sulle ghiandole mammarie nella fase del post-partum, mentre manca ancora la dimostrazione sicura di un'azione ghiandolotropa gonadica in donne non gravide (mantenimento del corpo luteo).

Tabella 2. Ormoni ipofisari

Lobo anteriore	Lobo intermedio	Lobo posteriore
A. Ormoni gonadotropi	Ormone melanoforo	1. Adiuretina
1. Ormone follicolostimolante (FSH)	(intermedina)	2. Ossitocina
2. Ormone luteinizzante (LH)		3. Vasopressina
= Ormone stimolante le cellule interstiziali (ICSH)		
3. Ormone luteotropo (LTH) = prolattina		
B. Ormoni metabolici		
4. Ormone adrenocorticotropo (ACTH)		
5. Ormone tireotropo (TSH)		
6. Ormone somatotropo (STH)		

Oltre agli ormoni citati e la cui esistenza è stata dimostrata, sono state descritte altre *tropine,* ad es. un ormone diabetogeno, uno ad azione antagonista dell'insulina, uno eritropoietico, uno esoftalmizzante ed uno ad azione lipidomobilizzatrice. Gli attuali dati della letteratura, spesso ancora allo stadio di ipotesi, non autorizzano a conferire a questi ormoni un riconoscimento generale.
Le gonadotropine FSH e LH, che tanta importanza hanno in ginecologia, devono il loro nome al fatto che regolano la funzione gonadica.
Esse vengono ottenute, ai fini terapeutici, dalle urine di donne in postmenopausa. La loro estrazione dalle ipofisi, a causa della difficoltà del reperimento di queste ghiandole, è molto ridotta.
L'adiuretina, l'ossitocina e la vasopressina, ormoni del lobo posteriore dell'ipofisi, vengono prodotti nell'ipotalamo, dal quale arrivano al lobo posteriore dell'ipofisi, per poi essere immessi in circolo secondo la necessità.

b) Ormoni gonadotropi placentari

Agli ormoni proteici appartiene anche la *gonadotropina corionica* [= *human chorionic gonadotrophin* (HCG)], presente in grandi quantità nelle urine e nel siero delle gestanti. La sede di produzione è il trofoblasto giovane e, nell'ulteriore decorso della gravidanza, la placenta. In origine essa era stata chiamata *Prolan* e si pensava allora che fosse prodotta nel lobo anteriore dell'ipofisi.
Un secondo ormone, ritrovato solo nel siero della giumenta gravida, la *gonadotropina serica* [= *pregnant mare's serum* (PMS)], non si identifica con l'HCG né chimicamente né biologicamente.
Viene inoltre citato in numerose pubblicazioni un altro ormone proteico macromolecolare che può essere isolato dalla placenta umana o dal siero di donne gravide. Questa sostanza possiede attività mammotropa, luteotropa e somatotropa e viene denominata *HPL = human placental lactogen* oppure *HCS = human chorionic lactogen.* L'HPL ha notevoli affinità biologiche ed immunologiche con l'ormone della crescita. Per questo motivo alcuni AA. la chiamano «*human chorionic somatomammotrophin*» *(HCS).*

Gli ormoni gonadotropi placentari, contrariamente a quelli ipofisari, possono essere ottenuti con relativa facilità ed in quantità apprezzabili. Nell'endocrinoterapia ginecologica si adopera la combinazione di HCG con FSH o con un prodotto ad azione similare come sostitutivo dell'LH, tanto difficile ad ottenersi allo stato puro.

IV. Releasing factors

Nel diencefalo vengono prodotte delle sostanze specifiche che hanno il compito di controllare, nel lobo anteriore dell'ipofisi, la sintesi e l'immissione in circolo degli ormoni gonadotropi. Si conoscono sia fattori stimolanti che inibenti. Queste sostanze arrivano al lobo anteriore dell'ipofisi attraverso i vasi portali i quali hanno una struttura a rete capillare terminale sia nell'ipotalamo che nel lobo anteriore dell'ipofisi.
Le succitate sostanze, che hanno molta somiglianza nella costituzione e nel peso molecolare con gli ormoni del lobo posteriore Adiuretina e Vasopressina, vengono denominate «*releasing factors*» (FSH-RF e LH-RF) o releasing hormones (FSH-RH e LH-RH). Pochi anni fa è riuscita la sintesi e la purificazione di LH-RF, motivo per cui risulta possibile il suo impiego clinico (come si vedrà più avanti).

Tabella 3. Ormoni (fattori) ipotalamici rilascianti (releasing hormones) accertati o presunti.

Denominazione	Abbreviazione
1. Ormone rilasciante la tireotropina	TSH-RH, TRH, TRF
2. Ormone rilasciante l'ormone luteinizzante*	LH-RH, LRH, LRF
3. Ormone rilasciante l'ormone follicolo-stimolante*	FSH-RH, FRH, FRF
4. Ormone rilasciante l'adrenocorticotropina	CRH, CRF
5. Ormone rilasciante la prolattina	PRH, PRF
6. Ormone rilasciante l'ormone melanocitostimolante	MSH-RH, MRH, MRF
7. Ormone rilasciante l'ormone della crescita	GH-RH, GRH, GRF

* L'LH-RH e l'FSH-RH vengono ritenuti talvolta identici fra di loro e denominati «ormone rilasciante le gonadotropine» (Gn-RH).

Tabella 4. Ormoni (fattori) inibenti la liberazione in circolo (release-inhibiting hormones), accertati o presunti.

Denominazione	Abbreviazione
1. Ormone inibente il rilascio dell'ormone della crescita (somatostatina)	GIH, GIF
2. Ormone inibente il rilascio dell'ormone melanocitostimolante	MRIH, MHIF, MIF
3. Ormone inibente il rilascio della prolattina	PRIH, PIF

(*Studer, R.O.*: Wien. Klin. Wschr. **86**, 57 [1974])

V. Estrogeni di sintesi privi di caratteristiche steroidee

Esistono alcune sostanze ad azione estrogena che non possiedono, però, alcuna parentela chimica con gli estrogeni naturali.

Questo gruppo di estrogeni può essere suddiviso in due sottogruppi:

1. Sostanze dotate di intensa azione estrogena. A questo sottogruppo appartengono: stilbestrolo, dienestrolo, exestrolo (o esoestrolo), benzestrolo e acido allenolico.
2. Sostanze dotate di azione estrogena molto debole che esplicano un'azione stimolante sul sistema diencefalo-ipofisario (lobo anteriore). A questo gruppo appartengono il clomifene ed il ciclofenile. Esse servono a stimolare l'ovulazione.

Non si conoscono invece sostanze prive di caratteristiche steroidee e dotate di rilevante azione androgena o gestagena.

B. Chimica e caratteristiche generali degli ormoni

I. Ormoni steroidei

Tutti gli ormoni steroidei hanno un anello corrispondente al ciclopentanoperidrofenantrene (sterano).

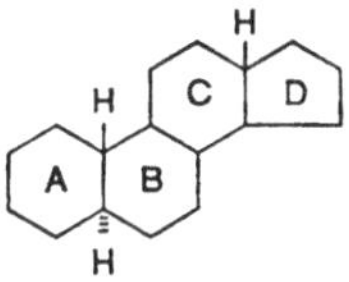

5α-gonano

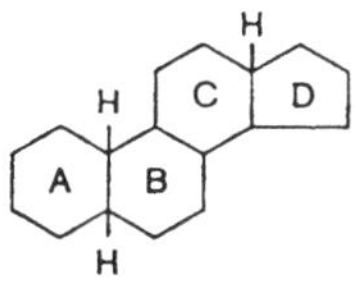

5β-gonano

Dei quattro anelli uniti tra loro, quelli designati con le lettere A, B e C contengono 6 atomi di carbonio, laddove l'anello D ne ha 5. Tutti gli atomi di carbonio si numerano l'uno dopo l'altro. Nella formula qui riprodotta del *colesterolo,* sostanza di base degli steroidi, è mostrato il sistema adottato per la numerazione degli atomi di carbonio.

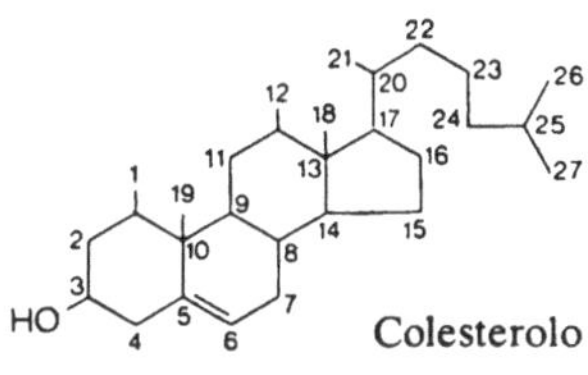

Colesterolo

Caratteristici sono i due gruppi metilici (CH_3) in posizione C_{10} e C_{13}, che si trovano in tutti gli ormoni steroidei, ad accezione degli estrogeni e dell'aldosterone. Onde semplificare la rappresentazione i gruppi metilici non vengono scritti per esteso ma la loro presenza viene solo indicata da una sbarretta verticale. Tenendo conto del numero di atomi di carbonio, gli steroidi possono essere suddivisi in steroidi a 18 atomi di carbonio (derivati dell'estrano), steroidi a 19 atomi di carbonio (derivati dell'androstano e del testano) e steroidi a 21 atomi di carbonio (derivati del pregnano e dell'allopregnano). Gli steroidi sono scarsamente solubili in acqua o soltanto limitatamente nel plasma.

a) Estrogeni

Gli estrogeni sono derivati dall'estrano (C_{18}) e presentano la caratteristica di essere privi di un gruppo metilico in posizione C_{10}, di avere l'anello A di tipo aromatico e di possedere un gruppo idrossilico in posizione C_3.

Gli estrogeni sono i veri attivatori degli organi genitali femminili. In assenza degli estrogeni non si ha sviluppo dell'utero, della vagina, delle tube e delle ghiandole mammarie prima della maturità sessuale. Non si verifica effetto proliferativo a livello dell'endometrio. In assenza degli estrogeni il progesterone rimane inefficace.

I composti più attivi dei tre estrogeni presenti nell'organismo sono l'estradiolo e l'estrone; l'estriolo, che si ritrova principalmente nelle urine in forma idrosolubile (glucurono - o solfoconiugato) è meno attivo. Per la terapia parenterale vengono adoperati prevalentemente l'estradiolo benzoato e la corrispondente forma deposito, l'estradiolo valerianato.
Una notevole importanza spetta all'estrogeno etinilestradiolo, attivo per via orale, sintetizzato da *Hohlweg* e *Inhoffen* nei Laboratori della Schering AG, nonché al suo etere metilico, il mestranolo. Queste due sostanze si contendono in egual misura la presenza in molte associazioni estro-progestiniche attive per via orale, in modo particolare nei contraccettivi orali. La loro attività per via orale è dovuta al diverso comportamento metabolico; sembra che l'etinilestradiolo non venga idrossilato in posizione C_{16}, fatto che si verifica invece per l'estradiolo.

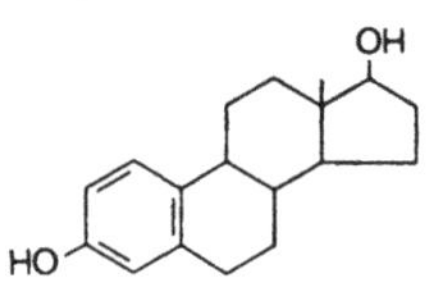

Estradiolo

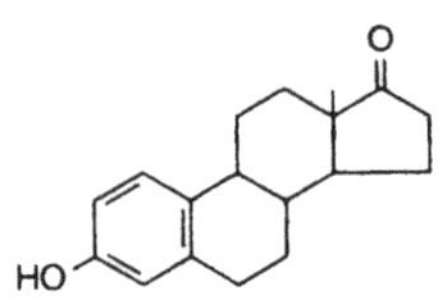

Estrone

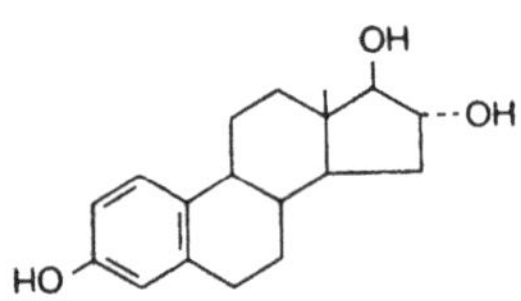

Estriolo

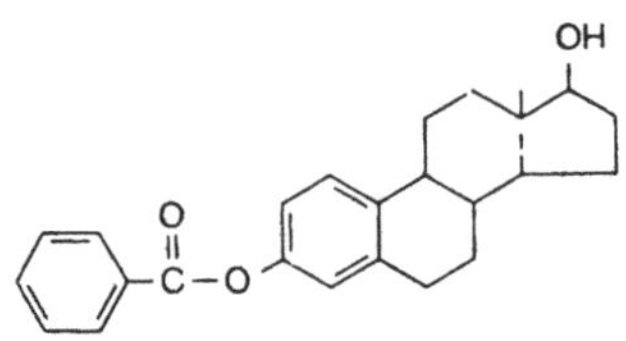

Estradiolo-3-benzoato

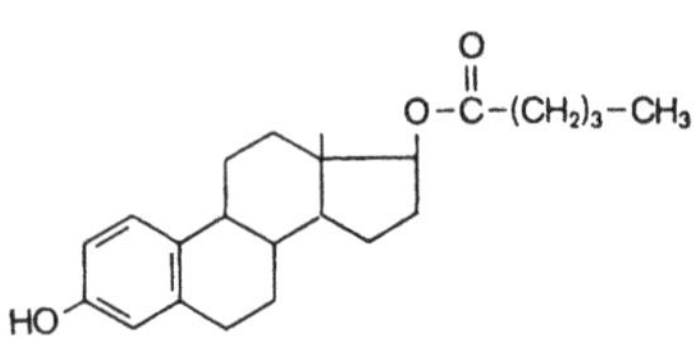

Estradiolo-17-valerianato

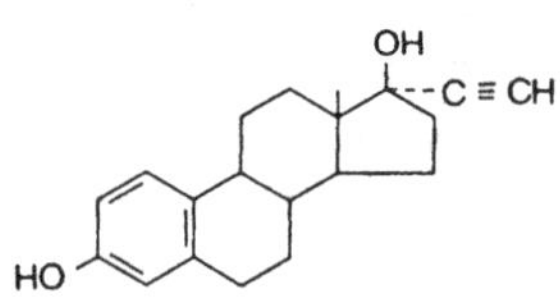

Etinilestradiolo

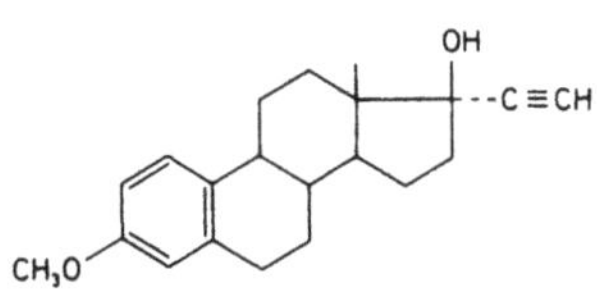

Mestranolo

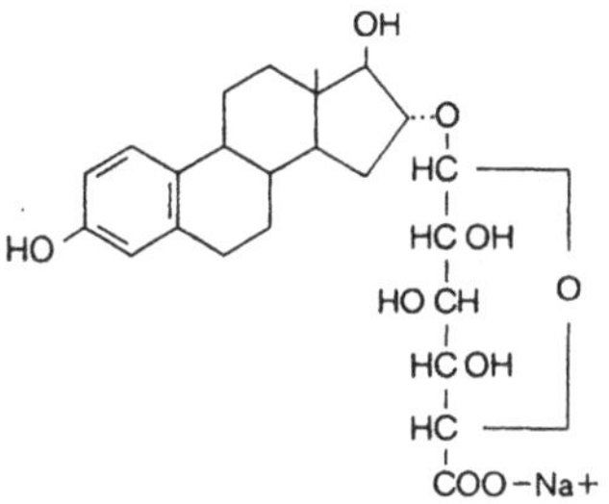

Estriolo-glucuronoside (sale sodico)

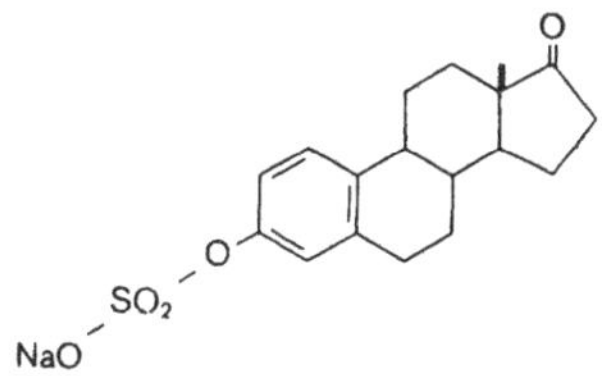

Estrone-solfato (sale sodico)

b) Gestageni

> Il progesterone, gestageno naturale, fisiologicamente prodotto nel corpo luteo, ha il compito di trasformare l'endometrio verso la condizione pregravidica. In assenza di progesterone non è possibile la nidazione fisiologica. Durante la gravidanza il compito principale del progesterone è la messa a riposo farmacodinamica del miometrio.

L'ormone naturale del corpo luteo, il progesterone, appartiene al grande gruppo degli steroidi a 21 atomi di carbonio, gruppo nel quale sono anche inclusi gli ormoni della corteccia surrenale. Questa parentela chimica non deve sorprendere, in quanto il progesterone non si forma soltanto nel corpo luteo, ma anche nella corteccia surrenale in qualità di prodotto intermedio.

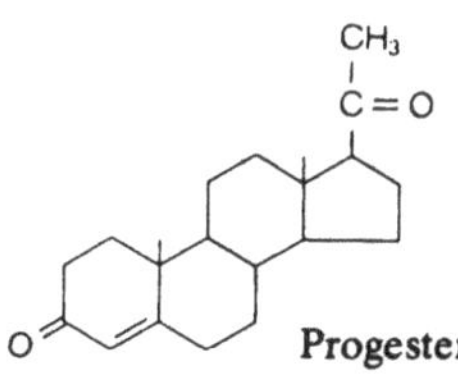

Progesterone

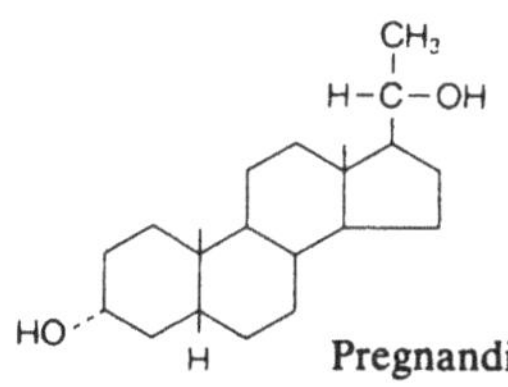

Pregnandiolo

Per riduzione del progesterone si origina nell'organismo il pregnandiolo, biologicamente inattivo, il cui dosaggio urinario presenta un interesse clinico.
Poiché il progesterone non è attivo per via orale, è scarsamente solubile in olio, si degrada rapidamente nell'organismo e manca di un apprezzabile effetto deposito, esso non realizza tutti i requisiti necessari per la moderna ormonoterapia.
Nel caso dell'estradiolo e del testosterone, si è notato che la esterificazione o la introduzione nella molecola di radicali alchilici (metilici, etinilici) dà luogo a composti dotati di maggiore attività. Con il progesterone invece non era possibile seguire questi procedimenti, motivo per cui già parecchio tempo fa ha avuto inizio la ricerca di altri steroidi ad effetto gestageno. In un primo tempo si scoprì il pregneninolone, sostanza poco attiva per via orale. Negli ultimi 20 anni sono stati scoperti numerosi gestageni che possono essere divisi, in rapporto alla loro struttura chimica, in 6 gruppi:

I. Progesterone, retroprogesterone
II. Derivati degli esteri del 17α-idrossiprogesterone
III. Derivati degli esteri del nor-idrossiprogesterone
IV. Derivati del testosterone
V. Derivati del nor-testosterone
VI. Derivati del desossi-nor-testosterone.

I singoli derivati si differenziano fra di loro non solo per l'attività progestativa, ma anche per altri effetti. Dal punto di vista terapeutico meritano di essere menzionati i seguenti derivati:
Il capronato del 17α-idrossiprogesterone appartenente al gruppo II (gestageno-deposito), il noretisterone acetato e il norgestrel appartenenti al gruppo V (compresse), il clormadinone acetato appartenente al gruppo II (compresse).
Mediante introduzione di uno o più atomi di cloro o di fluoro i chimici sono riusciti ad incrementare notevolmente il numero dei gestageni altamente attivi.

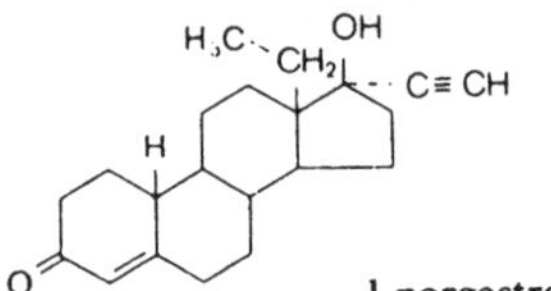

l-norgestrel

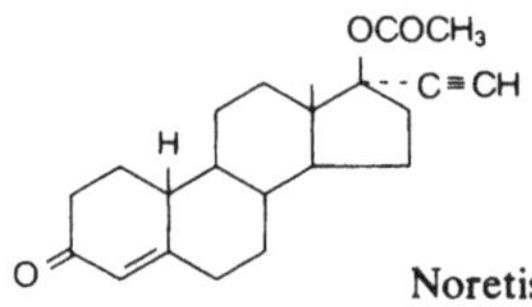

Noretisterone acetato

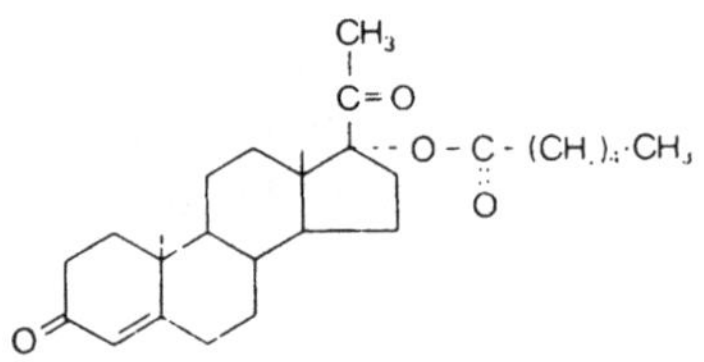

17α-idrossiprogesterone capronato

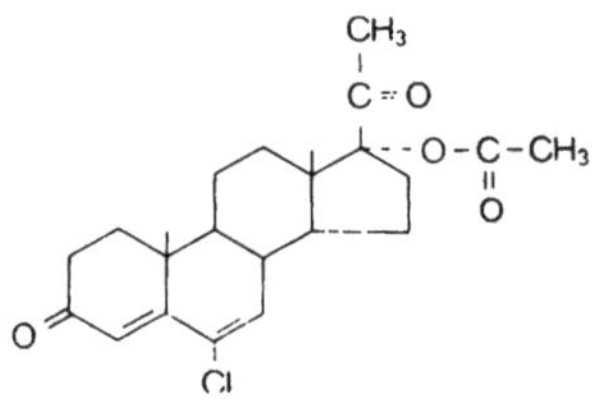

Clormadinone acetato

c) Androgeni

Gli androgeni appartengono al gruppo dei C_{19} steroidi. Il testosterone, l'ormone sessuale maschile naturale, è caratterizzato dalla presenza di un gruppo idrossilico in posizione C_{17}.

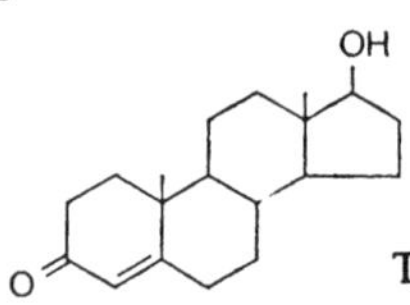

Testosterone

Come già accennato nella introduzione, il testosterone è strettamente collegato con la storia dell'endocrinologia. Ciò è confermato fra l'altro dal fatto che sono note da moltissimo tempo le manifestazioni carenziali dei castrati maschili. *Brown-Séquard* si iniettò a 72 anni di età un estratto di testicoli di toro ottenendo come risultato un incremento del rendimento psichico e fisico.

Il testosterone serve come sostanza di partenza per la sintesi di alcuni composti molto importanti, dotati di differenti attività:

1. Per esterificazione con l'acido propionico o con l'acido enantico (freccia I) si ottengono androgeni ad elevata attività con diversa durata di azione.
2. Introducendo un gruppo metilico in posizione C_{17} (freccia II) si ottiene il metiltestosterone, androgeno attivo per via orale.
3. Introducendo un gruppo etinilico nella medesima posizione ed eliminando simultaneamente il gruppo metilico in posizione C_{19}, (freccia III) si ottiene il noretisterone, gestageno attivo per via orale.

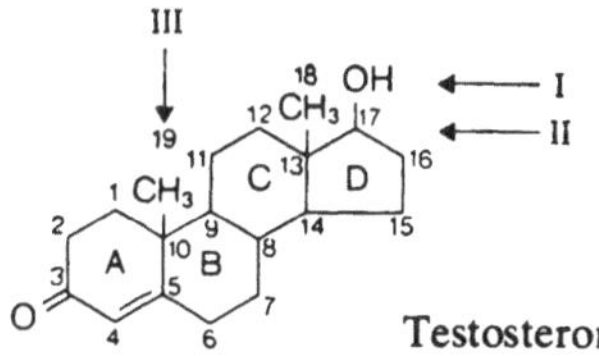

Testosterone

Il testosterone viene prodotto sia nelle ovaie che nei testicoli. Un altro steroide, il quale viene inoltre prodotto nella corteccia surrenale e nella placenta, è il Δ^4-androsten-3,17 dione.

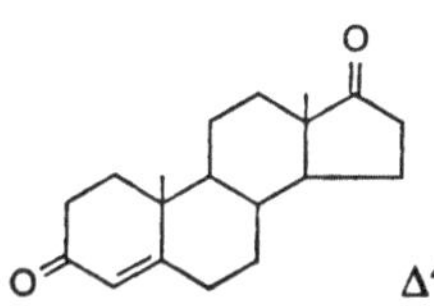

Δ^4-androsten-3,17-dione

Merita infine un cenno particolare il fatto della scoperta che il testosterone endogeno deve essere trasformato in periferia in 5α-diidrotestosterone prima di potere esplicare il suo effetto androgeno.

d) Anabolizzanti

> Vengono chiamati così quegli androgeni che possiedono scarsa attività androgena ed invece una spiccata azione anabolizzante (azione di ritenzione di composti azotati). Queste sostanze vengono adoperate correntemente nelle malattie con accentuato catabolismo.

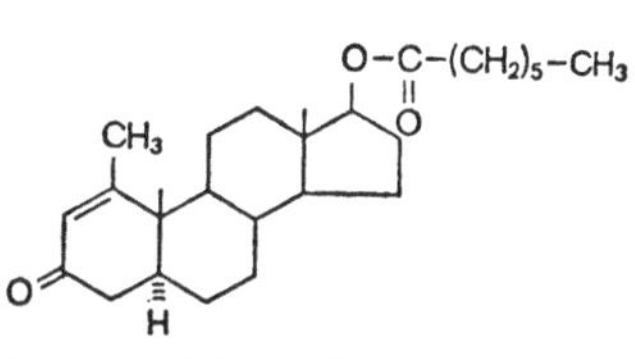

1-metil-Δ^1-5α-androstenolone enantato
Metenolone enantato

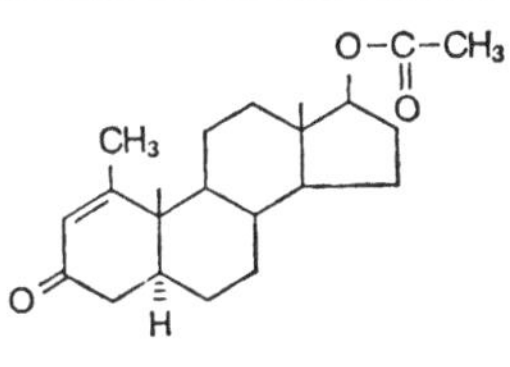

1-metil-Δ^1-5α-androstenolone acetato
Metenolone acetato

e) Mineralcorticoidi e glicocorticoidi

Gli ormoni della corteccia surrenale si suddividono, in relazione alla loro funzione, in *mineralcorticoidi,* in *glicocorticoidi* e nei già menzionati *androgeni* della corteccia surrenale. La struttura chimica dei mineralcorticoidi e dei glicocorticoidi, appartenenti al gruppo dei C_{21}-steroidi, è caratterizzata dalla presenza di un gruppo idrossilico supplementare in posizione C_{21}, la cui introduzione nella molecola dà origine alla cosiddetta catena laterale α-chetolica.

> *L'aldosterone* è il *mineralcorticoide* destinato a mantenere l'equilibrio sodio-potassico. Il corticosterone, inizialmente considerato come mineralcorticoide naturale, viene ora considerato come un prodotto intermedio della biosintesi dell'aldosterone.

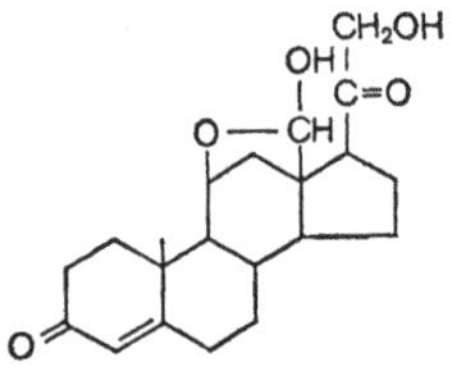

Aldosterone (forma semiacetalica)

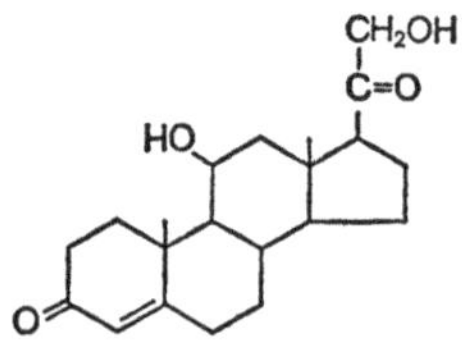

Corticosterone

Prima dell'era dei glicocorticoidi il mineralcorticoide desossicorticosterone era considerato l'unico mezzo atto a salvare la vita ai pazienti affetti da *morbo di Addison.*

> *I glicocorticoidi* che hanno avuto una larga diffusione per la loro capacità di inibire la reattività mesenchimale, per l'azione antiallergica ed antiinfiammatoria, contengono, assieme alla catena laterale α-chetolica, un gruppo 17α-OH ed un atomo di ossigeno in posizione C_3.

Come steroide naturale e principale rappresentante di questo gruppo viene considerato l'idrocortisone.

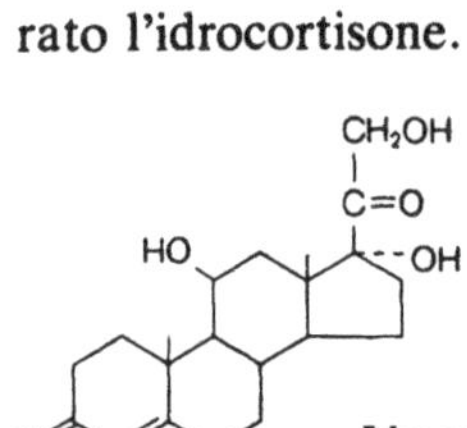

Idrocortisone (sostanza F, cortisolo)

Il fatto che i glicocorticoidi si eliminano in parte come 17-chetosteroidi e in parte compaiono nell'urina in forma ridotta (17-idrossicorticoidi, 11-ossicorticoidi) assume un significato diagnostico. La ricerca di glicocorticoidi, possibilmente più attivi

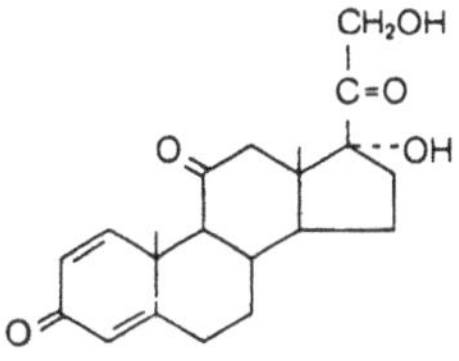

Prednisone

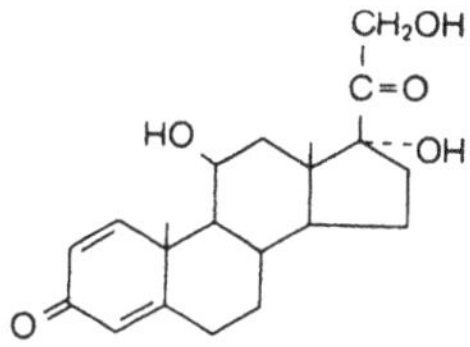

Prednisolone

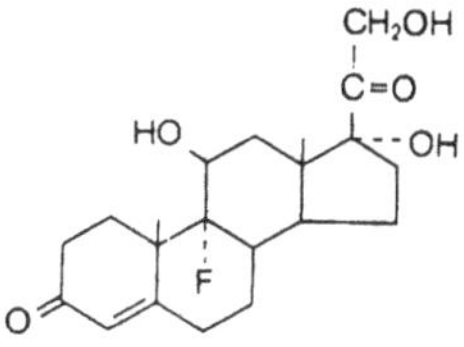

Fluoroidrocortisone

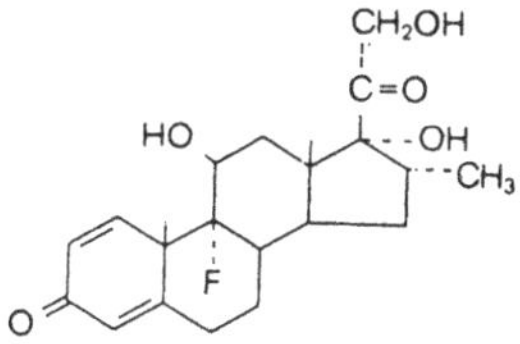

Desametazone

e tali da poter essere somministrati senza tema di effetti collaterali, ha condotto alla scoperta di numerosi composti che vengono adoperati largamente in terapia, sia per via sistemica* che per via locale, in medicina interna e in dermatologia.

Il *deidroepiandrosterone* è da considerare il rappresentante principale degli androgeni della corteccia surrenale. L'eliminazione avviene sotto forma dei 17-chetosteroidi. Un disturbo enzimatico della biosintesi del cortisolo conduce ad una aumentata produzione di androgeni corticosurrenalici.

II. Ormoni proteici

Le nostre conoscenze sulla struttura chimica degli ormoni proteici a struttura macromolecolare sono ancora incomplete.

Essi presentano le seguenti caratteristiche:

1. A tutti è comune il carattere proteico e l'idrosolubilità.
2. Sono formati, a seconda della grandezza molecolare, da un numero variabile di aminoacidi. Il numero degli aminoacidi è conosciuto mentre il loro concatenamento è ancora in gran parte sconosciuto.
3. La grandezza molecolare varia tra 1000 (Ossitocina e Vasopressina) e circa 40000 (FSH, LH, HCG, HPL).
4. FSH, LH, TTH e HCG contengono oltreché aminoacidi anche una percentuale variabile di idrati di carbonio sotto forma di mannosio, fruttosio e galattosio. Per questo motivo questo gruppo viene anche denominato meglio con il nome di glicoprotidi.
5. La somministrazione di questi glicoprotidi macromolecolari può indurre una formazione anticorpale di variabile entità. Tale reazione anticorpale si verifica

* sistemico: denominazione usata per indicare effetti o forme farmaceutiche di un prodotto diversi da quelli riuniti nel termine locale.

soprattutto quando si usano prodotti eterospecifici, provenienti cioè da altre specie animali.

6. Ulteriori differenze fra le varie tropine vengono rilevate facendo uso della cromatografia, ricorrendo alla inattivazione biologica mediante particolari enzimi, determinando la vita media ed analizzando la formazione di differenti anticorpi.
7. Una notevole somiglianza sussiste tra LH e HCG. Tale somiglianza arriva al punto di formare gli stessi anticorpi. Finora è stata scoperta una sola notevole differenza e soltanto per quanto riguarda il contenuto in acido sialico. Il contenuto invece in aminoacidi e in idrati di carbonio è praticamente identico.
8. Gli ormoni proteici di natura umana non corrispondono nella loro struttura chimica a quelli ottenuti dalle ipofisi di altri animali.
9. Gli ormoni proteici che si ritrovano nelle urine non sono identici a quelli estratti dall'ipofisi.

Tabella 5 - Alcune caratteristiche chimiche e biologiche dell'FSH umano, ottenuto da ipofisi e da urine di donne dopo la menopausa. (*Gemzell, C.:* Act. Obstet. Gynaec. Scand. 48, Suppl. 1,**17** [1969]).

	FSH ipofisario	FSH urinario
Peso molecolare	41000	28000
Numero degli aminoacidi	254	208
Contenuto per mole in:		
Esosio	39	14
Glucosamina	30	8
Acido sialico	8	2
Attività biologica UI/mg	14000	780

III. Antagonisti ormonali

Antiestrogeni, antiandrogeni, antigestageni, antigonadotropine

Nell'ambito dei numerosi derivati steroidei sono venute alla ribalta sostanze in grado di diminuire o annullare l'attività sessuale specifica di un dato gruppo di steroidi.

Nel capitolo «Azione degli steroidi» si farà un accenno più approfondito al meccanismo dell'azione antagonista.

Una *azione antiestrogena* è posseduta dai gestageni. Essi riducono la proliferazione ghiandolare dell'endometrio indotta dagli estrogeni (pag.). Inoltre essi bloccano le modificazioni indotte dagli estrogeni a carico del muco cervicale. È stato infine descritto che alcuni estrogeni deboli quali ad esempio l'estriolo, come pure il clomifene ed il ciclofenile, sono capaci di ridurre l'azione di un estrogeno forte. Una *azione antiandrogena* è posseduta da molti gestageni, tra i quali quello studiato più a fondo è il ciproterone acetato. L'effetto antiandrogeno deriva da un'azione annullante l'effetto androgeno a tipo competitivo nell'«organo bersaglio». Il ciproterone acetato annulla sia androgeni di origine endogena che androgeni somministrati dall'esterno.

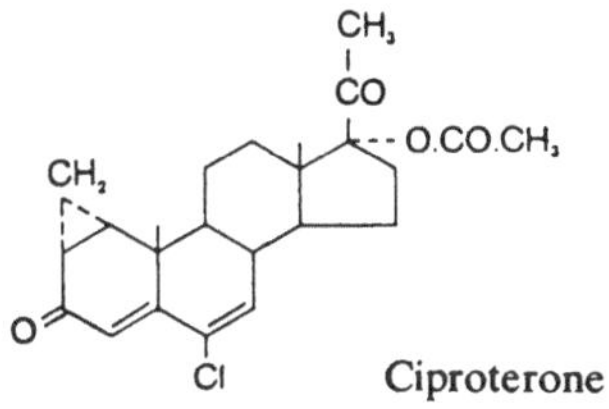

Ciproterone acetato

Gli estrogeni non possiedono, come si ritiene erroneamente, una «vera azione antiandrogena». Ciò significa che essi non annullano gli effetti periferici degli androgeni a livello degli organi bersaglio. Unicamente attraverso il sistema ipotalamo-ipofisario si instaura nell'uomo per mezzo di un *feed-back* negativo un'azione di freno sulla produzione di androgeni.
Un'*azione antigestagena,* nonostante le numerose ricerche, non è stata finora descritta. Nè gli estrogeni nè gli androgeni sono in grado di annullare o di influenzare in maniera significativa un effetto progestinico.
Una *azione antigonadotropa* sembra essere posseduta da alcuni steroidi che non hanno attività sessuale specifica.
Esempio: alte dosi di danazolo causano un andamento monofasico del ciclo. Alla stessa dose non compaiono effetti androgeni, nonostante lo steroide appartenga alla serie degli androgeni.
Un'altra possibilità di azione antigonadotropa consiste nella immunizzazione attiva o passiva. Essa verrà trattata in un altro capitolo.

IV. Releasing factors — Releasing hormones

Al contrario delle tropine secrete nel lobo anteriore dell'ipofisi, i releasing factors o releasing hormones di origine ipotalamica sono dei polipeptidi di sostituzione più semplice, con un peso molecolare di 1000-3000. Essi non posseggono nessuna porzione di idrati di carbonio. Data la grande somiglianza nella composizione chimica dei vari releasing hormones, la chimica analitica ha incontrato grandi difficoltà nello studio di queste sostanze.
L'esatta composizione chimica dell'LH-RF è stata chiarita da *Shally* e Collaboratori. Non è riuscita però una esatta separazione tra LH-RF e FSH-RF.
L'LH-RF di origine ipotalamica non si differenzia dal punto di vista della sua attività biologica dall'LH-RF sintetico, chimicamente definito *decapeptide.*
Si deve considerare inoltre una differenza fondamentale: grazie alla loro dimensione

molecolare relativamente ridotta, i releasing factors non sono specie-specifici, contrariamente alle tropine anteipofisarie. Un'altra caratteristica importante di questo gruppo di ormoni è la loro breve emivita, pari a 4-9 minuti.
I releasing hormones non danno luogo a formazione di anticorpi nell'organismo oppure la inducono soltanto in misura limitata, fattore questo che va tenuto presente ai fini del loro uso in terapia. Altre sostanze, con composizione similare, ugualmente in grado di indurre il rilascio delle gonadotropine nel lobo anteriore dell'ipofisi, vengono denominate «*LH-trigger*» (sostanze-grilletto per l'LH).
È possibile che nell'organismo siano presenti anche *antagonisti* dei releasing hormones. Certo è che sono state sintetizzate sostanze di questo genere sotto forma di polipeptidi.

V. Estrogeni di sintesi privi di caratteristiche steroidee

Le sostanze dotate di attività estrogenica non appartenenti al gruppo degli steroidi e che hanno maggior impiego in terapia derivano dallo stilbene. Nella loro struttura chimica può notarsi la simmetria che presenta la molecola.

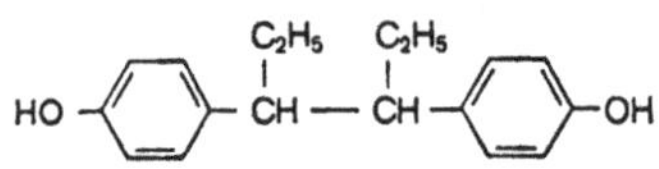

Esestrolo

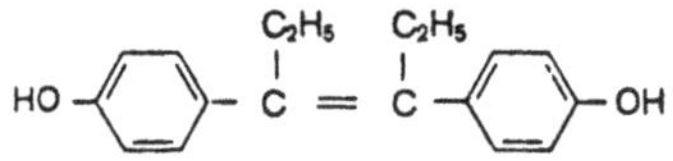

Stilbestrolo

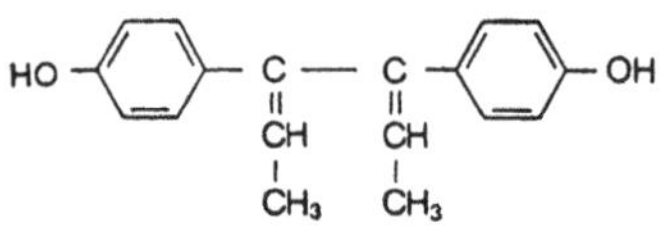

Dienestrolo

Come già accennato in precedenza, estrogeni deboli, che nell'uomo non provocano rilevanti attività specifiche sessuali, hanno assunto un particolare significato come *stimolatori dell'ovulazione.* Le sostanze maggiormente in uso sono il clomifene ed il ciclofenile. Sotto l'azione di queste sostanze avviene un aumento di produzione di releasing factors nel centro sessuale ed un aumento di liberazione di LH nel lobo anteriore dell'ipofisi. Questo fenomeno avviene probabilmente a causa di un antagonismo per gli estrogeni più forti circolanti nel plasma, estradiolo ed estrone.

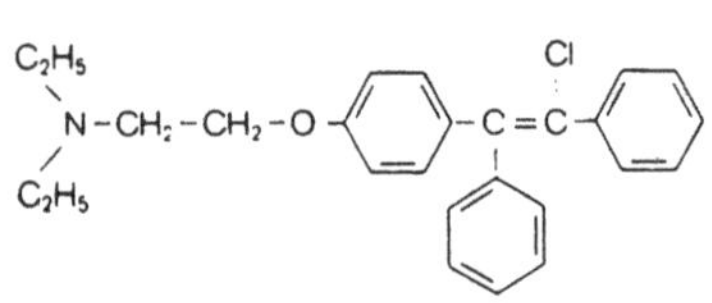

Clomifene

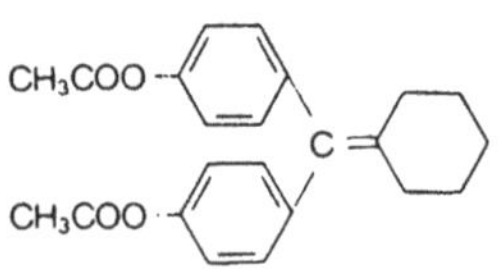

Ciclofenile

VI. Prostaglandine

Le *prostaglandine* sono sostanze che, dapprima rinvenute nella prostata, sono state riscontrate in seguito anche in altri organi. Dal punto di vista chimico esse appartengono ai lipoidi.
Attualmente si conoscono 14 sostanze di questo tipo presenti nell'organismo.

I composti sono costituiti da 20 atomi di carbonio, ordinati in due catene. All'estremità delle due catene si trova un anello a cinque atomi di carbonio formatosi per la creazione di un ponte tra C_8 e C_{12} e contenente 2 gruppi idrossilici. Le varie prostaglandine, contraddistinte con le lettere E, F, A e B, differiscono tra di loro per il numero e la posizione dei gruppi idrossilici e chetonici presenti nell'anello. Le prostaglandine esplicano innumerevoli azioni su diversi organi e sistemi. Hanno un'azione contrattile sulla muscolatura liscia dell'ordine di grandezza della acetilcolina, dell'istamina e della ossitocina. Inoltre possiedono tutta una serie di attività collaterali che in corso di impiego clinico si manifestano come effetti secondari. Un altro svantaggio è costituito dalla breve emivita. L'interesse precipuo del ginecologo è rivolto all'azione delle prostaglandine sul miometrio (vedi induzione dell'aborto, contraccezione). Per mezzo delle prostaglandine è possibile provocare l'aborto. Numerosi lavori trattano dell'attività delle prostaglandine sugli spermatozoi e sulla loro capacità di fecondare. Probabilmente ne esiste qualche connessione interessante.

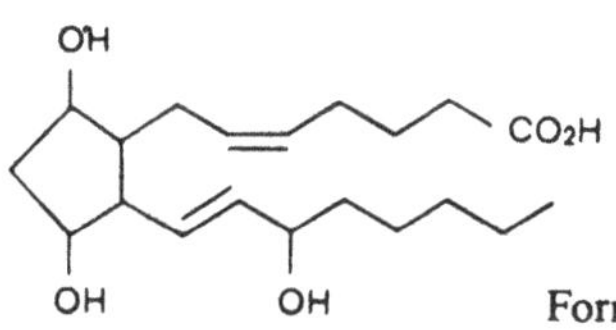

Formula di struttura della prostaglandina F_2

C. Origine, biosintesi e catabolismo degli ormoni

I. Steroidi sessuali

a) Sede di formazione

Dai dati della vasta letteratura relativa alla possibilità di ottenere steroidi direttamente dalle ghiandole endocrine, si deduce che queste contengono solo piccole quantità di essi. Sembra che non avvenga un immagazzinamento di steroidi, per cui dalla quantità di ormoni che si trovano in un determinato momento in una ghiandola endocrina non può ricavarsi alcun dato riguardo alla reale entità della produzione ormonale. Né è possibile considerare tutti gli steroidi che si trovano nel tessuto ghiandolare come il prodotto di una secrezione interna, in quanto sono presenti anche composti intermedi del metabolismo e prodotti di degradazione.
È possibile trovare *estrogeni* in tutte le ghiandole che producono steroidi. L'esistenza dell'estradiolo e dell'estrone è stata dimostrata chimicamente nelle ovaie, nella placenta e nel testicolo e quella dell'estrone nella corteccia surrenale. Viceversa l'estriolo si incontra principalmente nelle urine come prodotto di eliminazione. Nell'ovaio, l'estradiolo si forma nei follicoli e nel corpo luteo; sono le cellule della teca e della granulosa a produrre l'ormone follicolare. Oltre a questi tre estrogeni convenzionali, sono stati scoperti in questi ultimi anni, tanto nel plasma come nell'urina, tutta una serie di steroidi che possono essere considerati come metaboliti. I composti più noti sono: 16-epiestriolo, 16α-idrossiestrone, 16-oxo-17α-estradiolo, 16β-idrossiestrone, 2-metossiestrone, 2-metossiestriolo.
Il progesterone, principale rappresentante dei *gestageni,* può essere evidenziato chimicamente nel follicolo al momento dello scoppio e nel corpo luteo dove viene prodotto nelle cellule della granulosa. Si è riusciti, con l'aiuto di indagini in vitro, a scoprire il diretto rapporto di dipendenza tra la produzione di progesterone nel corpo luteo e lo stimolo gonadotropinico. Anche nella placenta è stato riscontrato del progesterone. Nelle ovaie umane è stata documentata la presenza anche di altri gestageni, il progesterolo-20α e il -20β. La corteccia surrenale sintetizza anche progesterone, da considerare come prodotto intermedio nella biosintesi dei corticoidi.
Anche gli *androgeni,* al pari degli estrogeni, sono stati riscontrati in tutte le ghiandole che producono steroidi. È stata dimostrata la presenza di androgeni, sotto forma di Δ^4-androsten-3,17-dione, sia nei testicoli e nella corteccia surrenale che nelle ovaie. Il contenuto in testosterone è tre volte più alto nelle ghiandole sessuali maschili rispetto a quello nelle ovaie. Le sedi di formazione degli androgeni nelle

gonadi femminili sembrano essere le cellule interstiziali e quelle dell'ilo ovarico. La moderna ricerca nel campo steroideo è riuscita ad ottenere, mediante impiego di micrometodologie, un'indicazione precisa circa l'entità di ormoni prodotti dalle gonadi e dalla corteccia surrenale in un certo intervallo di tempo. Dalle tabelle 6-8 si può dedurre la produzione dei vari steroidi nelle ovaie confrontando i valori con quelli nel plasma nel grande circolo. Sono particolarmente impressionanti le differenze tra ovaio destro e sinistro nelle varie fasi del ciclo di donne in età fertile. In relazione a queste ricerche sono stati definiti due concetti che devono essere qui menzionati:

Tasso di increzione, intendendosi con questo termine la differenza artero-venosa di concentrazione di un ormone, misurata nel sangue affluente arterioso e in quello effluente venoso della ghiandola incretoria.

Tasso di produzione, intendendosi con questo termine la quantità totale di un ormone prodotto nell'intero organismo.

Tabella 6. Steroidi plasmatici in una donna di 34 anni al 12° giorno del ciclo.

Steroide	µg in 100 ml di plasma	µg in 100 ml di plasma ovarico sn	dx
Progesterone	0.149	1.550	0.393
17α-idrossiprogesterone	< 2.000	4.437	< 2.000
20α-idrossi-4-pregnen-3-one	0.276	0.108	0.040
20β-idrossi-4-pregnen-3-one	0.011	0.024	0.015
Androstendione	0.683	8.852	8.520
Testosterone	0.083	0.242	0.190
Deidroepiandrosterone	1.861	4.236	3.956
Estrone	0.038	0.172	0.071
Estradiolo	0.125	1.760	0.359

L'ovaio di sinistra contiene il follicolo in maturazione. Osservare l'aumentata secrezione di progesterone, di 17α-idrossi-progesterone e di estradiolo. (*Mikhail, G.:* Clin. Obstet. Gynaec. **10,** 29 [1967]).

Tabella 7. Steroidi plasmatici in una paziente di 28 anni 3-4 giorni dopo l'ovulazione.

Steroide	µg in 100 ml di plasma	µg in 100 ml di plasma ovarico sn	dx
Progesterone	2.130	2.570	47.100
17α-idrossiprogesterone	< 2.000	< 2.000	4.050
20α-idrossi-4-pregnen-3-one	0.314	0.500	1.390
Androstendione	0.533	1.710	1.760
Deidroepiandrosterone	1.638	2.080	1.680
Estrone	0.039	0.080	0.065
Estradiolo	0.058	0.193	0.418

L'ovaio di destra contiene un giovane corpo luteo. Il paragone tra le due ovaie ci fa vedere a destra valori estremamente alti di progesterone ed una notevole iperproduzione di estradiolo. (*Mikhail, G.:* Clin. Obstet. Gynaec. **10,** 29 [1967]).

Tabella 8. Steroidi plasmatici in una paziente di 47 anni, 4 anni dopo la menopausa.

Steroide	μg in 100 ml di plasma	μg in 100 ml di plasma ovarico sn	dx
Progesterone	0.075	0.144	0.182
17α-idrossiprogesterone	< 1.000	< 1.000	< 1.000
20α-idrossi-4-pregnen-3-one	0.316	0.058	0.087
20β-idrossi-4-pregnen-3-one	—	0.015	0.014
Androstendione	0.212	0.352	0.565
Testosterone	0.112	0.102	0.138
Deidroepiandrosterone	1.066	1.012	0.970
Estrone	0.820	0.540	0.640
Estradiolo	0.046	—	0.092

Osservare la produzione relativamente scarsa di progesterone e di estradiolo. (*Mikhail, G.:* Clin. Obstet. Gynaec. **10,** 29 [1967]).

Facendo eccezione delle donne gravide i *glico-* e *mineralcorticoidi* vengono prodotti probabilmente solo nella corteccia surrenale. Si ammette che il deidrocortisone si formi nella zona fascicolata e che l'aldosterone ed il desossicorticosterone abbiano origine nella zona glomerulare.

Da osservazioni fatte in donne gravide affette da *morbo di Addison* e da indagini sperimentali effettuate in animali gravidi ipofisectomizzati, si deduce che anche la placenta può produrre ormoni corticosurrenalici.

b) Biosintesi

La biosintesi degli ormoni steroidei è una funzione specifica delle gonadi, della corteccia surrenale e della placenta e dipende da diversi fattori non interamente noti. I diversi processi chimici sono stati studiati negli ultimi 10 anni molto profondamente, mediante esperienze di perfusione e prove di incubazione ed utilizzando steroidi marcati. La proprietà particolare, posseduta dalle ghiandole endocrine, di realizzare la sintesi biologica degli ormoni steroidei, è dovuta alla presenza in esse di determinati sistemi enzimatici. Questa dotazione enzimatica sembra essere molto simile nell'ovaio, nel testicolo e nella corteccia surrenale, organi che nel periodo embrionale si formano tutti a partire dalla cresta genitale. I processi biosintetici avvengono di conseguenza in maniera eguale, ad eccezione della fase finale. Il gran numero di tappe attraverso le quali procedono le biosintesi, fa concludere per l'esistenza di molte attività enzimatiche specifiche (idrossilasi, idrogenasi, deidrogenasi e desossilasi).

Il processo biosintetico dipende dalla presenza delle corrispondenti tropine ipofisarie. Le carenze funzionali del lobo anteriore dell'ipofisi provocano rapidamente un'atrofia da inattività delle ghiandole periferiche. Viceversa, una iperstimolazione delle ghiandole endocrine per somministrazione di dosi elevate di ormoni ipofisari comporta un aumento di produzione e di secrezione di ormoni periferici. La vitamina C della quale è stata dimostrata la presenza in grandi quantità nella corteccia surrenale e nelle gonadi, sembra avere un ruolo di catalizzatore. Il suo dosaggio quantitativo viene utilizzato come metodo di determinazione delle gonadotropine. Già da tempo si è potuto accertare che le sostanze di base per la sintesi ormonale sono il colesterolo e l'acetato; questi, a loro volta, vengono prodotti al di fuori delle ghiandole, nel fegato, nei muscoli e in altri organi e vengono anche introdotti con la dieta. Esistono diverse possibilità di *sintesi degli steroidi a partire dagli acetati e dal colesterolo.* Tra queste, il processo raffigurato nella fig. 1 sembra essere quello più accettato. Uno dei primi prodotti intermedi che si formano nelle gonadi e nella corteccia surrenale è il pregnenolone, biologicamente inattivo, ed a partire dal quale si forma il progesterone.

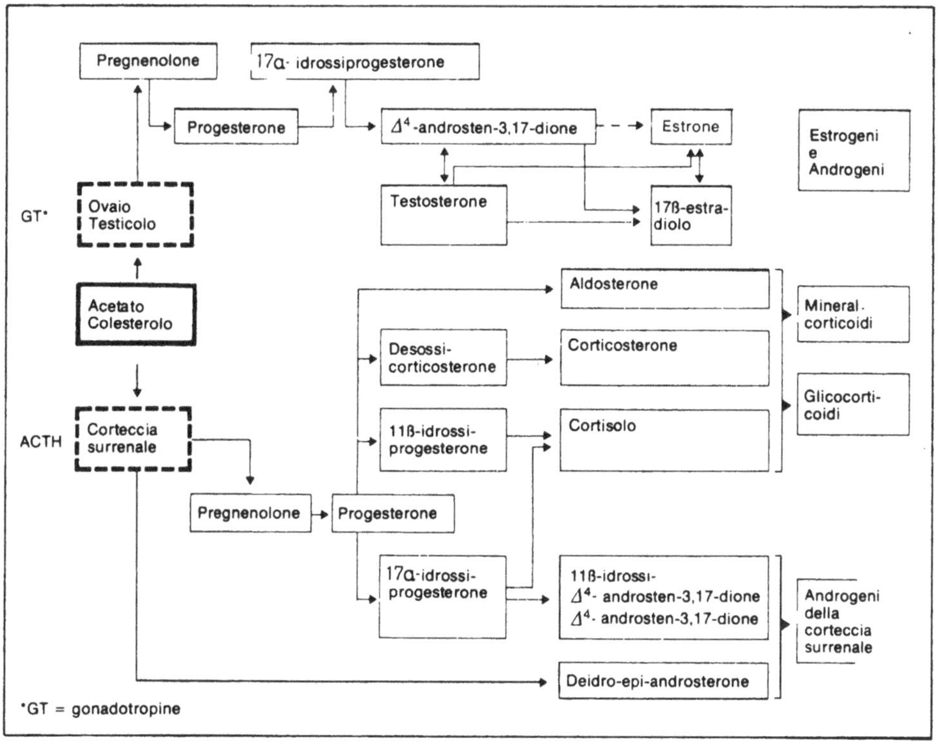

Fig. 1. Rappresentazione schematica semplificata della formazione di ormoni steroidei nelle ghiandole endocrine. (Modificata secondo *Dorfman R. I.:* Amer. J. Med. **21**, 679 [1956]).

La figura 1 evidenzia le tappe successive, che non sono però tutte dimostrate, essendo talune allo stadio di ipotesi. Molte tappe intermedie non vengono nemmeno prese in considerazione in questo schema. La sintesi in vivo degli ormoni steroidei avviene dunque con un meccanismo molto complesso. Particolare interesse ha la posizione centrale che occupa il progesterone come steroide intermedio, a partire dal quale si formano sia gli ormoni sessuali, testosterone ed estradiolo, che gli stessi ormoni corticosurrenalici.

Molto sorprendente è l'osservazione che gli estrogeni gonadici si formano a partire dagli androgeni; in questo processo però non vengono consumati tutti gli androgeni, ma una frazione di essi passa certamente in circolo.
Le singole porzioni delle ovaie partecipano nelle varie fasi del ciclo in maniera diversa alla produzione degli steroidi: gestageni sono stati riscontrati soprattutto nel corpo luteo, ma anche nel follicolo maturo.
Androgeni sono stati reperiti soprattutto sotto forma di Δ^4-androstendione nella corticale, nella midollare e nell'ilo delle gonadi femminili. Estrogeni sotto forma di estrone ed estradiolo sono stati dimostrati nel liquido follicolare e anche nei corpi lutei.
Dopo la menopausa le ovaie producono soprattuto androgeni, specialmente sotto forma di Δ^4-androstendione. Questo steroide viene molto probabilmente trasformato in sede extraovarica per un processo di aromatizzazione in estrogeni.
Sia per gli ormoni gonadotropi e l'ACTH che per le gonadi e la corteccia surrenale è stato dimostrato che la produzione degli ormoni subisce *oscillazioni circadiane.* Queste oscillazioni devono essere tenute presenti quando si eseguono determinazioni nel plasma. L'insieme delle oscillazioni di una giornata viene denominato *ritmo circadiano.* Queste variazioni ovviamente scompaiono in caso di determinazione ormonale nelle urine delle 24 ore.
La *placenta* si differenzia notevolmente per quanto riguarda la biosintesi degli steroidi dalle ovaie:

1. Soprattutto negli ultimi stadi della gravidanza essa non è in grado di sintetizzare estrogeni da colesterolo e da acetato, ma abbisogna a questo scopo di sostanze intermedie della catena biosintetica, dette *precursori.*
2. Il precursore più importante è il deidroepiandrosterone solfato, proveniente dalla corteccia surrenale ipertrofica dei feti.
3. Al contrario delle ovaie, la placenta produce principalmente estriolo, il quale viene eliminato in quantità sempre maggiore con le urine.
4. La produzione degli estrogeni è in diretta dipendenza dalla funzione della corteccia surrenale dei feti. Una insufficienza della corteccia surrenale, che di regola è presente negli anencefali, provoca una diminuita biosintesi degli estrogeni. Si ha una diminuita produzione ed escrezione di estriolo.
5. Esperimenti con perfusione hanno dimostrato che la produzione di estrogeni è legata alla presenza di HCG, e viene stimolata da ACTH.

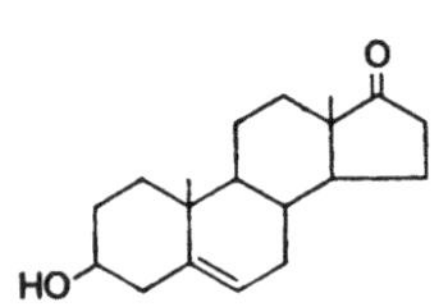

Deidro-epi-androsterone

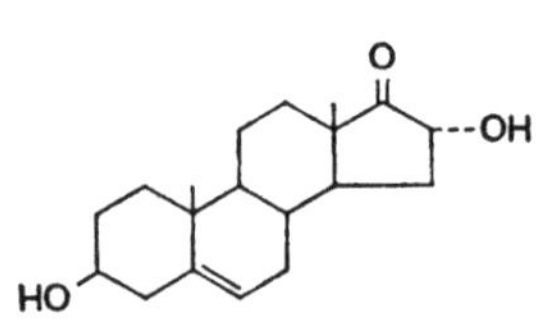

16α-idrossi-deidro-epi-androsterone

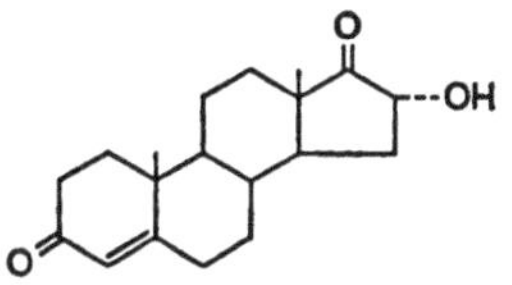

16α-idrossi-androsten-dione

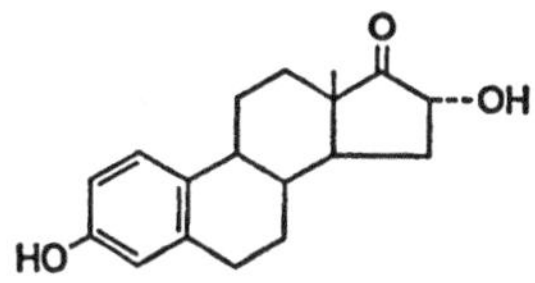

16α-idrossi-estrone

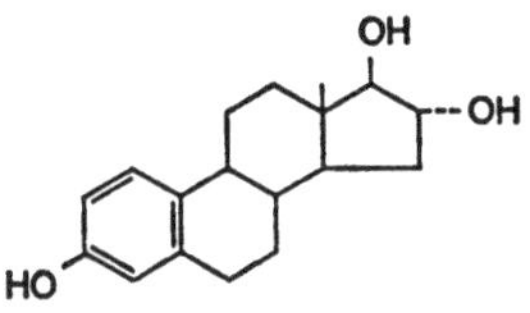

Estriolo

Fig. 2. Schema semplificato della biosintesi dell'estriolo dal deidroepiandrosterone. (*Kaeser, O.*: Gynaekologie u. Geburtshilfe, Stuttgart 1969, Vol. I, pag. 184)

6. Il progesterone viene sintetizzato nella placenta soprattutto a partire dal colesterolo. La sua sintesi a partire dall'acetato sembra non sia possibile.

Esistono diversi quadri clinici sostenuti da una deficienza della funzione biosintetica delle ghiandole endocrine.

Esempi: I. Nella *sindrome adrenogenitale,* l'insufficienza corticosurrenale è dovuta ad una incapacità di produrre in quantità sufficiente, a partire dal progesterone e dal pregnenolone, i termini ulteriori della sintesi steroidea (pag.169).

II. Nella *sindrome di Stein-Leventhal* è turbata nell'ovaio la sintesi degli estrogeni a partire dagli androgeni (pag. 167) a causa di un difetto enzimatico genetico.

c) Trasporto, catabolismo ed escrezione — Sistema di regolazione periferica

Gli ormoni ceduti dalle ghiandole endocrine al sangue vi si trovano soltanto in piccola parte in forma libera. Per la maggior parte essi circolano nel torrente sanguigno legati alle globuline ed alle albumine plasmatiche. Secondo le nostre attuali concezioni sono soltanto gli *steroidi liberi* a potere esplicare l'azione specifica a livello recettoriale mentre gli ormoni legati alle proteine vengono considerati come forme di trasporto e di riserva. Il rapporto tra steroidi liberi e legati è evidentemente molto costante. Attraverso la corrente ematica gli ormoni giungono agli organi effettori, agendo su questi con un meccanismo specifico. Parte di essi può essere immagazzinata nel tessuto adiposo, in ragione della loro liposolubilità.

La degradazione degli ormoni a metaboliti con effetto ormonale scarso o nullo si effettua principalmente nel fegato, organo provvisto dei necessari sistemi enzimatici. Qui si svolge inoltre il processo di coniugazione che dà luogo a composti idrosolubili (solfo-, glucuronoconiugati) che vengono eliminati con le urine.

I processi qui menzionati fanno parte di un sistema di regolazione periferica che è costituito dalle gonadi (organi di formazione), dal fegato (organo di degradazione e trasformazione degli ormoni), dal sangue (trasporto) e dai reni (organi di eliminazione). Anche il tessuto adiposo, come luogo di deposito ed agente solvente degli steroidi, influisce sulla loro distribuzione ed escrezione. Questo sistema di regolazione completa il controllo centrale esercitato dal sistema ipotalamo-ipofisario sulle ghiandole periferiche, curando che avvenga un metabolismo ormonale adeguato. Un'indicazione sull'andamento di questi processi è fornita dal cosiddetto tasso di *clearance metabolica* = MCR (metabolic clearance rate). Con l'introduzione di questa unità di misura diventa possibile seguire e determinare la migrazione attraverso l'organismo di uno steroide iniettato in vena sotto forma di sostanza radioattiva. Fisiologicamente l'MCR presenta notevoli oscillazioni nel corso della giornata, in modo analogo al tasso di produzione. L'MCR dipende fra l'altro dalla funzionalità epatica.

L'entità della degradazione a livello del fegato, che consiste principalmente in un processo di inattivazione, dipende da numerosi fattori. Un fegato, danneggiato da fenomeni degenerativi o da sostanze tossiche, o non degrada normalmente gli ormoni steroidei o lo fa solo parzialmente. Anche la carenza di vitamine del gruppo B diminuisce questo processo. Le osservazioni cliniche dimostrano che nelle epatopatie può essere nettamente alterato il processo di inattivazione degli estrogeni. Può prodursi quindi una «*stasi di ormone follicolare*» (iperfollicolinismo epatogeno); ne sono esempi le manifestazioni di femminilizzazione in uomini affetti da cirrosi epatica e le turbe mestruali in donne con disfunzioni del fegato.

Nell'organismo sano l'inattivazione degli steroidi avviene in brevissimo tempo. Ad esempio, verso la fine della gestazione è necessario che la placenta ricambi ogni 3,3 minuti, mediante neoformazione di progesterone, la totalità di questo ormone circolante nel sangue per mantenere il livello ormonale fisiologico. Questo intervallo di tempo si chiama «*turnover time*».

La vita media dei derivati artificiali è talvolta notevolmente più lunga, specialmente

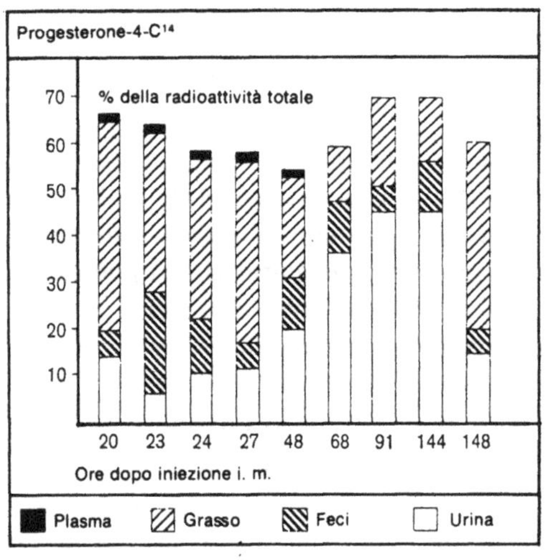

Fig. 3. Distribuzione del progesterone marcato e dei suoi prodotti di degradazione nell'organismo. (*Plotz E.J.:* 6. Symposium Dtsch. Ges. Endokr., Springer-Verlag, Berlin 1960, pag. 25)

quando si tratta di prodotti in soluzione oleosa ed esterificati con acidi grassi a lunga catena.

I metaboliti trasformati in composti idrosolubili per esterificazione con gli acidi glucuronico o solforico, vengono eliminati per la maggior parte attraverso i reni ed anche, per mezzo della bile, attraverso il tubo gastro-enterico. Il rapporto quantitativo tra i metaboliti eliminati attraverso l'urina e la bile oscilla entro limiti molto ampi nelle varie specie animali; nella specie umana esistono inoltre senza dubbio delle differenze individuali. Prove sperimentali negli animali e ricerche cliniche hanno dimostrato che esiste la possibilità di un riassorbimento intestinale degli steroidi giunti al duodeno con la bile. Si realizza così il cosidetto *ciclo entero-epatico,* la cui esistenza è stata dimostrata anche nell'uomo (fig. 4). Come vie di eliminazione

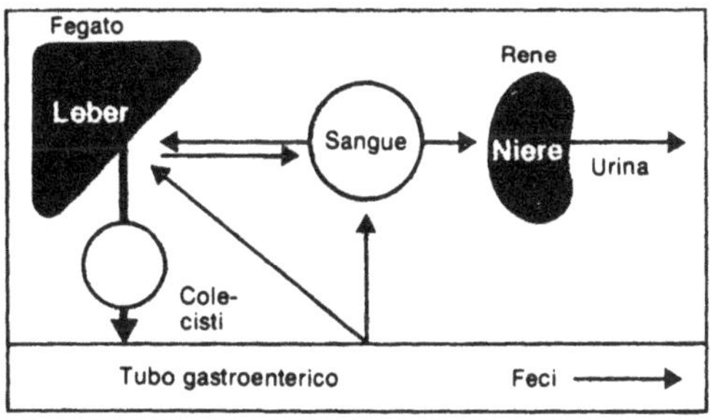

Fig. 4. Ciclo entero-epatico degli estrogeni. (*Sandberg, A., Slaunwhite, M.R.:* J. Clin. Invest. **36**, 1266 [1957])

debbono essere considerati anche l'aria espirata, il sudore e gli strati superficiali desquamanti della cute.

Gli steroidi eliminati con le urine vengono chiamati *metaboliti urinari.* Essi possono essere determinati quantitativamente secondo certi raggruppamenti chimici. Si può ottenere con altre metodiche (ad es. cromatografia) la separazione dei diversi metaboliti.

Ricerche più recenti hanno dimostrato che il catabolismo fisiologico degli steroidi e la loro escrezione dipende dal perfetto funzionamento di tutte le ghiandole endocrine. Gli steroidi somministrati per via enterale a donne castrate o con ipogenitalismo, infatti, vengono escreti diversamente che nelle donne sane, sia dal punto di vista quantitativo che da quello qualitativo. Anche l'età dei soggetti ha notevole importanza al riguardo.

Con questa tecnica si possono tuttavia ottenere solo deduzioni limitate sulla produzione ormonale, poiché, a causa della eliminazione attraverso il tubo gastro-enterico

Tabella 9. Estrogeni presenti nell'urina umana.

1. *Estrogeni:*
   17β-estradiolo, estrone

2. *Metaboliti:*
   Estriolo, 16-epi-estriolo, 16,17-epi-estriolo, 17-epi-estriolo, 16α-idrossiestrone, 16β-idrossiestrone, 16-chetoestrone, 16-cheto-17β-estradiolo, 6ξ-idrossiestrone, 2-metossiestrone, 2-metossiestradiolo, 2-metossiestriolo, 18-idrossiestrone, 11β-idrossi-17β-estradiolo, equilenina, estradiolo A e B.

e della disgregazione in prodotti di degradazione non determinabili e privi di caratteristiche steroidee, una gran parte della eliminazione totale viene senza dubbio a sfuggire alle possibilità di rivelazione. Quando, ad es., si somministra dell'estradiolo marcato, si ritrova nelle urine circa l'80% del materiale radioattivo. Le determinazioni chimiche quantitative sotto forma dei tre più noti metaboliti estrogeni danno un recupero di appena il 30%.

Del pari è assai arduo fare affermazioni concrete sull'origine degli steroidi che si riscontrano nelle urine. Gli estrogeni vengono prodotti non solo nell'ovaio, ma anche in piccole quantità nella corteccia surrenale. Certi androgeni, somministrati con finalità terapeutiche, possono essere eliminati sotto forma di estrogeni. È dimostrato che 1 mg/die del principale prodotto di eliminazione del progesterone, il pregnandiolo, proviene dalla corteccia surrenale.

Soltanto poco prima dell'inizio della fase di attività del corpo luteo e durante detta fase compare nelle urine il pregnandiolo di origine ovarica. Ancora più difficile

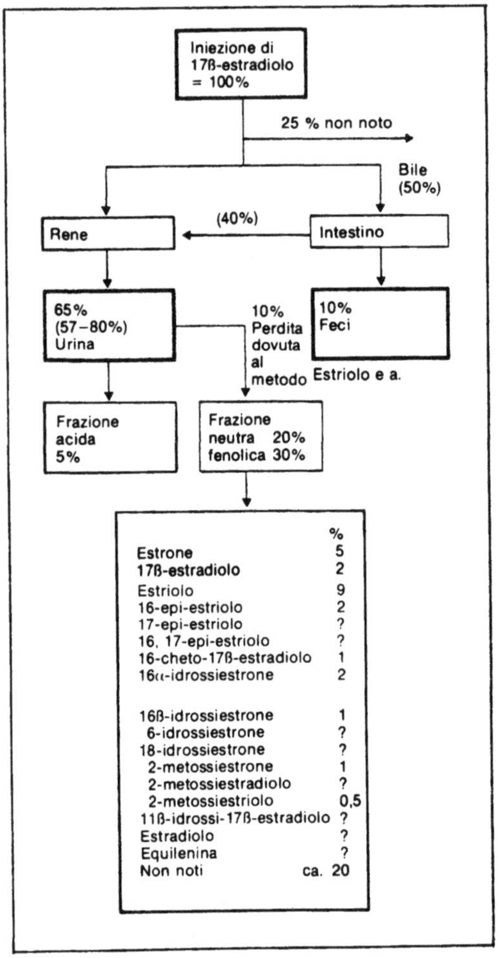

Fig. 5. Distribuzione ed eliminazione di estrogeni nella razza umana dopo iniezione di estradiolo. (*Lauritzen, C.:* Naturwiss. Rundschau **18**, 1:7 [1965])

risulta classificare i 17-chetosteroidi in rapporto alla loro provenienza. Essi provengono per la maggior parte dalla corteccia surrenale e sono principalmente gli androgeni, ma in parte anche i glicocorticoidi, che si eliminano sotto questa forma. Una piccola parte dei 17-chetosteroidi umani è di provenienza ovarica. La determinazione degli 11-ossisteroidi e degli steroidi 17-chetogeni consente di caratterizzare molto meglio e separatamente i metaboliti corticosurrenalici.
Durante la gravidanza, quasi tutti gli estrogeni e il pregnandiolo trovati nelle urine provengono dalla placenta. La scarsa attendibilità di tutti questi metodi accennati per la determinazione dei metaboliti nelle urine delle 24 ore, ha condotto alla realizzazione di nuovi metodi di determinazione di piccolissime quantità di steroidi nel plasma ed ha fatto sì che attraverso ricerche modello si sia ottenuto un quadro esatto del *tasso di increzione* di steroidi da parte delle gonadi e dei surreni (vedi «Biosintesi», pag. 20 e seguenti).

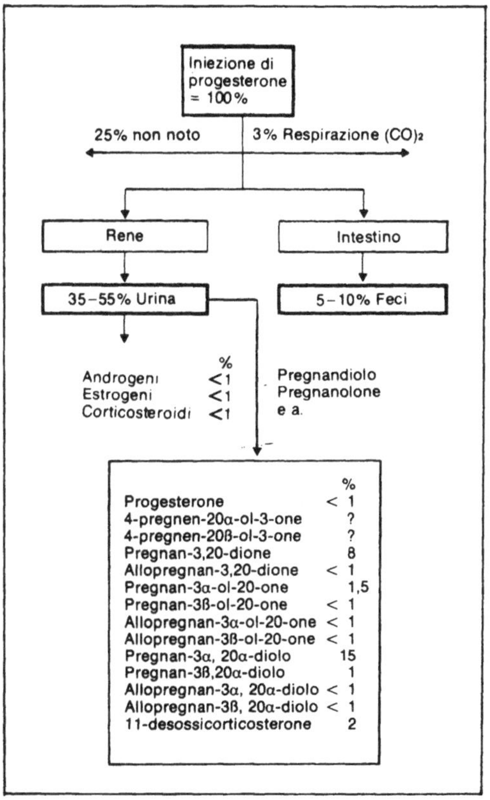

Fig. 6. Distribuzione ed eliminazione dei metaboliti del progesterone dopo iniezione di progesterone nella specie umana. (*Lauritzen, C.:* Naturwiss. Rundschau **18,** 1:7 [1965])

II. Ormoni gonadotropi

a) Origine e biosintesi

La secrezione degli ormoni gonadotropi FSH, LH e prolattina avviene nel lobo

anteriore dell'ipofisi, al pari di quella dell'ACTH, dell'ormone somatotropo e del tireotropo. Come avvenga la biosintesi di questi glicoprotidi, di struttura molecolare simile ma non eguale tra loro, ancora non è chiarito.
Il numero dei tipi di cellule messi in evidenza, e la cui specificità è stata stabilita principalmente in base alle differenti affinità tintoriali, sembra tuttavia meno grande del numero di tropine formate dal lobo anteriore dell'ipofisi. Esistono in proposito due opinioni:

1. *La teoria unitaria.* Gli ormoni gonadotropi, così come le altre secrezioni interne del lobo anteriore dell'ipofisi, sono elaborati in un solo tipo di cellule. Le granulazioni di queste cellule, che presentano delle differenti affinità tintoriali, vengono considerate dai sostenitori di questa teoria come espressione di un diverso grado di maturità o di un diverso stato funzionale.
2. *La teoria pluralistica.* Essa ammette l'esistenza di più tipi di cellule, diverse per colorabilità e differenziate in senso citogenetico.

Si ammette per esempio che la prolattina venga formata nelle cellule acidofile e l'STH in quelle basofile. Adiuretina ed ossitocina non vengono sintetizzate nel lobo posteriore dell'ipofisi, bensì nel nucleo sopraottico del diencefalo. Da lì arrivano al lobo posteriore dell'ipofisi, da dove vengono messe in circolo in seguito a stimoli specifici.
Nella *gravidanza* vengono sintetizzate solo minime quantità di gonadotropine ipofisarie. Già 10 giorni dall'avvenuta ovulazione comincia la formazione di gonadotropina corionica (HCG) in quantità celermente crescente da parte del giovane trofoblasto. A partire dal 4° mese di gravidanza si assiste poi ad una riduzione della formazione di HCG. La sorprendente somiglianza molecolare tra HCG e LH è difficile da chiarire soprattutto tenendo presente la diversa sede di origine.
Un altro ormone proteico, l'human placental lactogen (HPL), viene formato in quantità crescente fino al termine della gravidanza, contrariamente a quanto avviene per l'HCG.
L'ormone gonadotropo PMS occupa un posto a parte nel regno animale, poiché si ritrova solo nel siero della giumenta gravida tra il 60° ed il 120° giorno di gestazione. È verosimile che anche questo ormone abbia un'origine coriale.

b) Catabolismo ed eliminazione

Dopo la liberazione delle tropine dal lobo anteriore dell'ipofisi, esse non vengono trasformate in cosiddette *forme di trasporto* in quanto sono facilmente solubili nel plasma. L'eliminazione avviene soltanto in piccola parte in forma biologicamente ancora attiva. A seconda dell'età e del sesso si può far conto di ritrovarne circa il 10-20%.
Una percentuale maggiore potrà essere trovata utilizzando il metodo radioimmunologico per la determinazione del FSH e del LH, metodo che trascura l'attività biologica. In gran parte gli ormoni gonadotropi vengono inattivati nell'organismo mediante scissione dell'acido sialico e della componente glicidica.

La vita media è relativamente lunga. Per l'HCG si calcola che vada da 6 a 10 ore.

c) Formazione di ormoni proteici in altri organi

In stati patologici si assiste alla formazione di ormoni proteici, in special modo di ACTH, in organi che nulla hanno a che vedere con il sistema neuroendocrino vero e proprio.
Esempio: Carcinomi bronchiali a cellule epiteliali piatte possono produrre talvolta ACTH.
In tale maniera può insorgere un *morbo di Cushing.*
La formazione di ormoni in «tessuti aspecifici» viene denominata *endocrinopatia paraneoplastica.*

III. Steroidi della corteccia surrenale

Analogamente agli steroidi sessuali anche quelli corticosurrenalici sono difficilmente solubili in acqua. Nello stesso modo essi posseggono una, seppur limitata, affinità per le proteine plasmatiche. La più nota è la forma di trasporto del cortisolo plasmatico legato ad una α - globulina: tale complesso viene denominato *transcortina.* Il catabolismo del cortisolo porta attraverso forme intermedie al tetraidrocortisolo glucuronato. La tabella 10 fornisce un quadro riassuntivo degli ormoni della corteccia surrenale.

Tabella 10. Fisiologia dei principali ormoni cortico-surrenalici. (*Stompe, K.O.* e *Krück,* F.: Morbus Addison, Schwarzek-Verlag, 1973)

	Zona glomerulare	Zona fascicolata	Zona reticolare
Influenza	Mineralcorticoidi Metabolismo inorg.	Glicocorticoidi Metabolismo org.	Androgeni Metabolismo org.
Rappresentante principale	**Aldosterone**	**Cortisolo**	**Deidroepiandrosterone**
Azione principale	Ritenzione di Na^+ Cessione di K^+ da parte della cellula Ritenzione idrica secondaria	Gliconeogenesi con iperglicemia e catabolismo proteico Ostacolo all'ingresso di acqua nella cellula	Sintesi proteica Virilizzazione
Tasso di secrezione	50-250 µg/24 ore	15-40 mg/24 ore	6-10 mg/24 ore
Concentrazione plasmatica	2-15 µg/100 ml	6-25 µg/100 ml	♂ 0,13-1,4 µg/100 ml ♀ 0,14-1,06 µg/100 ml
Determinazione nelle urine come	Aldosterone	17-idrossicorticoidi	17-chetosteroidi
Eliminazione	5-10 µg/24 ore	3-13 mg/24 ore	♂ 10-25 mg/24 ore ♀ 5-15 mg/24 ore.

D. Meccanismo di regolazione centrale

Come le altre ghiandole periferiche, le gonadi sono sottoposte ad un meccanismo di regolazione neuro-ormonale che controlla la formazione degli steroidi e la funzione generativa ad essi connessa, e protegge l'organismo dai pericoli di una produzione eccessiva o deficitaria. Questa regolazione avviene attraverso la mediazione del centro sessuale diencefalico e del lobo anteriore dell'ipofisi. Il centro sessuale è regolato per un determinato livello di steroidi sessuali. Una diminuzione della concentrazione degli steroidi provoca un aumento di attività di questo centro e la liberazione di releasing factors che arrivano al lobo anteriore dell'ipofisi attraverso i vasi portali. Questa liberazione avviene probabilmente per mezzo della *dopamina* che funge da *trasmettitore sinaptico*. Inoltre partecipano a questi eventi l'acetilcolina e la serotonina. Un aumento della concentrazione degli steroidi provoca una riduzione nella formazione di releasing factors. Questo meccanismo viene denominato *feed-back negativo* ed interessa soltanto l'FSH e l'LH i quali vengono secreti in rapporto alla liberazione dei releasing factors. Fino ad oggi non è stata chiarita la questione se per l'LH e per l'FSH esistano releasing factors differenti. L'RF sintetico è indubbiamente in grado di liberare nel lobo anteriore dell'ipofisi sia l'FSH che l'LH. La *prolattina*, invece, segue una maniera inversa. La sintesi di questo ormone verrebbe stimolata dagli estrogeni (*feed-back positivo*). Un fattore inibente (PIF) si trova invece nel diencefalo.

Tra i centri regolatori e le ovaie esistono correlazioni più complesse che non nel sesso maschile, in quanto la sintesi degli steroidi nelle ovaie viene regolata non soltanto quantitativamente ma anche cronologicamente, essendo legata ai fenomeni della maturazione del follicolo, della ovulazione e della formazione del corpo luteo.

Si ammette che avvengano i seguenti fenomeni: l'FSH inizia la maturazione del follicolo ed assieme all'LH, il quale viene messo in circolazione un po' più tardi dal lobo anteriore dell'ipofisi, completa la maturazione del follicolo stesso ed induce la sintesi degli estrogeni nell'ovaio.

Di seguito si ha la formazione del corpo luteo ed FSH e LH sono secreti soltanto in piccole quantità. Ancora non è stata chiarita l'importanza della prolattina (= LTH) per l'attività del corpo luteo nell'uomo.

L'interazione reciproca tra steroidi sessuali e gonadotropine non segue soltanto un ritmo ciclico mensile ma anche oscillazioni circadiane.

In *gravidanza* si assiste ad un freno della sintesi di FSH e di LH a causa dell'influenza

Fig. 7. Correlazioni tra lobo anteriore dell'ipofisi, ovaie e organi bersaglio nonché decorso della temperatura basale. (*Pschyrembel, W.:* Praktische Gynäkologie, Berlin 1968)

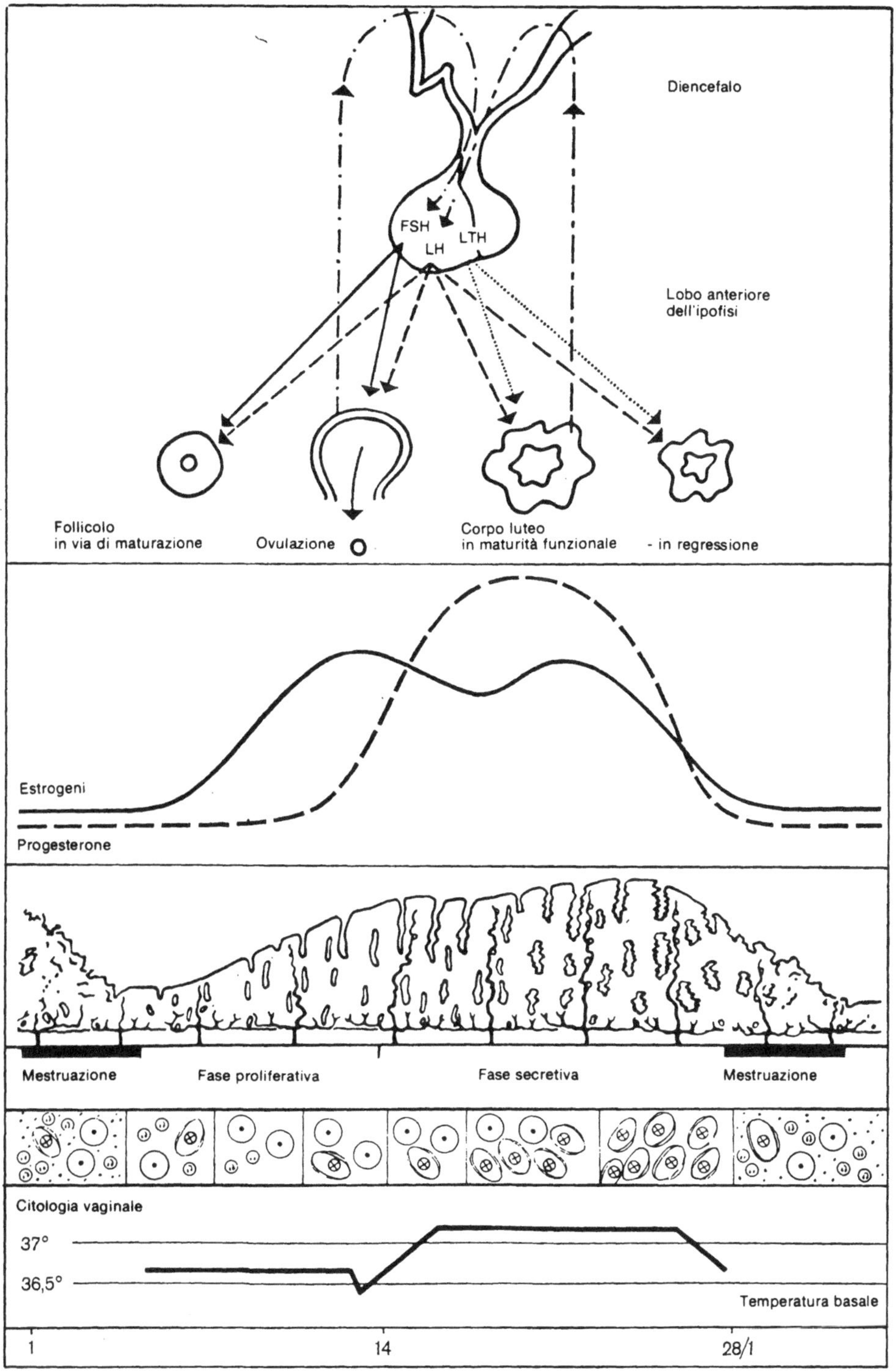
Diencefalo
FSH
LH
LTH
Lobo anteriore dell'ipofisi
Follicolo in via di maturazione
Ovulazione
Corpo luteo in maturità funzionale
- in regressione
Estrogeni
Progesterone
Mestruazione
Fase proliferativa
Fase secretiva
Mestruazione
Citologia vaginale
37°
36,5°
Temperatura basale
1
14
28/1

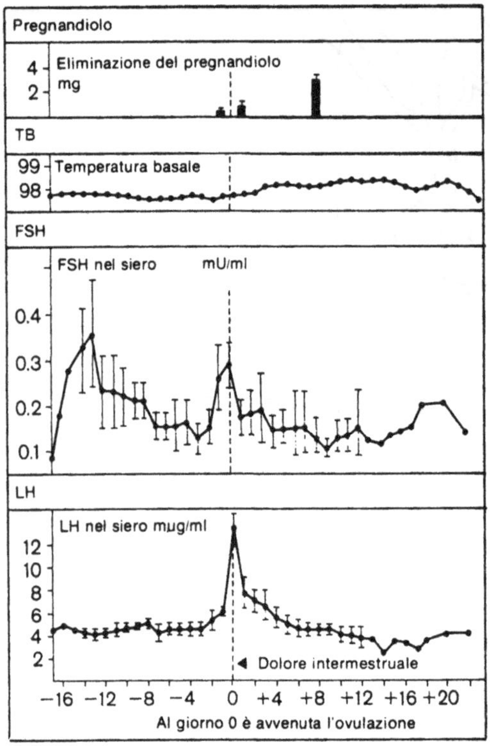

Fig. 8. Valori medi di FSH e di LH nel plasma determinati radioimmunologicamente in 12 cicli ovulatori. (*Fairman C. e Ryan R.:* J. Clin. Endocr. **27,** 1711 [1967])

esercitata dall'aumentata sintesi di estrogeni e di progesterone da parte della placenta (feed-back negativo), mentre la prolattina viene formata in quantità crescente (feed-back positivo) sino al termine della gravidanza. Successivamente si ha una rapida caduta nella formazione di prolattina.

Feed-back positivo promosso da steroidi sessuali: Accanto ai classici effetti inibenti degli steroidi sessuali sono stati descritti anche effetti opposti, cioè di stimolazione centrale.

Si suppone che si possa avere un feed-back positivo dopo un'unica e breve somministrazione di steroidi sessuali. È stata osservata infatti una momentanea liberazione di gonadotropine dopo terapia d'urto sia con estrogeni che con gestageni. Che sia comunque un vero e proprio feed-back positivo o una semplice liberazione di gonadotropine presenti nel lobo anteriore dell'ipofisi, non è dato saperlo con esattezza.

Esempi: 1. Induzione di un picco di LH mediante progesterone in una donna in postmenopausa trattata con etinilestradiolo. L'estradiolo benzoato non ha alcun effetto (fig. 9).

2. Feed-back positivo duplice indotto in una paziente ovariectomizzata di 29 anni (fig. 10).
3. L'esempio più importante viene fornito dalla ovulazione: il picco preovulatorio di estrogeni scatena il rilascio ovulatorio di LH.

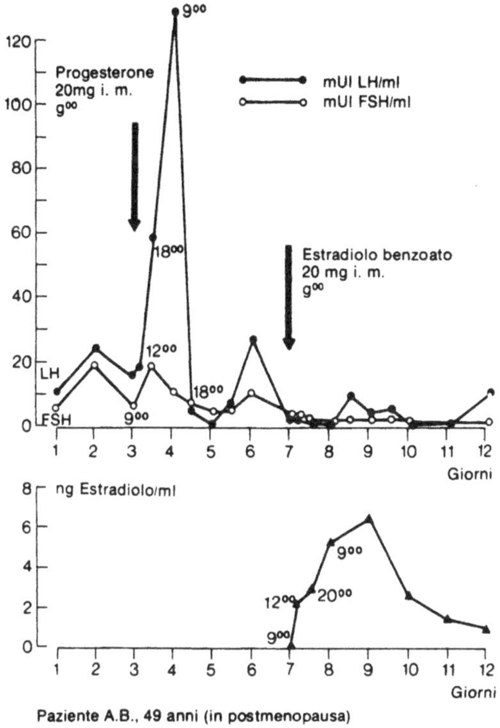

Fig. 9. Feed-back positivo indotto dal progesterone in una paziente di 49 anni in postmenopausa (in trattamento continuo con 60 µg al giorno di etinilestradiolo) e successivo tentativo inefficace di indurre un feed-back positivo con estradiolo-benzoato somministrato durante la fase refrattaria del centro sessuale ciclico indotta dal progesterone. (*Nocke*, W. e *Leyendecker, G.*: Gynäkologe **5**, 1,54 [1972])

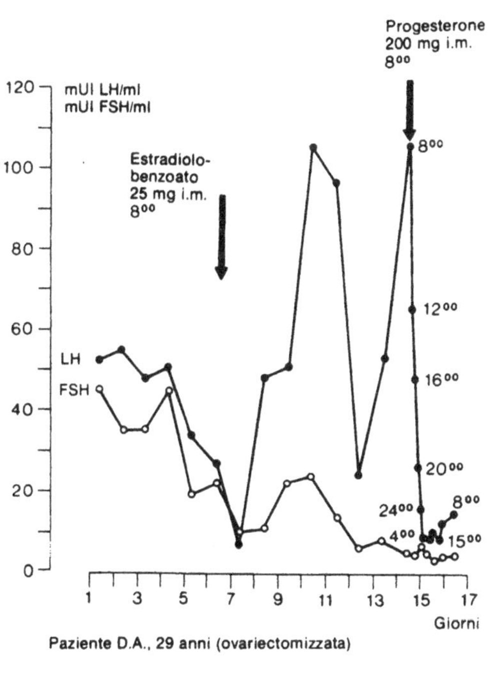

Fig. 10. Duplice reazione di feed-back positivo indotta mediante estradiolo-benzoato ed interrotta (il secondo picco di LH) mediante progesterone microcristallino in una paziente ovariectomizzata e trattata con etinilestradiolo alla dose di 60 µg al giorno. (*Nocke*, W. e *Leyendecker, G.*: Gynäkologe **5**, 1,54 [1972])

Altri sistemi di regolazione: In realtà il quadro della regolazione e della controregolazione endocrina è notevolmente più complesso di quello sin qui rappresentato. È fuori dubbio che esistono dei rapporti reciproci tra le varie ghiandole periferiche, sia diretti, sia mediati dal sistema diencefalo-ipofisario. Si comprende così come l'insufficienza di una ghiandola endocrina o la iperproduzione di un ormone comporti

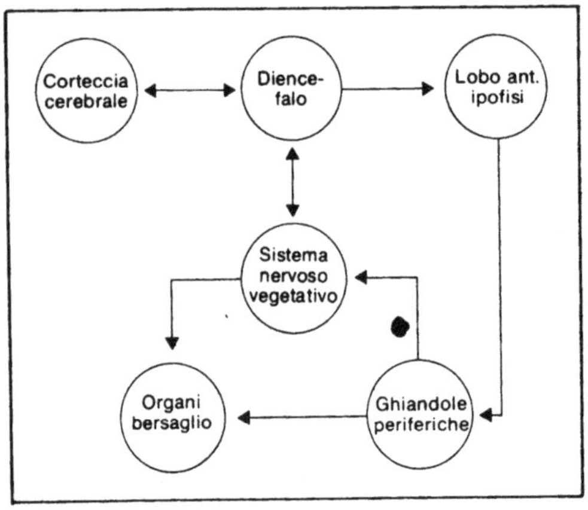

Fig. 11. Schema semplificato della regolazione neuro-ormonale.

numerose turbe, dovute al fatto che anche le altre ghiandole endocrine ne vengono influenzate.

Esempi: 1. Durante il climaterio sono frequenti gli stati ipertiroidei, considerati come la conseguenza di una disregolazione del sistema diencefalo-ipofisario.

È evidente che per effetto della cessazione della funzione ovarica, il lobo anteriore dell'ipofisi produce una maggior quantità non solo di gonadotropine, ma anche di ormone tireotropo.

2. Durante la maturità sessuale i distiroidismi si associano spesso ad anomalie mestruali ribelli al trattamento, ma anche regrediscono spontaneamente dopo il miglioramento della funzione tiroidea. Anche in questo caso si può ammettere una influenza indiretta esercitantesi attraverso il sistema diencefalo-ipofisario.

Correlazioni tra gonadi e corteccia surrenale: Le gonadi e la corteccia surrenale vengono governate separatamente dal sistema ipotalamo-ipofisario. Ciò nonostante esse sono strettamente collegate tra di loro, data la grande somiglianza chimica degli ormoni da esse prodotti. Esistono però anche correlazioni di tipo funzionale che si manifestano con particolare evidenza negli stati di iperfunzione corticosurrenale, come pure dopo castrazione. Nei casi di iperincrezione androgena (sindrome adrenogenitale) o glicocorticoidea (morbo di Cushing) non si osserva quasi mai un ciclo bifasico. Dopo la castrazione si osservano, soprattutto negli animali, stati iperfunzionali della corteccia surrenale. Anche in questi casi è probabile che l'interazione reciproca delle funzioni ghiandolari si eserciti soprattutto attraverso il sistema ipotalamo-ipofisario.

Si è tentato di spiegare le relazioni tra le gonadi e la corteccia surrenale con il *fenomeno dello shift*. Con questo termine si indica la capacità funzionale reattiva delle cellule del lobo anteriore dell'ipofisi, che sarebbero capaci di produrre una quantità maggiore di ormoni gonadotropi e minore di ACTH o, al contrario, una quantità maggiore di ACTH e minore di gonadotropine. Esse non sarebbero invece in grado di secernere contemporaneamente una quantità accresciuta dei due gruppi di ormoni.

Azione degli steroidi sessuali sulle gonadi: Un gruppo di ricerche, che mancano però tuttora di sufficiente conferma, ha sollevato la questione se gli steroidi sono capaci di esercitare un effetto di inibizione non soltanto attraverso il sistema ipotalamo - ipofisario, ma anche per intervento diretto sulle gonadi. Secondo questa ipotesi, un tasso elevato di steroidi potrebbe determinare una diminuzione della reattività alle gonadotropine mentre un basso livello di steroidi provocherebbe una risposta ovarica aumentata. Questa ipotesi non è peraltro suffragata da sufficienti prove.

Posizione centrale del diencefalo: Il centro sessuale localizzato nel diencefalo occupa una posizione centrale. Già per questa sua posizione è facilmente raggiungibile da numerosi impulsi. L'endocrinologia sperimentale ha potuto dimostrarci infatti che numerosi impulsi di natura neurogena, nutritiva e soprattutto tossica, interferiscono facilmente con la formazione dei releasing factors. A tale proposito si anticipa già a questo punto che disturbi diencefalici, nella misura in cui sono riconoscibili, sono la

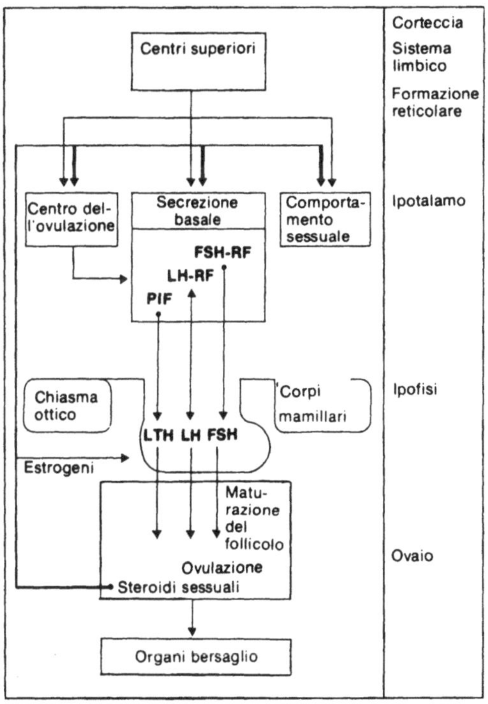

Fig. 12. Schema della regolazione centrale dell'ipofisi (lobo anteriore) e delle ovaie.
FSH-RF = releasing factor per l'FSH
LH-RF = releasing factor per l'LH
PIF = fattore inibente la prolattina
(*Blobel, R.:* Der Gynäkologe **1,** 100 [1969])

causa più frequente delle anomalie del ciclo mestruale.
Questo capitolo si conclude con 2 schemi riguardanti la regolazione funzionale delle gonadi e la controregolazione esercitata dagli steroidi sessuali sugli organi preposti al governo centrale. Questi schemi non si contraddicono ma, piuttosto, si completano a vicenda (figg. 12 e 13).

Sembra essere particolarmente sensibile ad una azione di disturbo la *liberazione di prolattina*. Numerosi psicofarmaci, antiipertensivi, la L-Dopa e l'apomorfina causano un'inibizione del PIF, fatto che corrisponde ad un maggior rilascio di prolattina. Una riduzione della prolattina può essere ottenuta con bromocriptina, con sostanze colinergiche ed adrenergiche.

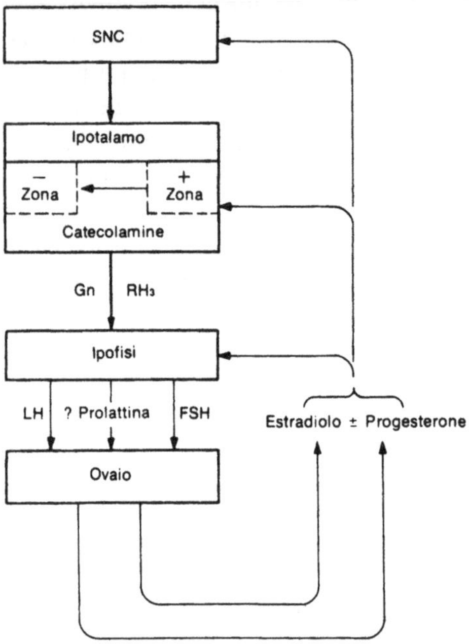

Fig. 13. Modello di feed-back multifasico. (*Odell, R.:* Selecta **16,** 1996 [1974])

E. Azione degli ormoni

I. Ormoni sessuali — Generalità

Inizialmente si conoscevano soltanto le attività sessuali specifiche degli estrogeni, dei gestageni e degli androgeni sugli organi bersaglio. Le nostre conoscenze su queste attività si basano sulle classiche esperienze di *Berthold.* Dopo l'asportazione di una ghiandola, presunta produttrice di ormoni, venivano studiati i fenomeni carenziali che si producevano e si tentava quindi di sopprimerli per mezzo dell'impianto dello stesso organo o dell'iniezione di estratto ghiandolare. In un secondo tempo venne studiato il principio della regolazione endocrina mediante esperimenti di ipofisectomia, di parabiosi e di trapianto di frammenti ghiandolari nella milza. Inoltre, la esatta determinazione della struttura chimica degli ormoni steroidei ha consentito una più precisa identificazione degli effetti specifici dei vari gruppi di ormoni. Le minime quantità di ormoni che giungono alle cellule per via ematica non possono essere considerate come fonti energetiche né come sostanze destinate all'anabolismo. Il loro compito è quello di stimolare, come biocatalizzatori, i processi vitali dell'organismo.

A questo punto bisogna sottolineare che l'organo effettore non si comporta soltanto come un recettore passivo, ma è capace di intervenire in maniera attiva nel metabolismo degli steroidi.

È probabile che l'effetto periferico degli ormoni sugli organi effettori possa realizzarsi in diverse maniere:

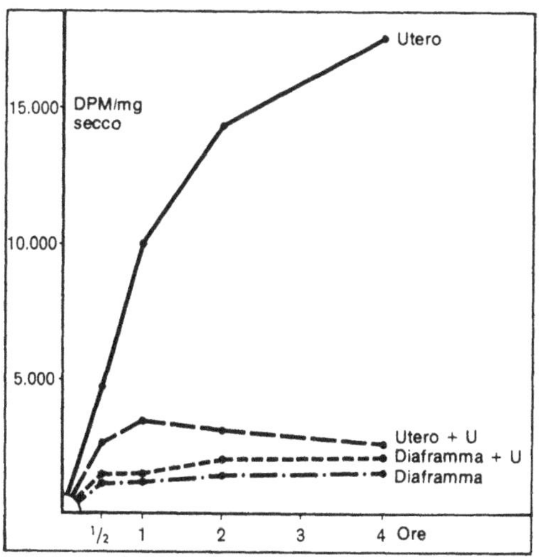

Fig. 14. Concentrazione di estradiolo radioattivo nell'utero e nel muscolo diaframmatico senza la somministrazione di un antiestrogeno o con la somministrazione dell'antiestrogeno MU-11 100 (+U) (*Jensen, E. V.:* Advances in the Biosciences **2,** 277 [1968])

1. La maggior parte delle proteine cellulari ha carattere fermentativo. Questi sistemi enzimatici reagiscono allo stimolo ormonale come recettori e mettono in movimento processi metabolici nella cellula stessa. Come prima reazione avviene un aumento del contenuto idrico e una modificazione del contenuto elettrolitico. A ciò segue un'attivazione della sintesi proteica.
2. Un effetto diretto dell'ormone sul DNA del nucleo cellulare è stato dimostrato per la prima volta per l'ormone che provoca lo stadio di «pupa» negli insetti (ecdysone).

Nel frattempo molti risultati sperimentali ci portano a credere che questo meccanismo valga anche per gli steroidi sessuali. L'acido desossiribonucleico (DNA) trasmette l'impulso all'acido ribonucleico (RNA), che è la matrice del metabolismo delle proteine.

Meraviglia il fatto che i diversi e complessi effetti siano tipici non solo degli ormoni prodotti dall'organismo e dei composti chimici similari che ne derivano, ma anche di sostanze chimiche del tutto differenti, le quali possono provocare effetti simil-ormonali. Ne sono esempi lo stilbestrolo e l'esestrolo, la cui attività estrogenica corrisponde in larga misura a quella dell'ormone follicolare naturale. Bisogna inoltre ricordare che un gran numero di steroidi ha un comportamento sinergico od antagonista rispetto ad altri steroidi.

Oltre alle azioni specifiche sessuali le ricerche sempre più approfondite hanno evidenziato ancora altri effetti, variamente pronunciati nei singoli gruppi di sostanze. Si hanno quindi le seguenti possibilità:

1. Azione sugli organi genitali
2. Azione sul centro sessuale e sul lobo anteriore dell'ipofisi
3. Azione sulla periferia extragenitale.

II. Ormoni sessuali — L'organo bersaglio come recettore attivo — Effetto di accumulo

Per rispondere al quesito di come sia possibile che quantità relativamente piccole di ormoni siano capaci, sia biologicamente che morfologicamente, di provocare dei cambiamenti profondi negli organi effettori, esistono delle ricerche che dimostrano un effetto di accumulo negli organi estrogeno-dipendenti.

Questo effetto, dimostrato nell'endometrio, nel miometrio, nella vagina e nella mammella, chiarisce l'effetto di piccole dosi di estrogeni sugli organi genitali. È stato dimostrato inoltre che l'estradiolo, mentre negli altri tessuti viene metabolizzato in estrone ed estriolo, nell'endometrio viene deposto in questa forma altamente attiva.

L'effetto di accumulo è presente solo in quelle cellule che sono dotate di un complesso recettoriale specifico. Esso si serve di un sistema di regolazione autonoma di induzione e repressione ed è legato alle proteine. Può essere influenzato

attraverso il blocco della sintesi proteica (actinomicina) ed anche l'irradiazione con i raggi Roentgen. Inoltre la capacità di legame per gli steroidi varia in funzione della gravidanza, dell'età o di altri fattori endogeni.
Ricerche sull'accumulo di gestageni hanno dato finora risultati contrastanti.
Un altro meccanismo di azione è stato riconosciuto per il testosterone. Questo steroide, come tale, non è attivo nelle cellule. Negli organi effettori si assiste ad una sua conversione in 5α-diidrotestosterone, che viene riconosciuto come l'effettivo agente fisiologico. La conversione viene operata dall'enzima 5α-riduttasi. Si è visto che già dopo poco tempo dalla somministrazione di testosterone avviene la sua trasformazione in 5α-diidrotestosterone nella prostata, nelle vescicole seminali e nel pene, mentre ciò non avviene o avviene soltanto in misura limitata nel fegato, nei muscoli e negli altri organi, non androgeno-dipendenti. L'entità di questo processo biochimico dipende dalla quantità di 5α-riduttasi presente.
Si avvera così in questi organi nella maniera più economica un forte effetto androgeno.
È regola generale che gli ormoni possono esplicare la loro azione soltanto in quella cellula che possiede un «adeguato recettore». Tra recettore ed ormone devono verificarsi delle reazioni fisico-biochimiche che portano al risultato di un legame, il più delle volte reversibile. Per ulteriori dettagli confrontare il sottocapitolo IV. «Principio della concorrenza metabolica».

III. Ormoni sessuali — Indebolimento di un effetto ormonale

Talvolta si fanno delle osservazioni che inducono a pensare ad una *modificazione del grado di attività* degli ormoni.
Esempio: Con una dose giornaliera di 50 μg di etinilestradiolo per via orale dal quinto giorno del ciclo si ottiene la repressione della ovulazione e della seguente formazione del corpo luteo.
Queste ricerche sono di primaria importanza per l'effetto contraccettivo dei cosiddetti preparati sequenziali. Dopo 3-4 cicli di somministrazione può avvenire che improvvisamente la dose giornaliera di 50 μg di etinilestradiolo non sia più sufficiente a reprimere l'ovulazione. La stessa paziente abbisognerà di 75 μg dell'estrogeno.
La modificazione di un effetto riproducibile (indebolimento o rafforzamento) viene denominata *escape phenomenon*. L'esempio qui citato è presumibilmente la conseguenza di una modificazione del sistema neuro-ormonale, detta di *desensibilizzazione*.
L'indebolimento di uno steroide sessuale nei riguardi della sua attività specifica è possibile inoltre in caso di somministrazione contemporanea di altri farmaci. Una simile perdita di attività è accertata per esempio ad opera di alcuni psicofarmaci.

Esempi: Il fenobarbital accelera il catabolismo degli steroidi sessuali mediante induzione enzimatica nel fegato.
La rifampicina riduce la sicurezza dei contraccettivi orali, probabilmente attraverso lo stesso meccanismo d'azione del fenobarbital.
Le fenotiazine causano non raramente amenorrea e galattorrea agendo sul sistema ipotalamo-ipofisario.
Ricerche sistematiche in questo campo potrebbero mettere in evidenza tutta una serie di interazioni di questo genere per le quali però si dovrà, di volta in volta, ricercare la conferma di una corrispondenza clinica.

IV. Principio della concorrenza metabolica

Come già in precedenza accennato, si pensa che il meccanismo d'azione, indotto da uno steroide nell'organo effettore, inizi con un legame a particolari sistemi enzimatici. Questa unione fra substrato ed enzima avviene come l'interazione tra la chiave e la serratura. Allorché una sostanza simile al substrato naturale viene a contatto con lo stesso sistema enzimatico, avviene che questa si unisce alla stessa maniera o in maniera simile allo stesso sistema. Essendo variabile la forza dell'unione delle sostanze ai rispettivi sistemi enzimatici, ne deriva che può avvenire uno spostamento del substrato primariamente legato al sistema enzimatico e quindi verificarsi un effetto diverso.
Attualmente si conosce tutta una serie di sostanze che in qualità di antagonisti con effetto competitivo sono in grado di impedire il legame della molecola ormonale alla cellula. Queste sostanze occupano esse stesse i siti di legame. Questi antagonisti possono presentare stretta somiglianza di struttura chimica con gli ormoni; essi tuttavia possono appartenere anche a gruppi di prodotti completamente differenti.
Esempi: I. Il ciclofenile ed il clomifene possiedono attività antiestrogena senza peraltro essere steroidi essi stessi.
II. Il ciproterone acetato, un gestageno, possiede oltre all'azione progestinica anche un'attività antiandrogena.
III. Lo spironolattone è il tipico antagonista dell'aldosterone.

V. Effetti elementari degli ormoni steroidei

Gli steroidi sessuali, analogamente agli ormoni della corteccia surrenale, determinano nell'organismo degli effetti generali che hanno relativamente poco in comune con le attività genitali specifiche. Le differenti osservazioni, eseguite a livello degli organi influenzati, sono state ricavate soprattutto con metodiche di asportazione delle gonadi e di applicazione di ormoni. La maggior parte di esse possono essere ricondotte a degli *effetti elementari* che non è possibile esporre in dettaglio.

Il *metabolismo proteico* viene governato soprattutto dagli androgeni e dai glicocorticoidi. Gli androgeni provocano l'anabolismo proteico nella muscolatura e nel sistema osseo (effetto anabolizzante). I glicocorticoidi agiscono in maniera antagonista, in quanto dopo somministrazione prolungata possono provocare un effetto catabolico (catabolismo proteico, atrofia della matrice ossea). Importante è inoltre ricordare che gli estrogeni aumentano la capacità di legame plasmatico tra globuline e tiroxina. Si ha un sensibile aumento dello iodio proteico (PBI) senza che la funzione tiroidea mostri rimarchevoli cambiamenti. In maniera simile gli estrogeni influenzano il sistema corticosurrenale. Il livello plasmatico del cortisolo è aumentato, mentre l'escrezione urinaria dei metaboliti dei corticoidi si riscontra spesso diminuita. L'aumento del livello plasmatico del cortisolo è determinato dalla aumentata capacità di legame della proteina corrispondente (transcortina). Non deriva quindi da un aumento della funzione del corticosurrene.

L'influenza esercitata dagli steroidi sessuali sul *metabolismo degli idrati di carbonio* in condizioni normali è minima. Androgeni ed estrogeni possono, nelle forme lievi di diabete senile, aumentare la tolleranza al glucosio e migliorare quindi lo stato di malattia.

Gestageni e associazioni estro-progestiniche (contraccettivi) possono talvolta far manifestare il diabete. Probabilmente ciò avviene soltanto quando esiste una predisposizione ereditaria. Simili situazioni dismetaboliche si avverano non di rado anche in gravidanza.

I glicocorticoidi stimolano la sintesi degli idrati di carbonio provocando una mobilizzazione ed una degradazione dei grassi e delle proteine. Anche un trattamento con alte dosi di cortisolo può indurre un diabete.

Le relazioni tra steroidi sessuali e *metabolismo lipidico* sono state oggetto di studi piuttosto incompleti. Dopo ovariectomia si osserva spesso un aumento dei tassi dei lipidi e del colesterolo nel plasma.

D'altro canto anche in gravidanza avviene un aumento dei lipidi totali e dei trigliceridi.

Una riduzione dei tassi plasmatici del colesterolo, dei lipidi totali e dei trigliceridi, si può ottenere nella maggior parte dei casi di ipercolesterolemia con la somministrazione a lunga durata di estrogeni, androgeni o gestageni. Ma un effetto sicuro sull'arteriosclerosi non è stato finora dimostrato.

Anche il *metabolismo idro-salino* risente dell'influenza degli steroidi. L'esempio più conosciuto è la sindrome premestruale, che si lascia riprodurre sperimentalmente sia con gli estrogeni sia con le associazioni estro-progestiniche.

I punti di attacco dei gestageni e degli estrogeni sul metabolismo idro-salino sono variabili. I gestageni ed in particolare il progesterone possono esplicare azione diuretica. Questo effetto si realizza attraverso un antagonismo per l'aldosterone che è il principale mineralcorticoide della corteccia surrenale. Nei pazienti con cirrosi epatica e conseguente iperaldosteronismo, il progesterone esplica un effetto diuretico particolarmente evidente.

Come già accennato in precedenza, gli estrogeni influenzano la capacità di legame plasmatico della transcortina per il cortisolo. Questo legame può essere quantizzato ottenendo così un sistema di misurazione dell'attività biologica degli estrogeni. I gestageni non influenzano questo processo. Gli androgeni, in qualità di anabolizzanti, inibiscono non soltanto l'anabolismo proteico ma anche l'escrezione di calcio e di fosforo. Questi effetti vengono favorevolmente utilizzati in terapia.
I corticoidi sviluppano un'azione antagonista, però soltanto ad alte dosi. Come conseguenza, in caso di terapia prolungata, può comparire demineralizzazione ossea.
Viene molto discussa l'influenza degli estrogeni e dei gestageni sulla *coagulazione del sangue*. Si è constatato che non solo nella gravidanza, ma anche durante la somministrazione di contraccettivi si ha un aumento di frequenza delle trombosi. Probabilmente sono in primo luogo gli estrogeni che agiscono favorendo la coagulazione. Lo studio del tempo globale di coagulazione con l'ausilio del tromboelastogramma e della pletismografia ci mostra soltanto un minimo accorciamento del tempo di coagulazione, fenomeno da interpretarsi come dovuto ad un aumento di attività del sistema fibrinolitico. Si è constatato inoltre un aumento di attività di molti fattori (protrombina, fibrinogeno, proconvertina, ecc.) dopo somministrazione di estrogeni e gestageni, modificazioni simili a quelle che si ritrovano in gravidanza. Secondo alcuni AA. l'accorciamento del tempo di coagulazione viene compensato in parte da un aumento della velocità di circolazione del sangue.
Un altro punto di attacco degli estrogeni e dei gestageni è il *sistema nervoso vegetativo,* la cui maniera di reagire dipende dalle condizioni di equilibrio iniziale ed è legata a notevoli variazioni individuali.
Ricerche cliniche hanno messo in evidenza che mentre gli estrogeni agiscono principalmente come parasimpaticotropi, i gestageni agiscono invece come simpaticotropi.
Si osserva inoltre spesso che alcune malattie non endocrine vengono notevolmente influenzate dal ciclo. Ciò è senz'altro da spiegarsi con le connessioni esistenti tra malattia e sistema nervoso vegetativo.
Sono inoltre da spiegarsi come dovuti all'influenza degli estrogeni sul sistema nervoso vegetativo il già citato aumento della velocità della circolazione ematica e l'aumento della irrorazione sanguigna periferica.

VI. Azione degli steroidi sugli organi effettori extragenitali

Cute: La cute viene influenzata notevolmente dagli steroidi sessuali.
Gli androgeni provocano una iperattività delle ghiandole sebacee. Gli antiandrogeni agiscono in senso contrario. Gli estrogeni stimolano i processi proliferativi dell'epidermide. Come si può osservare soprattutto a carico della pelle atrofica senile, aumenta lo spessore degli strati dell'epidermide. Risultati analoghi si ottengono con l'applicazione locale di progesterone.
Mucose: Tutte le mucose vengono influenzate dagli steroidi alla stessa guisa di quella vaginale. L'effetto proliferativo degli estrogeni è più marcato a livello della mucosa vescicale ed orale.
Sistema pilifero: Mentre gli estrogeni stimolano la crescita dei capelli, gli androgeni di contro portano alla calvizie.
I peli del tronco, delle estremità e della faccia sono androgeno-dipendenti, mentre quelli delle ascelle dipendono dalla funzione corticosurrenalica.
Gli antiandrogeni antagonizzano il testosterone sia a livello dei peli del tronco che a livello del cuoio capelluto.
Sistema scheletrico: Il metabolismo delle ossa è sottoposto a stimoli ormonali. Gli androgeni e gli estrogeni stimolano l'anabolismo del calcio e del fosforo, che invece viene frenato dai glicorticoidi. Dopo la pubertà sotto l'influenza degli steroidi sessuali, avviene l'ossificazione delle cartilagini epifisarie e l'arresto della crescita. Forti dosi di ormoni ne possono provocare una ossificazione prematura. Anche in questo caso gli antiandrogeni hanno una azione antagonista sugli androgeni.
Midollo osseo: Forti dosi di estrogeni inibiscono l'eritropoiesi. Gli androgeni e gli anabolizzanti stimolano la formazione degli eritrociti.
Fegato: L'azione degli steroidi sessuali sul fegato è molto variabile secondo la durata, le dosi e le modalità di applicazione degli stessi. Piccole dosi fisiologiche di estrogeni e di androgeni provocano un aumento di peso del fegato. Dosi non fisiologiche possono portare a necrosi. La somministrazione in forti dosi di steroidi con un gruppo alchilico in C_{17} provoca spesso un aumento delle transaminasi (SGOT e SGPT). Talvolta si osserva un ittero colostatico.
Laringe: Gli androgeni sono in grado a qualsiasi età di abbassare la tonalità della voce femminile. Ciò si avvera per una modificazione anatomica della laringe. Gli antiandrogeni sono in grado di indebolire od annullare quest'effetto.
Funzione cerebrale: Androgeni ed estrogeni sono in grado di stimolare la funzione cerebrale, cosicché possiamo assistere ad un aumento del rendimento generale. Gli stati depressivi possono spesso venirne influenzati favorevolmente. Gli estrogeni in forti dosi invece possono talvolta provocare stati depressivi.
Ricerche sperimentali hanno evidenziato che l'effetto cerebrale degli steroidi sessuali si realizza attraverso un'interazione con le monoamine, quali ad esempio la

dopamina, la noradrenalina e la serotonina (= 5-idrossitriptamina). Sono interessati alla reazione di trasmissione la mono-amino-ossidasi (MAO) e l'adenosin-monofosfato (AMP ciclico).
Sessualità: Il giudizio dell'influenza degli ormoni sulla sessualità è ancora controverso. Ricerche in donne con perdita della funzione ovarica non mostrano alcun significativo cambiamento per quanto riguarda la sessualità. Gli androgeni comunque possono aumentare la libido della donna.
Negli uomini invece la sessualità è più strettamente legata alla produzione di ormoni sessuali.
Artrosi: Numerosi lavori non più recenti trattano dell'azione terapeutica degli estrogeni nelle alterazioni degenerative delle articolazioni insorte in menopausa. Ricerche sperimentali sugli animali hanno confermato un'attività protettiva degli estrogeni per le articolazioni.

VII. Effetti degli steroidi sessuali sugli organi genitali femminili

a) Generalità

A pag. 43 è stato già discusso l'effetto specifico degli ormoni su alcuni tessuti. È dimostrato con certezza che l'epitelio vaginale, l'endometrio ed il miometrio contengono dei *recettori particolari, sensibili agli steroidi sessuali.* Quantità minime di ormoni sessuali posseggono un'azione stimolante l'accrescimento e l'irrorazione. Osservazioni più recenti, condotte con l'impiego di estrogeni marcati, depongono inoltre in favore di un secondo meccanismo di azione: evidentemente questi steroidi si accumulano nell'utero sotto forma di derivati particolarmente attivi dal punto di vista biologico. È così possibile che quantità relativamente piccole di steroidi sessuali producano sull'utero effetti considerevoli.
Le gonadi hanno una posizione di eccezione, in quanto gli ormoni sessuali le influenzano in maniera prevalentemente indiretta, attraverso il sistema ipotalamo-ipofisario (pag. 30).
Non esiste un'azione sessuale specifica strettamente differenziata, nel senso che gli androgeni agiscono esclusivamente sugli organi genitali maschili e gli estrogeni soltanto su quelli femminili.
Esempio: l'epitelio vaginale della donna reagisce in senso proliferativo sotto l'azione sia degli estrogeni che degli androgeni; esistono tuttavia delle differenze nel grado di attività.
Inoltre certi steroidi possiedono, come abbiamo già ricordato nel capitolo dedicato alla classificazione degli ormoni (pag. 1), molteplici effetti sessuali specifici.
Esempio: il noretisterone è dotato di forte attività gestagena, di debole attività

androgena e, in rapporto con quest'ultima, di un'attività anabolizzante, anch'essa scarsa.

b) Estrogeni

L'azione degli estrogeni può essere valutata in maniera ottimale nell'animale femmina castrato e nella donna ovariectomizzata. Gli estrogeni sono capaci di impedire completamente l'atrofia genitale che si instaura dopo ovariectomia. La dose necessaria a questo scopo viene designata come *dose di proliferazione.* Essa varia molto da un estrogeno all'altro.
Dopo somministrazione di estrogeni si verifica un netto aumento dello spessore, della vascolarizzazione e della popolazione cellulare della *mucosa uterina.* Le ghiandole, corte e rotonde, cominciano a proliferare e si sviluppano sotto forma di lunghi tubuli ghiandolari rettilinei. La *muscolatura uterina* aumenta anch'essa di volume. Le fibre muscolari diventano più robuste, si moltiplicano ed aumentano il loro contenuto in liquidi. Gli estrogeni esercitano anche un'azione di stimolo sullo sviluppo e sulla irrorazione delle trombe. Si ha inoltre un aumento della motilità tubarica.
Sotto l'azione degli estrogeni l'*epitelio vaginale* subisce delle tipiche trasformazioni. Lo stadio di corneificazione nei roditori, così come la picnosi nucleare e la acidofilia dell'epitelio vaginale nello striscio citologico della donna, rappresentano modificazioni cellulari che si producono soltanto sotto l'influenza degli estrogeni. Una reazione particolare è ugualmente quella che interessa i caratteri fisico-chimici del *muco cervicale* sotto l'azione degli estrogeni. Lo striscio a fresco del muco cervicale presenta un tipo di *cristallizzazione* che viene denominato *a foglie di felce*. Il secreto cervicale si lascia inoltre distendere, fenomeno denominato *filanza (Spinnbarkeit).*
Anche l'influenza degli estrogeni sullo sviluppo della *ghiandola mammaria* può essere considerata come un'azione specificamente sessuale. La castrazione precoce impedisce nella donna lo sviluppo delle ghiandole mammarie, che si realizza normalmente attraverso varie fasi.
Accanto all'azione diretta degli estrogeni sulla ghiandola mammaria bisogna tener presente anche l'azione indiretta già citata nel capitolo «meccanismo centrale della regolazione»: il feed-back positivo attraverso la liberazione di prolattina, che anch'essa agisce in senso proliferativo e stimolante la crescita.

c) Gestageni

L'azione fisiologica dei gestageni sugli organi genitali si manifesta principalmente con una *trasformazione secretoria della mucosa uterina.* Questa azione richiede la presenza di estrogeni. Senza una preliminare stimolazione estrogenica, che determina la proliferazione, l'endometrio non è in grado di subire quelle trasformazioni dovute all'azione del progesterone. Dal punto di vista cronologico, il primo effetto che si evidenzia è rappresentato da un *aumento dell'attività fosfatasica.* In un secondo tempo si manifesta un accumulo di *glicogeno* nelle cellule ghiandolari. In una fase più avanzata si trova del glicogeno anche nello stroma e si può mettere in evidenza la sua presenza nel secreto presente nel lume ghiandolare. Le ulteriori tappe trasformative sono rappresentate dallo sviluppo dell'*apparato di Golgi,* dalle *pliche a denti di sega dei tubuli ghiandolari* e dalla formazione di *arteriole spirali.* Dopo circa due settimane si notano nello stroma delle grandi cellule, che successivamente assumono i caratteri delle cosiddette *cellule deciduali.* Se l'azione del progesterone sull'endometrio cessa, come di norma avviene dopo due settimane, si determina sempre un'emorragia ed una eliminazione della mucosa uterina, che interessa tutti gli strati ad eccezione di quello basale; questi fenomeni sono già stati descritti nel capitolo precedente (fig. 15).

Le modificazioni fisiologiche descritte a livello dell'endometrio possono essere riprodotte artificialmente mediante la somministrazione di 200 mg di progesterone nello spazio di due settimane (per es. nel trattamento della amenorrea, *prova di Kaufmann,* pag. 157). Questa dose viene chiamata *dose di trasformazione,* e deve essere stabilita separatamente per ogni gestageno. Nelle relative prove cliniche si è visto che le ghiandole e lo stroma reagiscono in maniera differente ai diversi gestageni.

La trasformazione della mucosa uterina può essere mantenuta per un massimo di due settimane. Una somministrazione più prolungata di gestageni determina una regressione delle ghiandole, seguita anche da una retrazione dello stroma, all'inizio francamente edematoso. Questi fenomeni verranno trattati in dettaglio nei capitoli

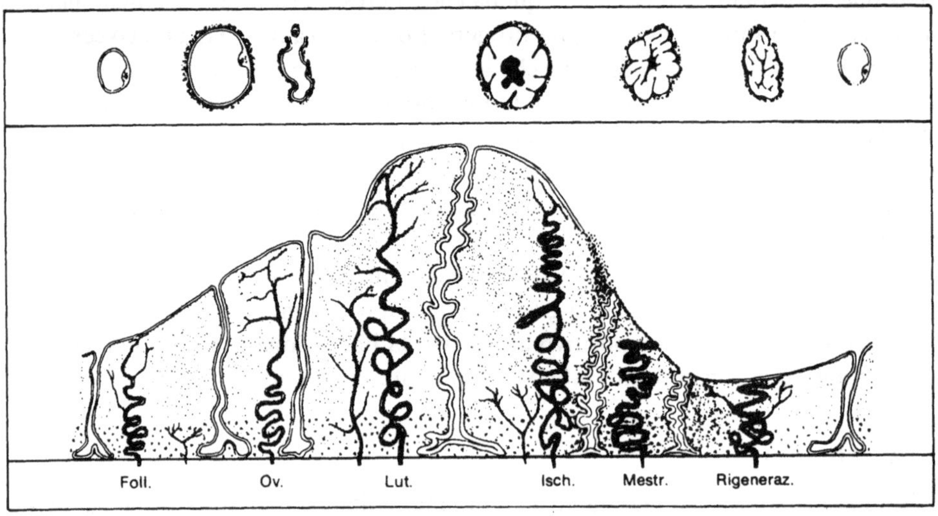

Fig. 15. Rappresentazione schematica delle modificazioni cicliche dell'ovaio (maturazione follicolare, ovulazione, evoluzione del corpo luteo) e dell'endometrio (stroma, tubuli ghiandolari e arterie spirali). (*Bartelmez G.W.:* Amer. J. Obstet. Gynaec. **74,** 954 [1957]).

Foll.	Fase di maturazione follicolare	Isch.	Ischemia premestruale
Ov.	Ovulazione	Mestr.	Emorragia mestruale
Lut.	Fase luteinica	Rigeneraz.	Rigenerazione dell'endometrio

dedicati alla «pseudogravidanza» e ai «trattamenti contraccettivi».
Durante un trattamento gestageno prolungato, l'atrofia è tanto più netta quanto è minore la quantità di estrogeni contemporaneamente somministrata. Essa interessa anche le proliferazioni patologiche, quali l'endometriosi e, entro certi limiti, il cancro del corpo dell'utero.
Quando l'endometrio, sotto l'influenza esclusiva degli estrogeni, si trova in fase proliferativa, basta una dose relativamente piccola di progesterone (20-40 mg) per determinare l'emorragia («test al progesterone», pag. 156). In questo caso non si determina una trasformazione secretiva dell'endometrio né una eliminazione similmestruale della mucosa, ma solo un'emorragia che origina dai suoi strati superficiali. I gestageni, somministrati in dosi sufficientemente elevate, esercitano una rapidissima azione emostatica sull'endometrio che sanguina, (vedi «metrorragie disfunzionali» pag. 175) senza che abbia avuto luogo la trasformazione secretoria. Si tratta verosimilmente di un'azione a livello dei capillari.
Il progesterone associato agli estrogeni stimola l'accrescimento del *miometrio* e, durante la gravidanza, esplica su di esso una azione sedativa. In esperimenti sugli animali l'effetto esplicato dall'ossitocina sulla contrattilità uterina viene annullato o notevolmente diminuito dalla presenza di progesterone.
Il progesterone influenza anche la *motilità tubarica.* Nella fase secretiva essa è notevolmente diminuita. In ricerche sperimentali si è potuto vedere che i gestageni bloccano o indeboliscono l'azione dell'acetilcolina sulla muscolatura tubarica.
La formazione del *secreto cervicale* viene inibita ed influenzata dal punto di vista fisico e biochimico dai gestageni. Scompare il fenomeno della cristallizzazione a foglia di felce provocato dagli estrogeni.
L'ormone del corpo luteo agisce anche sull'*epitelio vaginale.* Gli strisci allestiti con la tecnica di *Papanicolaou* mostrano una spiccata basofilia degli elementi cellulari, che tendono a riunirsi in ammassi e presentano una caratteristica plicatura dei bordi (pag.125).
Particolarmente durante la gravidanza il progesterone e gli estrogeni esercitano un'azione sinergica sulle *ghiandole mammarie* che vengono in tal modo preparate alla lattazione. La proliferazione degli alveoli ghiandolari e la formazione del colostro dipendono soprattutto dell'azione del progesterone (pag. 79).

d) Androgeni

Gli effetti fisiologici degli androgeni surrenalici ed ovarici a livello degli organi genitali femminili non sono così netti come quelli degli estrogeni. Risultano particolarmente influenzati dall'ormone sessuale maschile lo sviluppo del *clitoride,* delle *grandi labbra* e della *pelosità soprapubica.* Un clitoride di dimensioni relativamente grandi ed una pelosità accentuata depongono in favore di una presenza di androgeni relativamente attivi. Colpisce particolarmente la grande sensibilità degli organi genitali femminili del feto verso quantità anche piccolissime di androgeni (pag. 57).

Nell'animale di sesso femminile castrato od ipofisectomizzato, gli androgeni provocano un accrescimento degli organi genitali simile a quello indotto dagli estrogeni. Somministrando preparati a base di testosterone a scopo sperimentale, si è riusciti a indurre accrescimento del clitoride e delle ghiandole prepuziali, aumento del peso dell'utero e proliferazione dell'endometrio e, nella donna, proliferazione dell'epitelio vaginale.
Allorché la corteccia surrenale o le ovaie producono una quantità eccessiva di androgeni (tumori, sindrome adrenogenitale) o qualora si somministrino delle dosi massive di testosterone, si assiste alla comparsa non soltanto degli effetti diretti più sopra descritti, ma anche di fenomeni originatisi indirettamente attraverso l'influenza esercitata sul sistema ipotalamo ipofisario. L'inibizione della funzione ovarica determina la soppressione dell'ovulazione. Viene soppressa la proliferazione, normalmente ciclica, dell'endometrio e lo stesso miometrio mostra una tendenza alla regressione o, nei soggetti giovani, un'insufficienza nello sviluppo.

e) Effetti sinergici ed antagonisti

L'influenza simultanea di steroidi di differente natura può potenziare od indebolire la loro rispettiva azione sul sistema genitale (effetti antagonisti e sinergici). Queste diverse azioni sono di difficile valutazione, in quanto gli ormoni sessuali esercitano sugli organi genitali e sulla loro funzione un'influenza non soltanto diretta ma anche indiretta attraverso il sistema ipotalamo-ipofisario.
Gli *estrogeni* ed i *gestageni* agiscono sull'*utero* ed in particolare sull'endometrio, in maniera sinergica, a condizione che venga mantenuto tra essi il rapporto quantitativo fisiologico di circa 1:20. La trasformazione secretoria della mucosa uterina può essere provocata dai gestageni solo in presenza di estrogeni. Anche le modificazioni gravidiche degli organi genitali e dell'intero organismo sono prevalentemente dovute all'azione associata di estrogeni e progestativi in forti dosi. Si manifesta un antagonismo allorché il rapporto quantitativo tra i due ormoni è modificato in favore dei gestageni, o allorquando, come avviene nell'uso dei contraccettivi secondo *Pincus*, già poco dopo la fine della mestruazione si inizia con la somministrazione di gestageni.
Si realizza di conseguenza una inibizione della proliferazione e regressione ghiandolare.
Un antagonismo tipico è rilevabile inoltre a livello del *secreto cervicale*. Già piccole dosi di gestageni sotto forma della cosiddetta «minipillola» sono in grado di bloccare l'incremento delle attività secretorie normalmente realizzato dagli estrogeni al momento dell'ovulazione.
Un'azione sinergica si instaura sulle *ghiandole mammarie*. Le quantità di ormoni presenti durante la fase luteinica del ciclo sono già sufficienti a determinare un leggero aumento ciclico del volume dei seni. Forti dosi di gestageni agiscono in senso antiproliferativo sulle mammelle (v. mastopatia). Durante la gravidanza la prepara-

zione delle ghiandole mammarie alla lattazione si realizza sotto l'azione di quantità crescenti dei due ormoni.
In caso di sfasamento patologico del rapporto tra estrogeni e progesterone, si possono produrre dei disturbi che verranno presi in esame nella parte di questo libro dedicata alla clinica.
L'azione simultanea degli *estrogeni* e degli *androgeni* sugli organi genitali dipende in notevole misura dalla dose e dalla proporzione nella quale questi ormoni si trovano associati. Non volendo considerare l'iperdosaggio di androgeni, non esistono prove per un'azione diretta antiestrogena o antigestagena di questo gruppo di steroidi. Secondo lavori non recenti il testosterone potrebbe avere una debole azione progestativa.

f) Ormoni corticosurrenalici

In condizioni fisiologiche l'influenza degli ormoni corticosurrenalici (glicocorticoidi e mineralcorticoidi) sugli organi genitali femminili è minima. Il cortisone e gli steroidi ad azione analoga inibiscono solo in minimo grado i processi proliferativi indotti dagli ormoni sessuali. Sia nell'animale castrato che nella donna ovariectomizzata è stato dimostrato che l'acetato di desossicorticosterone può esercitare una debole azione gestagena. Poiché l'escrezione di pregnandiolo aumenta dopo la somministrazione di acetato di desossicorticosterone (DOCA), si suppone che a partire da tale sostanza si formi del progesterone e che questo eserciti l'azione gestagena.

VIII. Effetti degli ormoni preposti alla regolazione centrale

a) Ormoni gonadotropi

In condizioni fisiologiche, gli ormoni gonadotropi (pag. 30) esercitano un'azione sull'organismo e sugli organi genitali solo attraverso l'attività delle gonadi. L'influenza che la prolattina (luteotropina) esplica sulle ghiandole mammarie rappresenta una eccezione. Numerose ricerche sperimentali hanno permesso di accertare che lo sviluppo delle ghiandole mammarie della donna avviene principalmente per azione degli estrogeni e dei gestageni. L'avvio ed il mantenimento della lattazione richiedono però l'intervento diretto della prolattina.
L'effetto fisiologico delle gonadotropine di origine ipofisaria sulle gonadi è stato già discusso in precedenza (pag. 30). La diversa attività biosintetica dello stroma, del follicolo in maturazione e del corpo luteo dipende dalla presenza di quantità variabili di FSH e di LH. Si può allungare la vita del corpo luteo con dosi crescenti di HCG. Con questo esperimento clinico avviene, come nella gravidanza iniziale, un aumento della produzione di progesterone e di estrogeni.
Ancora nulla di certo è conosciuto sull'azione del *human placental lactogen* (HPL) in

gravidanza. Si ammette che le sue caratteristiche lattogeniche e somatotrope influenzino la crescita ed il metabolismo nell'organismo femminile gravido.

b) Effetti dei releasing factors

L'azione dei releasing-factors a livello degli organi bersaglio, le gonadi e l'endometrio, è possibile soltanto se è intatto l'organo di governo superiore, vale a dire il lobo anteriore dell'ipofisi. L'aumentata liberazione di LH-RH porta all'immissione in circolo di LH. Il significato diagnostico di questo fatto e le relative conseguenze verranno discusse nel capitolo «Amenorrea».

IX. Stimolatori dell'ovulazione di struttura non steroidea (estrogeni sintetici)

Estrogeni deboli, privi di effetto significativo sugli organi genitali, sono in grado di provocare indirettamente l'ovulazione. Ciò avviene tramite la liberazione di releasing factors e la seguente sintesi di gonadotropine. Come già in precedenza

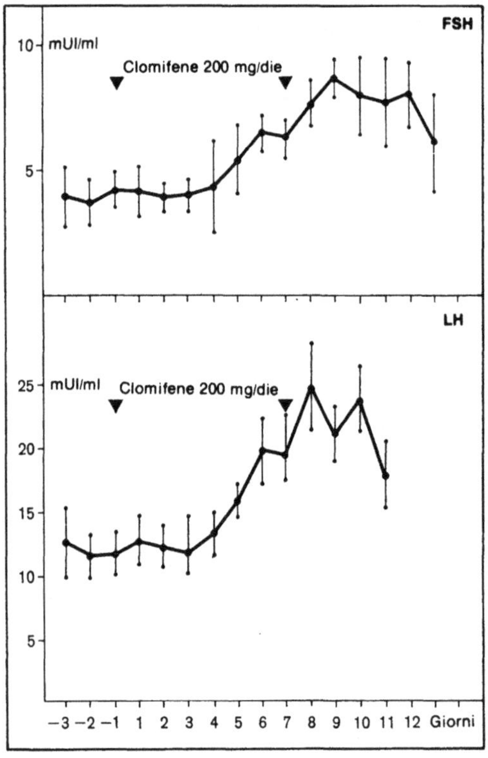

Fig. 16. Influenza di 200 mg/die di Clomifene per 7 giorni sul FSH e sul LH in 10 persone sane (ogni punto equivale al valore medio ± deviazione standard). (*Franchimont, P.*: Muench. Med. Wschr. **112,** 2303 [1970])

accennato nel capitolo «Chimica e caratteristiche generali degli ormoni», queste sostanze presumibilmente agiscono come antagonisti degli estrogeni naturali dell'organismo. Si discute anche una loro azione diretta sulle ovaie, ma ancora non sembra dimostrata.

X. Effetti delle prostaglandine

Le prostaglandine sono presenti in concentrazione particolarmente elevata nello sperma; esse però sono state trovate anche in alcune regioni cerebrali, nei polmoni, nel timo e nelle pareti intestinali. Gli effetti delle prostaglandine a carico dei vari sistemi sono molteplici. Questo fatto rende difficile il loro impiego terapeutico. Fra le varie azioni delle prostaglandine spicca quella contrattile sulla muscolatura liscia, evidenziabile non soltanto a livello del miometrio in fase gravidica ma anche a carico delle tube. Viene abbassata la pressione arteriosa ed aumentata l'irrorazione. La muscolatura tracheale e bronchiale si contrae sotto l'azione di $PGF_{2\alpha}$ e si rilascia sotto l'influenza di PGE. La muscolatura longitudinale del tubo gastro-intestinale viene sollecitata alla contrazione in modo analogo a quella dell'utero.

F. La regolazione ormonale della fecondazione

I. Trasporto dello sperma

Lo sperma viene deposto in vagina con l'eiaculazione. La vita degli spermatozoi in questo ambiente è limitata. Avviene quindi la loro penetrazione nel secreto cervicale. Questa barriera cervicale, un idrogel con un sistema a rete diretto in un solo lato, può essere superata solo con movimenti attivi degli spermatozoi. Cellule seminali deboli non sono in grado di attraversare le maglie del secreto cervicale. Si verifica così una selezione positiva. Il fattore cervicale può essere attraversato, a causa delle sue caratteristiche fisiche, soltanto poco prima e durante l'ovulazione (pag. 201). Questa penetrabilità è la conseguenza dello stimolo estrogenico che si verifica poco prima dell'ovulazione.
Il progesterone, prodotto dal corpo luteo, fa sì che il fattore cervicale ricostituisca una barriera impenetrabile per gli spermatozoi.

II. Capacitazione dello sperma

Chang nel 1951 scoprì che gli spermatozoi acquisiscono la capacità di fecondare una cellula uovo matura solo dopo una sosta nell'apparato genitale femminile. Questo processo di maturazione che subiscono gli spermatozoi venne da lui chiamato *capacitazione dello sperma.* Si calcola che la durata di questo processo nella razza umana sia di circa 7 ore; in piccoli mammiferi esso è notevolmente più breve. La capacitazione è legata ad un aumento del metabolismo nella cellula germinale maschile. Questo processo si estrinseca con la perdita della membrana superficiale, il cosiddetto acrosoma. Allorquando lo spermatozoo penetra nella cellula uovo, l'acrosoma è completamente scomparso. Il processo della capacitazione inizia nell'utero per finire nelle trombe. È probabilmente legato alla presenza di fermenti litici. Questo fenomeno spiega perché sia così difficile la fecondazione in vitro di cellule uovo di mammiferi.

III. Trasporto dell'uovo

L'ulteriore sviluppo della cellula uovo fecondata dipende dal trasporto fisiologico lungo la tromba, la cui funzione è regolata dagli ormoni. La motilità delle trombe, la

corrente di secreto in esse stesse e la diversa durata di permanenza dell'uovo nelle varie porzioni tubariche sono fattori importantissimi nel determinare il destino dell'uovo stesso. Se ne aggiunge la variabilità ciclica della morfologia della mucosa tubarica che probabilmente esplica pure un'influenza sul destino dell'uovo fecondato. Tutti questi fattori contribuiscono al fatto che l'uovo, circa 7 giorni dopo la fecondazione, pervenga all'utero pronto ad annidarsi.
In esperimenti sugli animali si è riusciti con estrogeni e gestageni ad accelerare o a ritardare il trasporto dell'uovo, evitando così l'annidamento fisiologico di esso. Questa azione degli steroidi sessuali è specifica per la specie e i risultati di queste ricerche non sono facilmente trasferibili sull'uomo.
È da citare inoltre che la cellula uovo durante il passaggio per la tromba è soggetta alle prime suddivisioni ed è molto attiva dal punto di vista metabolico ed abbisogna di sostanze elementari come piruvati e glutatione, sostanze che vengono captate dal secreto tubarico. Anche il consumo di ossigeno aumenta notevolmente fino all'annidamento. Poco prima dell'impianto nell'endometrio si assiste alla scomparsa della zona pellucida. Per quanto riguarda questo fenomeno si è visto in esperimenti sugli animali che esso viene accelerato dagli estrogeni e ritardato dai gestageni senza che ci sia necessariamente un'azione diretta degli steroidi sulla blastocisti.

IV. Annidamento

Perché avvenga l'impianto della blastocisti nell'endometrio è necessario che esso si trovi in fase secretiva. Questa situazione avviene per un effetto sinergico degli estrogeni e dei gestageni:
Gli estrogeni stimolano la crescita delle ghiandole endometriali e dello stroma. I gestageni portano alla sintesi del glicogeno e delle proteine necessari al nutrimento del trofoblasto.
Anche a questo proposito esperimenti sugli animali hanno dimostrato che il grado di maturazione dell'endometrio per l'impianto può essere influenzato oppure alterato con la somministrazione di steroidi sessuali. A tal uopo sono necessarie però delle dosi eccessivamente alte.
Circa 14 giorni dopo l'ovulazione comincia a rendersi evidente nell'endometrio, essendovi presente l'uovo fecondato, la reazione deciduale, che è soprattutto evidente nella sede dell'impianto. In esperimenti sugli animali si è visto che anche solo la copula, senza somministrazione di steroidi, è capace di indurre la reazione deciduale.
Da questi risultati può dedursi che il fenomeno complesso della reazione deciduale è la conseguenza di fattori ormonali, temporali e di stimoli vari.
L'impianto avviene al 7° giorno dopo l'ovulazione con l'addossamento della blastocisti sull'endometrio con l'aiuto di piccole propaggini, i microvilli.
Si ha quindi la penetrazione del trofoblasto, dal quale si svilupperanno la placenta ed

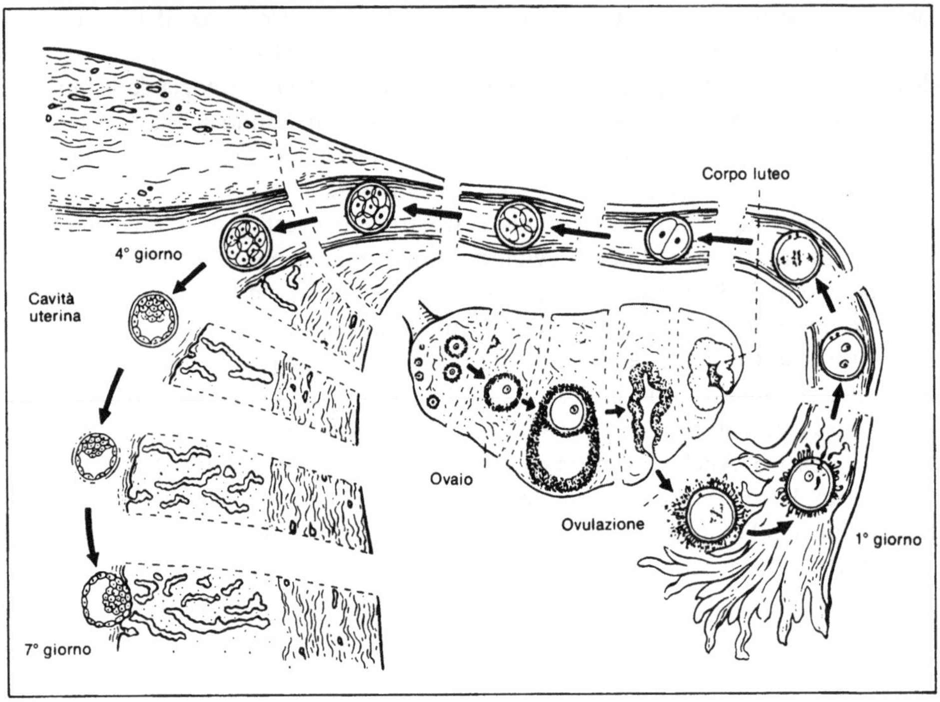

Fig. 17. Rappresentazione schematica dei primi 7 giorni di sviluppo dell'uovo umano secondo *Hamilton, Boyd* e *Mossman.* (da *Dyban:* Grundriss der pathologischen Embryologie des Menschen, Jena, 1962)

il sacco ovulare, nell'epitelio endometriale. La fessura epiteliale, infine, si richiude. Vengono a formarsi adesso le prime connessioni vascolari tra i vasi materni ed il trofoblasto.

Molti esperimenti in proposito ci dimostrano che l'impianto di una cellula uovo fecondata nell'endometrio è possibile solo in fase secretiva. È stato d'altro canto possibile ottenere con successo degli impianti al di fuori dell'utero, come nella milza, nei reni e nella porzione anteriore dell'occhio. Da questi esperimenti si è tratta la conclusione della presenza nell'utero di un fattore anti-impianto che, al momento in cui l'uovo deve impiantarsi, cioè nella fase luteinica del ciclo, viene temporaneamente annullato in una maniera finora, però, sconosciuta.

V. Fattori determinanti il sesso

La cellula uovo matura e la cellula seminale maschile sono dotate ciascuna di un gruppo aploide di 22 cromosomi. Inoltre è presente nell'uovo un cromosoma X e nello spermatozoo un cromosoma X o uno Y. L'unione tra le due cellule porta alla costituzione cromosomica diploide, il cui risultato è di 46 cromosomi. La cellula uovo fecondata di sesso femminile possiede 44 autosomi e 2 cromosomi X di cui uno è attivo genicamente. Quella di sesso maschile contiene oltre ai 44 autosomi un cromosoma X ed un cromosoma Y. Quest'ultimo è genicamente attivo. Ciò significa che l'abbozzo della futura gonade si sviluppa già nel corso della fecondazione. Nei nuclei cellulari dell'organismo femminile si noteranno in seguito delle appendici denominate *cromatina sessuale*. Queste corrispondono ai corpiccioli di *Barr* e dimostrano la presenza del cromosoma X, fisiologicamente attivo dal punto di vista genico.

La cellula uovo fecondata contiene già nel suo DNA l'informazione completa per ogni particolare della struttura dell'organismo. Secondo leggi ben precise e secondo una sequenza cronologicamente già definita vengono attivate determinate parti del DNA. Sotto l'importante influenza degli ormoni questi eventi conducono così alla formazione dell'abbozzo embrionale.

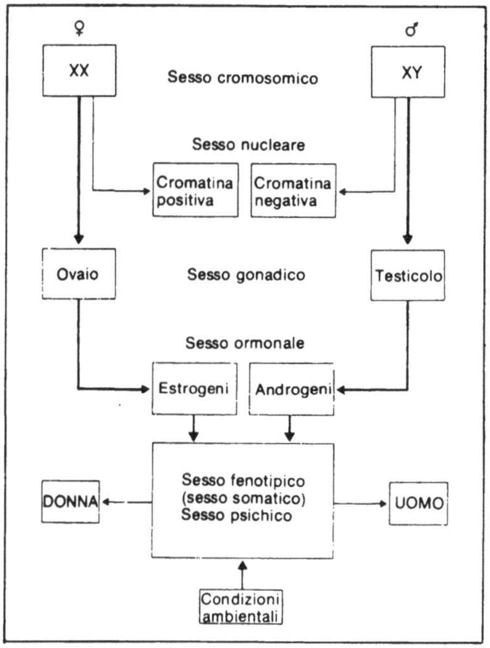

Fig. 18. Fattori determinanti il sesso. (*Zander, J.:* Mkurse ärztl. Fortb. **12,** 432 [1962])

Numerose ricerche hanno dimostrato che lo *sviluppo in senso maschile* abbisogna delle seguenti premesse:

— Presenza di un cromosoma Y;
— Formazione di un abbozzo testicolare embrionale, nel quale vengono secreti precocemente androgeni;
— Contemporanea presenza di un fattore X ancora sconosciuto.

Negli organi effettori devono essere presenti inoltre recettori funzionanti, in grado di reagire allo stimolo androgeno.

Si è visto, infatti, che l'embrione di mammiferi, indipendentemente dal sesso genetico, *si sviluppa in senso femminile* quando vengono a mancare gli impulsi androgeni della gonade fetale o quando i recettori per gli androgeni nell'organo-bersaglio sono insufficienti (v. «femminilizzazione testicolare»).

G. Endocrinologia fetale

I. Unità feto-placentare

Numerose ricerche sul comportamento del trofoblasto e del feto nelle varie fasi di sviluppo hanno dimostrato che l'embrione sostiene una parte notevolmente attiva dal punto di vista ormonale. I fenomeni più importanti sono: circa 10 giorni dopo la fecondazione il trofoblasto comincia a produrre la *gonadotropina corionica* (HCG), impresa veramente notevole se si pensa alla costituzione chimica complessa ed all'alto peso molecolare di quest'ormone da un lato e dall'altro all'esiguo volume dell'embrione. A causa delle quantità rapidamente accrescentisi di HCG viene prolungata la vita del corpo luteo. Viene a formarsi così il corpus luteum graviditatis.

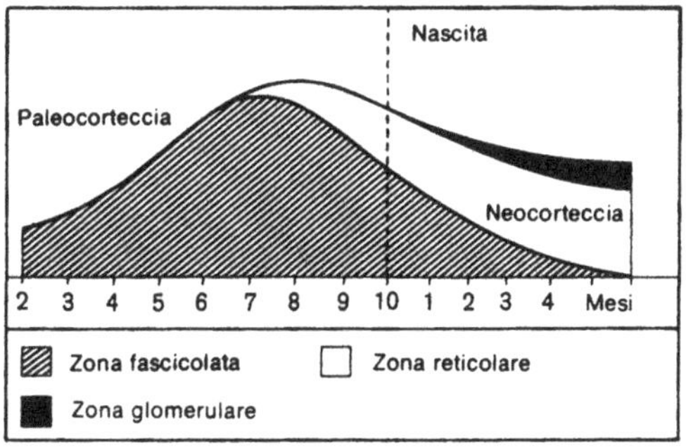

Fig. 19. Evoluzione pre- e post-natale della corteccia surrenale. (*Botella-Llusia, J.:* Klinische Fortschritte der Gynäkologie, München, 1954)

L'abbozzo delle gonadi dei feti maschili comincia a produrre *steroidi androgeni* già dal 2° mese di gravidanza, determinando lo sviluppo genitale in senso maschile. Questi steroidi androgeni vengono prodotti negli abbozzi delle cellule di Leydig presenti nel testicolo embrionale, dove queste cellule vengono stimolate probabilmente dall'HCG placentare.

Già dal 3° mese di gravidanza si nota una *ipertrofia del corticosurrene fetale,* specialmente per quanto riguarda la zona reticolare. Il corticosurrene fetale lavora notevolmente in quanto secerne le sostanze, i cosiddetti *precursori,* che servono alla placenta per le ulteriori fasi di biosintesi. Il precursore più importante per gli estrogeni è il deidroepiandrosterone solfato.

Attraverso la *vena ombelicale* arrivano all'embrione, in concentrazioni relativamente alte, estradiolo e progesterone. Durante il suo passaggio attraverso il fegato l'estradiolo viene metabolizzato in estrone ed in estriolo. Gli estrogeni vengono

inoltre sottoposti ad un *fenomeno di coniugazione* che li rende meno attivi. Il progesterone, dopo essere stato degradato nel fegato fetale nelle forme meno attive del 20α- e del 20β-idrossi-pregn-Δ^4-ene-3-one, ritorna alla placenta attraverso l'arteria ombelicale e lì viene risintetizzato.
Questi fenomeni di conversione costituiscono per il feto un meccanismo di difesa da una «invasione» di steroidi altamente attivi. Con questi meccanismi attivi si raggiunge un adeguato equilibrio ormonale.
Negli ultimi mesi di gravidanza gli androgeni sintetizzati nei testicoli fetali modificano il centro sessuale ipotalamico, che agli inizi in ambedue i sessi è orientato in direzione di una funzione ciclica. L'influenza prenatale degli androgeni fa sì che dopo la pubertà nel maschio si abbia una produzione continua di gonadotropine.
L'ormone della crescita STH è già dimostrabile in concentrazione relativamente alta sin dalla nona settimana nel circolo fetale. Alla stessa maniera sembra che si comporti l'ormone tireotropo (TTH), riscontrato nei feti dal 5° mese.
Determinazioni comparative di gonadotropina corionica (HCG) e di human placental lactogen (HPL) nel plasma materno ed in quello fetale hanno dimostrato la presenza di questi due proteo-ormoni soprattutto nel circolo materno, ma meno in quello embrionale.

II. Influenza degli steroidi sullo sviluppo fetale

Già nel capitolo «Fattori determinanti il sesso» si è visto quali sono le premesse per uno sviluppo fisiologico degli organi genitali. In questo capitolo viene trattato il problema dell'influenza su questi organi degli steroidi eventualmente somministrati alla madre e che arrivano al circolo fetale attraverso la placenta.
Nello *stadio dell'organogenesi* (15° giorno sino alla 12° settimana), dosi relativamente piccole di *androgeni* sono in grado di influenzare lo sviluppo dei genitali dei feti di sesso femminile. Si può avere un ingrossamento peniforme del clitoride. In alcuni casi particolari le grandi labbra possono unirsi dorsalmente e dare luogo ad uno scroto. Le stesse *malformazioni* si possono avere anche con dosi maggiori di anabolizzanti e di gestageni con azione androgena residua.
In ricerche sperimentali sugli animali si è potuto constatare che gli *steroidi con azione antiandrogena* hanno un effetto opposto sui feti di sesso maschile. Nonostante la presenza di testicoli si ha uno sviluppo in senso femminile dei genitali. Si è vista inoltre la formazione di abbozzi mammari in feti di ratto di sesso maschile, le cui madri erano state trattate con un antiandrogeno, il ciproterone acetato.
Sempre in esperimenti sugli animali si è visto che la somministrazione di steroidi sessuali nell'*ultimo trimestre della gravidanza* condiziona il futuro comportamento sessuale. Ratti e cani di sesso femminile le cui madri erano state trattate con testosterone nell'ultimo periodo della gravidanza, hanno da adulti un comportamento *transsessuale* e si comportano come maschi. Il contrario avviene in animali di

sesso maschile, le cui madri sono state sottoposte a trattamento con antiandrogeni. Potrebbe darsi che anche nell'uomo alterazioni ormonali verificatesi nell'ultima fase della gravidanza possano indurre la comparsa di transsessualità.
In ratti di sesso femminile, che al parto presentano un grado di maturità notevolmente inferiore all'uomo, è possibile bloccare la futura funzione ciclica delle ovaie con la somministrazione di androgeni nei primi 5 giorni di vita. Gli antiandrogeni sono in grado di impedire questo effetto. Inoltre la somministrazione di antiandrogeni a ratti neonati di sesso maschile è in grado di indurre successivamente una funzione ciclica delle ovaie trapiantate. Queste ricerche sperimentali non possono essere trasferite all'uomo, in quanto alla nascita gli organi sono notevolmente più maturi.
Considerazioni finali: Androgeni, anabolizzanti e gestageni con effetti collaterali androgeni o antiandrogeni sono controindicati in gravidanza.
Si dovrebbe evitare inoltre la somministrazione di androgeni e di anabolizzanti nei prematuri e nei neonati nelle prime settimane di vita.

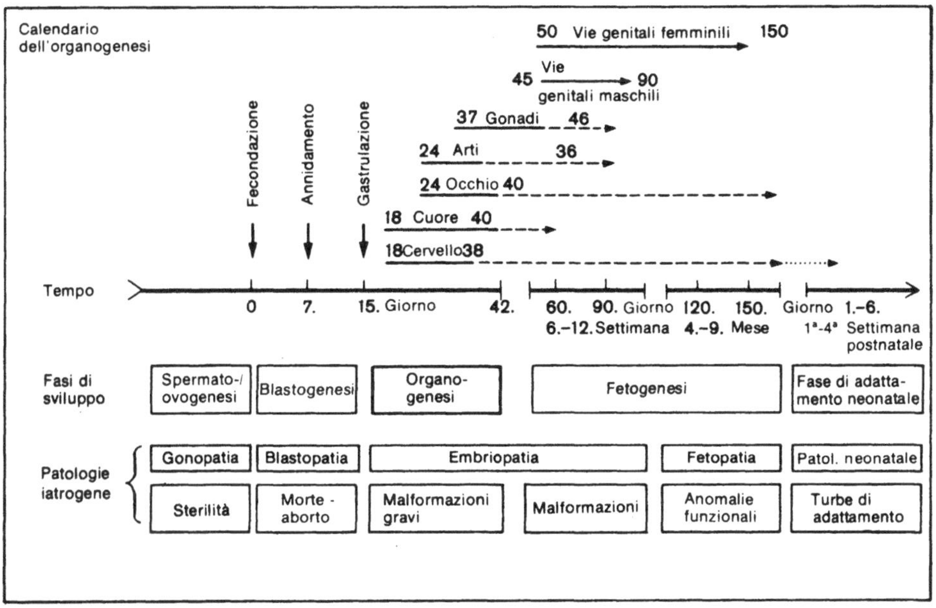

Fig. 20. Patologie iatrogene e calendario dell'organogenesi, (*Hüter, J.* e Coll. Med. Klin. **69,** 213 [1974])

H. Endocrinologia nelle diverse età della vita

I. Infanzia

Gli steroidi placentari vengono escreti dall'organismo nei primi giorni di vita. Come conseguenza di questa caduta ormonica repentina si possono avere ingrossamenti delle ghiandole mammarie ed anche piccole perdite ematiche dall'utero, relativamente grosso, delle neonate, fenomeni questi soltanto temporanei.
Nelle urine del neonato si trovano in entrambi i sessi, nei primi giorni della vita, grandi quantità di estrogeni e di pregnandiolo.
Interessante è anche il *comportamento del corticosurrene* nei neonati. Mentre durante la vita fetale esso produceva principalmente deidroepiandrosterone solfato, quale precursore della sintesi steroidea della placenta, e corticosterone, esso comincia soltanto dopo la nascita a sintetizzare cortisolo in quantità dimostrabili.
Nei primi anni di vita la situazione endocrina è uguale nei due sessi fino a che il centro sessuale delle bambine, sotto la spinta di maturazione, comincia la *produzione di releasing factors in maniera ciclica.*
È già stato detto nel capitolo della «Endocrinologia fetale» che la funzione ciclica del centro sessuale non è possibile nei maschi perché gli androgeni del testicolo fetale già in quel periodo influenzano il diencefalo in senso maschile.
A partire dall'8° o 9° anno di vita la costituzione fisica comincia a differenziarsi. Si determinano simultaneamente un aumento di volume delle ovaie ed un aumento della produzione di estrogeni senza che vi sia, in un primo tempo, né ovulazione né formazione di progesterone. Questa fase viene designata come *funzione vegetativa delle gonadi* e la sua comparsa pone fine alla fase endocrina infantile.
Le *ghiandole surrenali* del bambino, la cui funzione è di decisiva importanza per lo sviluppo generale negli anni successivi della vita, nel periodo postnatale si riducono progressivamente di peso. Questa riduzione del peso è dovuta al fatto che dopo la nascita viene a mancare la produzione dei cosiddetti «precursori» per la biosintesi

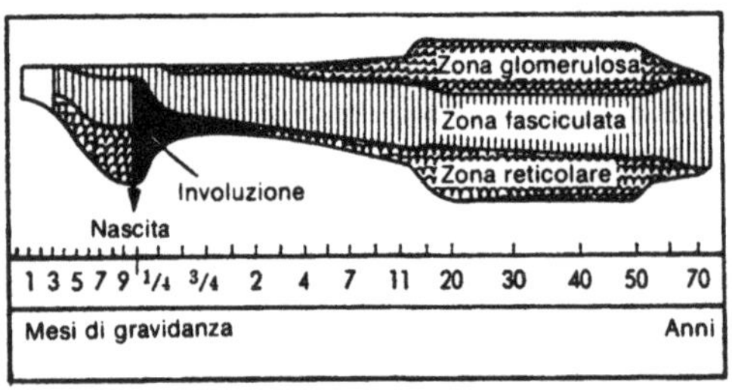

Fig. 21. Evoluzione del corticosurrene nel corso della vita. (*Rotter W.:* Wirchows Arch. **316,** 590 [1949])

placentare. I surreni iniziano a svolgere un'attività più importante solo alla fine dell'infanzia.
Fino all'8°-9° anno di vita non si riscontrano quasi mai nelle urine quantità determinabili di *estrogeni,* di *17-chetosteroidi* e di *gonadotropine.*
Gli *organi genitali* e *l'utero* in particolare non aumentano di volume durante l'infanzia. Durante i primi anni di vita si può persino constatare una diminuzione di peso dell'utero delle bambine, in rapporto a quello delle neonate. Dopo l'esordio della fase vegetativa dell'ovaio, gli organi genitali si sviluppano rapidamente.

II. Pubertà

La pubertà è l'epoca che ha inizio con la *fine dell'infanzia* e che termina con l'*instaurarsi della maturità somatica.* Essa si manifesta all'incirca tra il 10° ed il 16° anno di vita.
La pubertà femminile è caratterizzata dalle seguenti tappe di sviluppo:
Telarca: formazione di abbozzi di mammelle (10-11 anni).
Pubarca: inizio della comparsa dei peli sul pube (11-12 anni).
Adrenarca: aumento della funzione corticosurrenalica con produzione maggiore di androgeni (10-11 anni).
Menarca: comparsa della prima mestruazione (11-13 anni).
La *crescita della ragazza* prima e durante la pubertà è variabile. Poco dopo il 10° anno si ha una spinta notevole alla crescita, che cala d'intensità con la comparsa del menarca. Tanto più precoce è la comparsa del menarca, quanto prima si verifica l'arresto della crescita che in genere si ha verso i 16 anni. La *saldatura nella linea di accrescimento epifisaria* è quindi legata all'inizio della funzione delle gonadi. Il *menarca* rappresenta un avvenimento particolarmente importante che non si manifesta alla fine, ma a metà del periodo puberale.
La pubertà inizia con il *parziale risveglio della funzione ovarica.* I follicoli primordiali, già presenti nelle fasi più precoci della vita, sotto lo stimolo degli ormoni gonadotropi del sistema ipotalamo-ipofisario si trasformano in follicoli vescicolari che producono estrogeni che passano poi in circolo. All'inizio non si ha deiscenza follicolare, non si forma corpo luteo né viene prodotto progesterone. Le prime emorragie mestruali, pur presupponendo già una funzione ciclica del sistema ipotalamo-ipofisario e delle gonadi sono, nella grande maggioranza dei casi, anovulari.
Un elemento importante è, nella fanciulla in fase puberale, il comportamento della *corteccia surrenale,* il cui peso va aumentando. Oltre ad una maggiore produzione di glicocorticoidi e di mineralcorticoidi si ha anche secrezione di androgeni. L'aumento della funzione corticale che si verifica durante la pubertà viene designato *adrenarca,* per analogia con il menarca (fig. 23).
La secrezione ciclica di estrogeni e il lento aumento degli ormoni surrenalici, e più

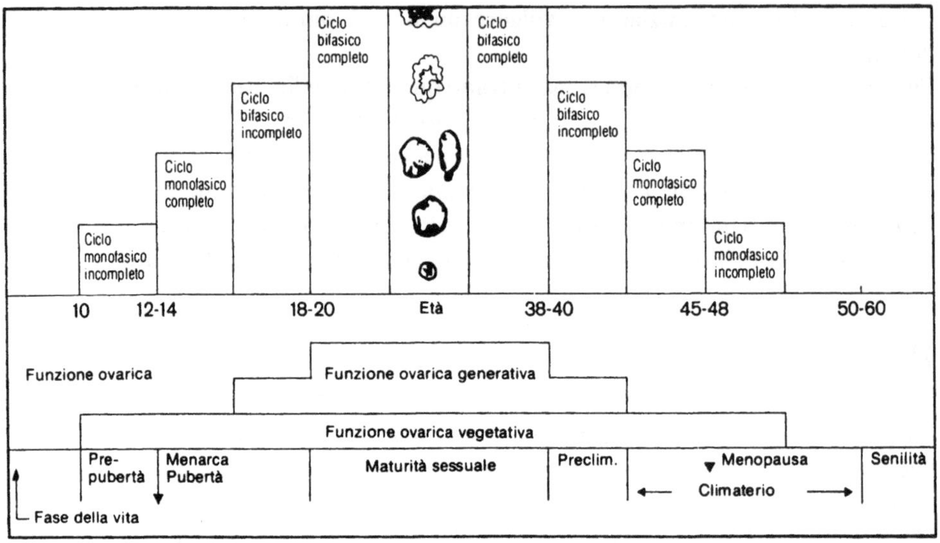

Fig. 22. Sviluppo e regressione graduale della funzione ovarica. Schema modificato secondo Tietze. (*Elert, R.*: Regensburg. Jahrb. ärztl. Fortb. **6,** 1 [1954/55])

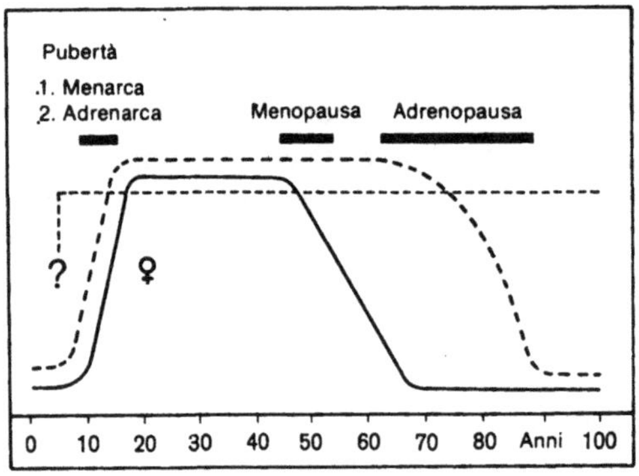

Fig. 23. Schema della escrezione degli ormoni nelle varie fasi della vita.
Ormoni ovarici ————
Androgeni surrenalici ·········
Glicocorticoidi – – – – –
(*Albright, F.*: Recent. Progr. Hormone Res. **1,** 293 [1947])

particolarmente degli androgeni, sono i fattori che determinano l'aspetto della fanciulla nel corso della pubertà e che inducono lo sviluppo degli organi genitali e delle mammelle. La determinazione degli ormoni sessuali nel plasma e dei loro metaboliti nelle urine ha dimostrato che esistono rapporti tra il grado di maturazione dell'organismo nel suo insieme e lo stato funzionale delle ghiandole endocrine. Le fanciulle il cui sviluppo è ritardato od insufficiente, presentano una escrezione urinaria di ormoni inferiore a quella di certe giovani precocemente sviluppate.

III. Maturità sessuale

Generalità: La maturità sessuale corrisponde al periodo della vita riproduttiva. Essa ha inizio con il primo ciclo bifasico, caratterizzato dalla maturazione di un follicolo, dalla sua rottura e dalla formazione di un corpo luteo, e termina con la estinzione della funzione generativa delle ovaie. La durata media della maturità sessuale è di 30 anni; essa dipende dal numero di follicoli suscettibili di maturazione che sono presenti nelle gonadi.

Le interferenze artificialmente prodotte mediante somministrazione di ormoni, ad esempio messa a riposo delle ovaie mediante contraccettivi orali, non sono in grado di modificare la durata della maturità sessuale già molto variabile dal punto di vista individuale.

Al centro dello svolgimento del ciclo stanno le *funzioni generativa ed incretoria delle*

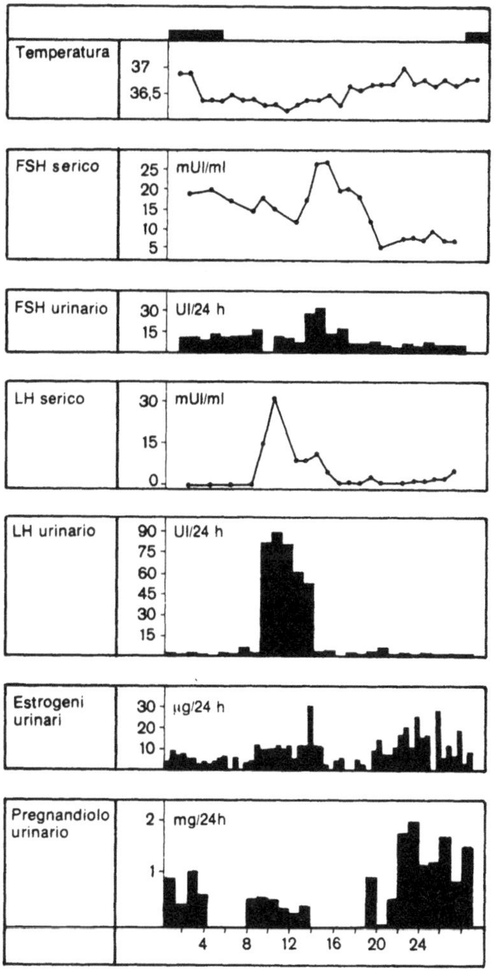

Fig. 24. FSH ed LH nel siero e nelle urine nonché estrogeni e pregnandiolo urinari in una donna sana con ciclo bifasico. (*Franchimont, P.:* Advances in the Biosciences 1, Pergamon Press **25** [1967])

ovaie, come pure le *interrelazioni con il sistema ipotalamo-ipofisario* (pag. 30). La *funzione generativa* si esprime, a livello dell'ovaio, nei processi morfologici che condizionano la riproduzione. Originariamente sono presenti nell'ovaio circa 500 mila follicoli primordiali. Ogni 4 settimane uno di questi follicoli si sviluppa e matura in follicolo di *Graaf,* raggiungendo un diametro di 10-15 mm e portandosi alla superficie dell'ovaio, facendosi strada progressivamente tra gli strati tessutali che lo circondano. Tra il 10° ed il 14° giorno del ciclo la vescicola che esso forma si rompe e l'ovulo, assieme al liquido follicolare, perviene nella cavità peritoneale, ove è raccolto dal padiglione tubarico. Quindi, la parete del follicolo si affloscia, la luteina si deposita nelle cellule dello strato granuloso ed avviene in tal modo la trasformazione in corpo luteo. La durata dall'attività funzionale del corpo luteo è di 14 giorni: successivamente si ha la sua regressione in corpus albicans, per un processo di degenerazione connettivale. L'organismo consuma in questo modo soltanto da 350 a 400 follicoli dei 500.000 che costituiscono il patrimonio totale.

La *funzione endocrina dell'ovaio* consiste nella secrezione e nella immissione nel torrente circolatorio di estrogeni e di progesterone, destinati principalmente a preparare gli organi genitali, ed in primo luogo l'utero, all'annidamento dell'uovo fecondato. Essa è dunque strettamente legata alla funzione generativa.

Inoltre vengono prodotti androgeni, prevalentemente nella fase premestruale. Gli estrogeni, e forse anche gli androgeni, vengono prodotti non soltanto durante il periodo della maturità sessuale, ma anche prima e dopo la menopausa. Viceversa, la increzione di progesterone da parte dell'ovaio non può che essere in rapporto con l'ovulazione. La produzione di ormoni è soggetta a variazioni quantitative cicliche (fig. 25).

Si ammette che la *increzione di estrogeni,* definita anche *tasso di increzione*, da parte dell'ovaio sia quattro volte maggiore della quantità di estriolo, estradiolo ed altri metaboliti estrogeni che vengono escreti con le urine (pag. 26). Si valuta che durante un ciclo se ne producono 8 mg, con due picchi di massima escrezione al momento dell'ovulazione e nell'immediata fase premestruale (fig. 26). Nel capitolo «Sede di formazione» si è già trattato dell'attività secretiva delle ovaie nella maturità sessuale.

La *determinazione dei metaboliti degli steroidi* nelle urine delle 24 ore è una metodica incompleta per la conoscenza precisa della quantità e del tipo di ormoni secreti dalle ovaie ed immessi in circolo. Una escrezione crescente di estrogeni nella fase follicolinica sino all'ovulazione con una seconda punta nella fase premestruale, ci sta ad indicare un ciclo ovulatorio. Alla stessa maniera quantità di pregnandiolo superiori a 2,5 mg nella seconda fase del ciclo ci dimostrano l'esistenza di un corpo luteo. La determinazione degli androgeni, ed in particolare del testosterone, ha messo in evidenza modeste variazioni che stanno a significare una produzione lievemente aumentata nel periodo dell'ovulazione e nella fase premestruale.

La determinazione dei corticosteroidi dimostra che la corteccia surrenale, nonostante intervenga nei processi endocrinologici nelle varie fasi della vita, non risente a sua

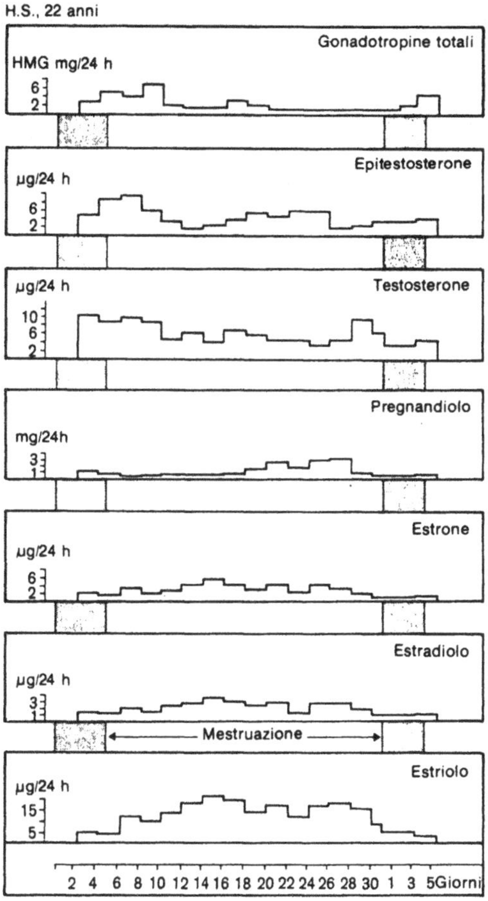

Fig. 25. Eliminazione di gonadotropine, metaboliti degli estrogeni, pregnandiolo ed androgeni durante il ciclo. (*Apostolakis, M., Becker, H., e Voigt, K.K.*: Steroids **7**, 146 [1966])

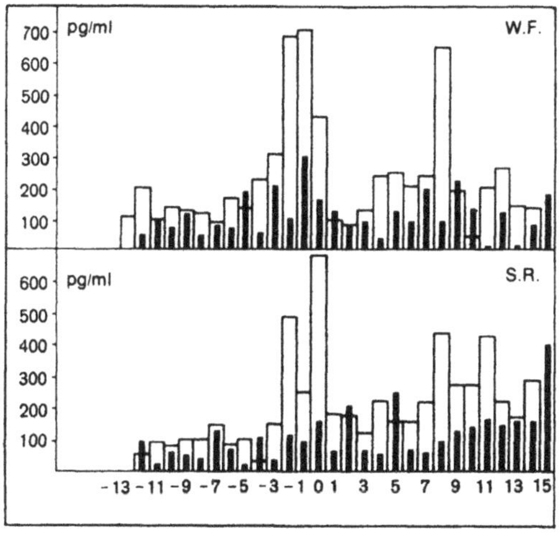

Fig. 26. Livelli plasmatici di Estradiolo (E_2) □ e Estrone (E_1) ■ in due donne con ciclo normale. (*Van de Wiele, R.L.* e Coll.: Recent Progr. Horm. Res. **26**, 65 [1970])

volta alcuna influenza particolare dal ciclo se si prescinde da un lieve aumento della produzione di aldosterone nella fase premestruale.

Nella fase luteinica sono stati riscontrati nel plasma non solo progesterone ed estrogeni, ma anche 17-idrossiprogesterone. Interessanti sono le differenze temporali dei due steroidi: inizio della produzione di progesterone al momento dell'ovulazione; inizio della produzione del 17-idrossiprogesterone qualche giorno prima con

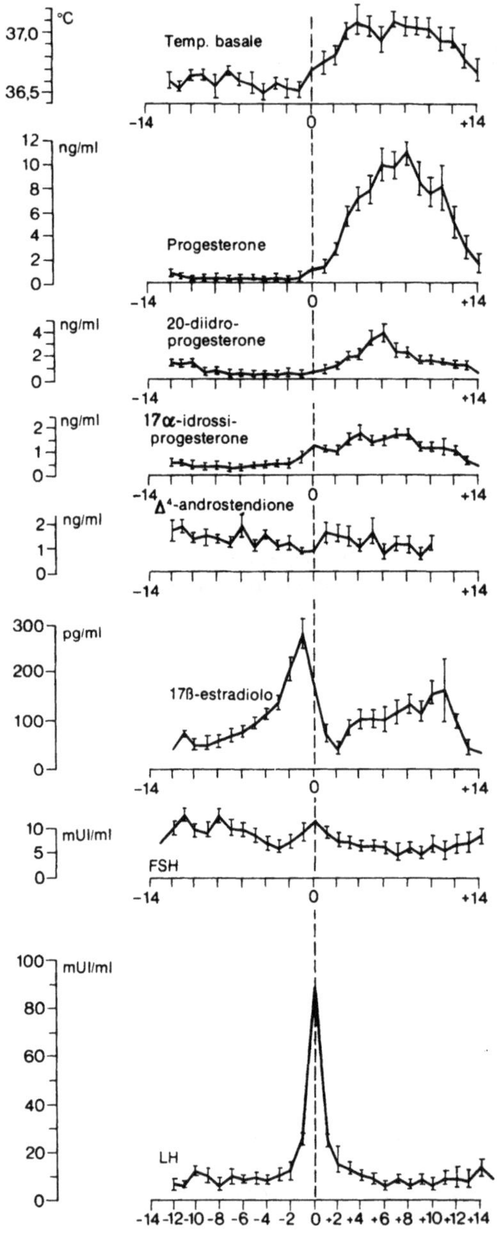

Fig. 27. Comportamento della temperatura basale e della concentrazione degli steroidi e delle gonadotropine nel siero rilevati nel corso di 8 cicli normali. I valori sono graficamente sincronizzati con il giorno della massima increzione di LH, definito giorno 0. Valori medi ± ES (*Leyendecker, G.* e Coll.: Arch. Gynäkol. **218,** 47 [1975])

un picco nel giorno in cui avviene l'espulsione dell'ovulo.

Determinazione degli steroidi nel plasma: Con l'ausilio dei metodi del «protein binding» e del *radioimmunoassay* (RIA) è divenuto possibile determinare gli steroidi anche nel plasma. In numerosi lavori è stata adoperata questa metodica per la determinazione degli estrogeni e del progesterone e si è ottenuto un campionario, per quanto riguarda le quantità, che conferma quello urinario.

Tabella 11. Tassi di produzione nella donna/24 ore.

Estrogeni	
Fase follicolinica	56—190 μg
Fase luteinica	88—269 μg
Progesterone	
Fase follicolinica	2,1 mg
Fase luteinica	24,0 mg
Gravidanza	fino a 300 mg

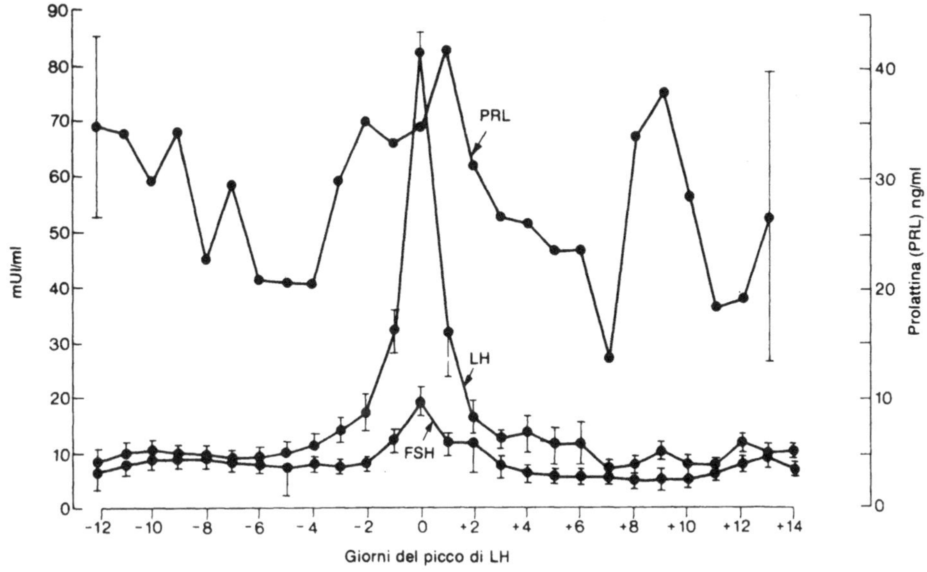

Fig. 28. Comportamento di prolattina, LH e FSH nel plasma di 4 donne sane. Il giorno di ovulazione corrisponde al giorno «0» (valori medi). (*Tyson, J.E.* e *Friesen, H.G.*: Amer. J. Obstet. Gynaec. **116,** 13, 380 [1973])

Comportamento delle gonadotropine durante il ciclo: La determinazione delle gonadotropine totali dimostra una punta al momento dell'ovulazione ed inoltre un plateau alto nella fase follicolinica. La determinazione separata di FSH nelle urine e nel plasma non evidenzia sempre una correlazione con il test dell'utero di topo. Generalmente si osserva una maggiore attività nella fase proliferativa. Un imponente riscontro, presente in tutte le ricerche, è la punta alta di secrezione di LH al

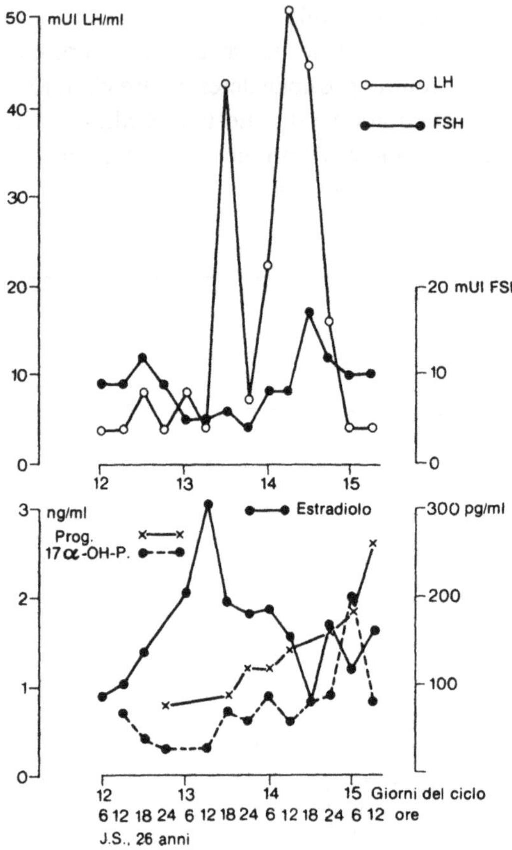

Fig. 29. Quadro ormonale in una donna con ciclo normale bifasico della durata di 28 giorni. I livelli sono stati determinati 4 volte al giorno. (*Leyendecker* e Coll.: Acta Endocrin. **71,** 160 [1972])

momento dell'ovulazione. La determinazione continua di prolattina non evidenzia oscillazioni importanti nel corso del ciclo.
Ricerche approfondite sul delicato intreccio ormonale tra FSH e LH da un lato ed estradiolo, 17α-idrossiprogesterone e progesterone dall'altro hanno messo in evidenza un probabile doppio picco di LH al momento dell'ovulazione e precisamente subito dopo il picco di estradiolo.

Comportamento degli organi genitali: La secrezione ciclica di ormoni sessuali determina *processi evolutivi sincroni a livello degli organi genitali* (pag. 30 e 44). Durante la fase di maturazione dell'ovulo la mucosa uterina si rigenera e si ricostituisce sotto l'azione degli estrogeni (*fase proliferativa*). Dopo la rottura del follicolo, l'azione combinata del progesterone e della follicolina determina una trasformazione della mucosa uterina (*fase secretiva*) (pag. 45). È la *fase* detta anche *pregravidica,* in quanto prepara l'annidamento dell'uovo. Le modificazioni morfologiche dell'endometrio vanno di pari passo con numerosi processi biochimici ed enzimatici:
Durante la fase proliferativa si ha nell'endometrio un aumento della sintesi di DNA. Al momento dell'ovulazione si osserva tra l'altro anche un aumento di attività della fosfatasi alcalina. Si ritrova inoltre un aumento dei lipidi totali e del colesterolo.

Nella fase secretiva viene accumulato glicogeno nei lumi ghiandolari e nello stroma. In seguito, al momento dell'annidamento, compaiono istaminasi e carboanidrasi, che probabilmente agevolano l'annidamento stesso. Per questo fenomeno è importante anche l'attività fibrinolitica e proteolitica dell'endometrio. Questa attività aumenta all'inizio della fase secretiva per raggiungere un massimo al 21° giorno del ciclo. Essa agevola probabilmente l'impianto.

Quando l'ovulo non fecondato viene a morte si determina, 14 giorni dopo l'ovulazione, in seguito alla regressione funzionale del corpo luteo, la distruzione della mucosa uterina, la quale ha inizio con un processo di retrazione premestruale (pag. 46). A questa fanno seguito emorragie a punto di partenza dalle arteriole spirali e la espulsione dello strato funzionale dell'endometrio (*fase di desquamazione*). Dopo qualche giorno si assiste ad una riepitelizzazione dello strato basale e ad una ripresa dei fenomeni proliferativi, dovute all'influenza degli estrogeni secreti da un nuovo follicolo in via di maturazione. Anche *l'epitelio vaginale* subisce delle *modificazioni cicliche,* che possono essere suddivise in 5 fasi:

1. *Fase mestruale* (dal 1° al 4° giorno): Lo striscio vaginale contiene principalmente cellule basofile e numerosi leucociti.
2. *Fase post-mestruale* (dal 5° all'8° giorno): Le cellule sono principalmente basofile, ma i leucociti sono più scarsi.
3. *Fase dell'estro* (dal 9° al 14° giorno): Sotto l'azione crescente della follicolina compare un sempre maggior numero di cellule acidofile; i leucociti scompaiono quasi del tutto.
4. *Fase post-ovulatoria* (dal 15° al 18° giorno): Il numero delle cellule acidofile rimane immodificato, ma queste mostrano la tendenza a riunirsi in ammassi;

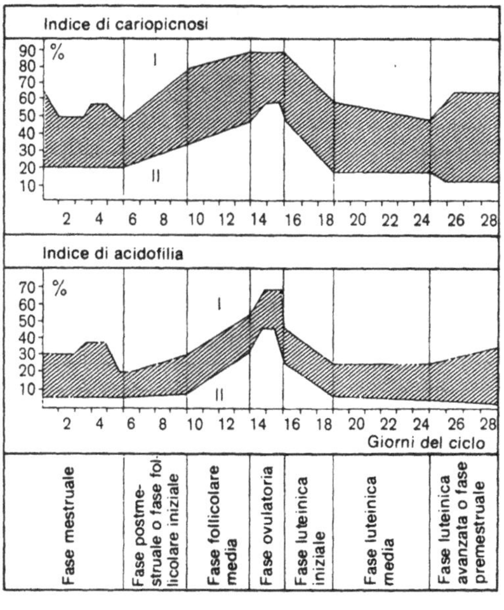

Fig. 30. Variazioni degli indici di picnosi e di acidofilia nel corso di un ciclo normale di 28 giorni. Valori normali: I = valore massimo; II = valore minimo (secondo *Pundel,* 1952). (*Staemmler, H. J.:* Prakt. Endokrinologie, Stuttgart, 1968)

ricompaiono le cellule basofile ed i leucociti.

5. *Fase premestruale* (dal 19° al 28° giorno): Predominano le cellule basofile; risaltano il numero degli ammassi cellulari ed i segni di desquamazione.

Anche il *muco cervicale* mostra delle variazioni cicliche particolari. Subito dopo l'emorragia mestruale il canale cervicale è abitualmente chiuso e la secrezione cervicale è scarsa. Poco prima dell'ovulazione la secrezione diventa fluida ed abbondante. Richiama in particolare l'attenzione il *carattere filante che il muco cervicale acquista* in questi giorni. Poco dopo l'ovulazione il muco si fa nuovamente scarso e perde il suo carattere filante. La modificazioni del muco cervicale permangono facilmente riconoscibili sullo striscio cervicale essiccato. Tra il 7° ed il 19° giorno del ciclo si assiste alla *formazione di cristalli a forma di foglie di felce.* Se l'ovulazione ha avuto luogo, il *fenomeno della cristallizzazione a foglie di felce* scompare tra il 20° ed il 26° giorno del ciclo (pag. 201). L'assenza di queste modificazioni fisico-chimiche in mancanza di ovulazione viene utilizzata per la diagnosi dell'ovulazione stessa (pag. 121). È accertato che il muco cervicale alcalino, con la sua struttura biochimica particolare, favorisce, durante il periodo dell'ovulazione, la migrazione degli spermatozoi verso le vie genitali superiori. Per contro, durante la fase di attività del corpo luteo, la possibilità di penetrazione degli spermatozoi è ridotta o soppressa.

Un notevole valore diagnostico viene attribuito alla evoluzione ciclica della *curva della temperatura basale.* Da uno a tre giorni dopo l'ovulazione, quando la secrezione di progesterone diviene sufficiente, questo ormone agisce sul centro termoregolatore producendo una elevazione termica di circa mezzo grado, che persiste fino all'inizio della emorragia mestruale.

Più recentemente si ritiene che il progesterone non aumenti la temperatura basale per via diretta ma indirettamente attraverso un'influenza sulla formazione di epinefrina nel SNC. L'epinefrina sarebbe la vera sostanza «termogenetica».

Le *ghiandole mammarie* cominciano a svilupparsi già prima della comparsa del menarca. Questo sviluppo procede attraverso più tappe ed inizia con una aumentata produzione di estrogeni da parte dell'ovaio. La maturazione delle ghiandole mammarie femminili non sembra potersi attuare prima che abbia avuto luogo, per effetto del progesterone, lo sviluppo degli alveoli. Vi è dunque, in questo caso, un effetto sinergico degli estrogeni e del progesterone.

Un altro fattore importante per lo sviluppo delle ghiandole mammarie è certamente la *prolattina* alla quale viene attribuita un'azione mammotropa diretta. L'increzione di prolattina viene attivata dagli estrogeni la cui produzione aumenta con l'inizio della pubertà (feed-back positivo).

IV. Gravidanza

Dal punto di vista endocrinologico la gravidanza può essere suddivisa in tre periodi:

1. *Gravidanza allo stadio iniziale:* Essa è caratterizzata dall'aumento rapido della

produzione di HCG da parte del trofoblasto e dalla trasformazione del corpo luteo in corpo luteo gravidico, il quale produce in quantità crescenti estrogeni e progesterone.

2. *Gravidanza nel secondo trimestre:* La gonadotropina corionica (HCG) viene prodotta solo in scarsa quantità. La sede di produzione degli estrogeni e del progesterone non è più il corpo luteo gravidico ma ora è la placenta che li produce in quantità crescenti.
3. *Gravidanza nell'ultimo periodo:* La produzione di steroidi da parte della placenta raggiunge valori massimi. Si ha inoltre, probabilmente per un meccanismo di feed-back positivo, un aumento della produzione di prolattina da parte del sistema ipotalamo-ipofisario.

   Su HCG e sulla funzione del corpo luteo è stato già trattato nel capitolo «Endocrinologia fetale». Bisogna comunque aggiungere i seguenti concetti:

   L'attività del corpo luteo gravidico — aumento della produzione di estrogeni e di progesterone — è variabile nelle diverse specie animali. Nella maggior parte dei mammiferi esso produce steroidi durante tutta la gravidanza. L'allontanamento del corpo luteo nelle varie fasi della gravidanza porta in quasi tutti i mammiferi all'aborto. Nell'uomo invece, cominciano a comparire i primi fenomeni degenerativi alla fine del secondo mese. In questo momento la giovane placenta sembra già essere la maggior produttrice di steroidi. All'allontanamento del corpo luteo non segue, usualmente, alcun disturbo della gravidanza.

   Placenta: La produzione di HCG in gravidanza, all'inizio aumenta sempre più, per arrivare al culmine verso il 50°-80° giorno, in un periodo nel quale la funzione del corpo luteo è già in declino. Per quanto riguarda la quantità di HCG non ci si può rifare certamente alla sua determinazione nelle urine delle 24 ore, dove si hanno valori che variano da 40.000 a 200.000 U.I.

   Da molti AA. si ritiene che il compito della gonadotropina corionica non sia soltanto quello di mantenere funzionante il corpo luteo, ma anche quello di mettere in moto successivamente la produzione di steroidi da parte della placenta.

La determinazione radioimmunologica di HCG e di FSH ha evidenziato che l'FSH, con grande probabilità, viene prodotto in quantità crescente durante la gravidanza (fig. 31).

Non si hanno notizie precise sul significato dell'aumento della increzione di FSH in gravidanza. Per quanto riguarda il progesterone si trovano nel plasma le seguenti quantità:

1° trimestre 5-7 μg/100 ml di plasma
2° trimestre 5-10 μg/100 ml di plasma
3° trimestre 7-36 μg/100 ml di plasma

I tassi di produzione ammontano per il progesterone ai seguenti valori:

1°-2° trimestre 30 - 250 mg/24 ore
3° trimestre 190 - 840 mg/24 ore

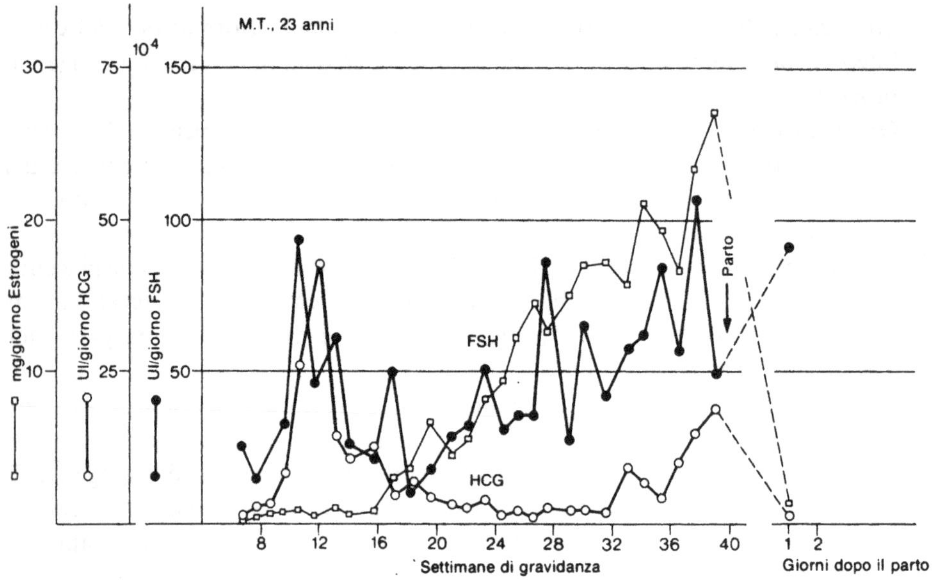

Fig. 31. Escrezione di FSH, HCG e estrogeni con le urine delle 24 ore durante la gravidanza. (*Watanabe, N.* e Coll.: Acta endocr. **75**, 4, 763 [1974])

La curva di produzione degli steroidi, mentre all'inizio sale lentamente, ha in seguito una rapida ascesa. Con l'ausilio della determinazione del pregnandiolo nelle urine delle 24 ore e del *progesterone* nel plasma, si è dimostrato che la quantità di progesterone formato dalla placenta giornalmente raggiunge presto 100 mg e poi, più tardi, 200 mg ed anche valori più alti. L'escrezione di *estriolo, estrone* ed *estradiolo* mostra un aumento relativamente lento in gravidanza, nei cui ultimi mesi, però, assume notevoli valori. Si ottengono dalle urine della donna gravida fino a 40 mg di estriolo al giorno. Si ammette però, in base ad alcune prove da carico, che l'effettiva produzione di estrogeni sia molto più alta.

In dettaglio sono stati determinati i seguenti valori nelle urine delle 24 ore, all'inizio e alla fine della gravidanza:

Estradiolo	8 →	800 µg
Estrone	12 →	1.200 µg
Estriolo	20 →	20-30.000 µg

Alcune ricerche hanno messo in evidenza che valori estremamente alti della escrezione degli estrogeni a fine gravidanza sono indicativi per una gravidanza gemellare, mentre valori bassi indicano la presenza di un anencefalo o di una situazione di pericolo per il feto. Si hanno anche valori relativamente bassi nell'escrezione degli estrogeni nei casi di insufficienza cortico-surrenalica della madre.

Nei capitoli «Biosintesi» e «Unità feto-placentare» si è già trattato della *biosintesi*

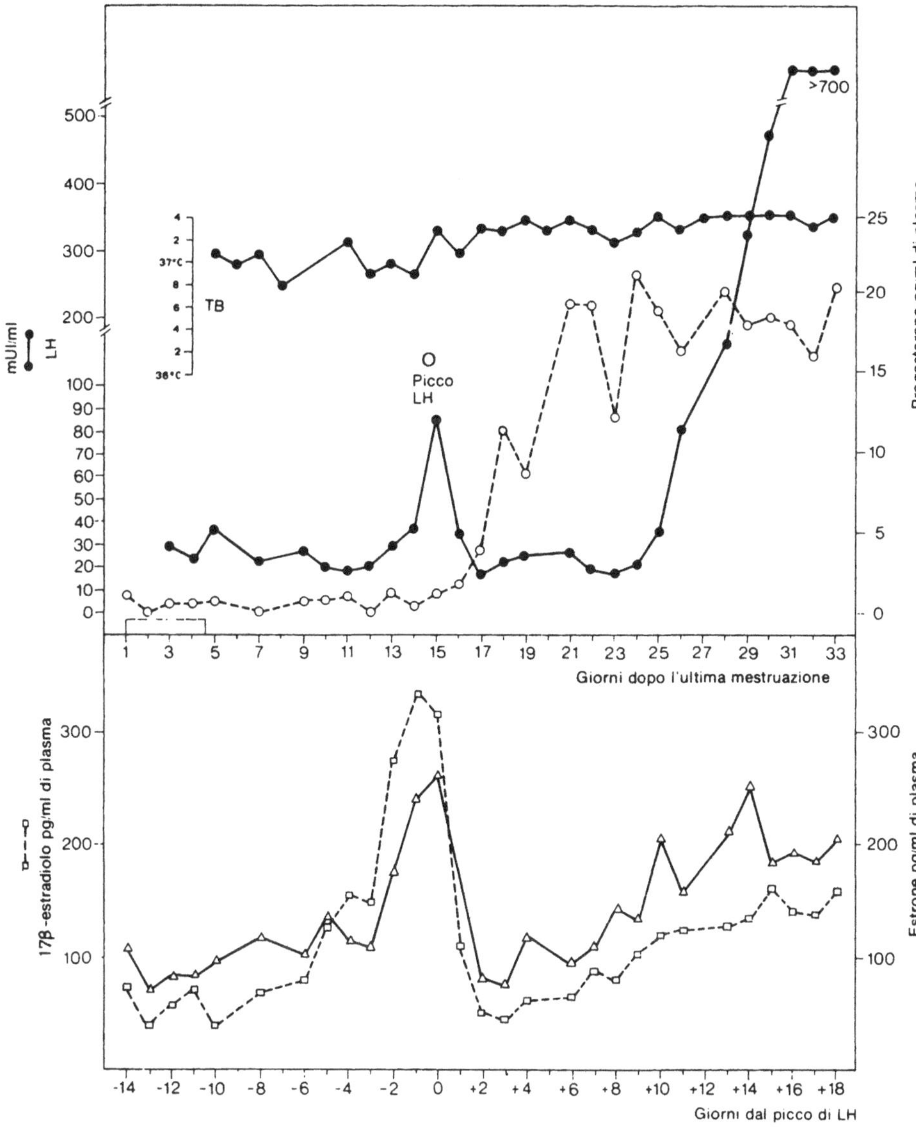

Fig. 32. Comportamento della temperatura basale (TB), dell'LH, del progesterone e degli estrogeni durante il ciclo e durante la prima fase della gravidanza. (*Thomas, K.* e Coll.: Int. J. Fertil. **18,** 65 [1973])

degli estrogeni e del progesterone in gravidanza.

Accanto all'HCG si trovano nel plasma materno, dalla 7ª settimana di gravidanza, anche quantità crescenti di un altro proteo-ormone, il *human placental lactogen* (HPL) in stretta correlazione quantitativa con il peso della placenta nel corso della gravidanza. Un parallelismo meno chiaro esiste tra l'andamento dell'HPL ed i processi metabolici fisiologici e patologici durante la gravidanza. Ne consegue che

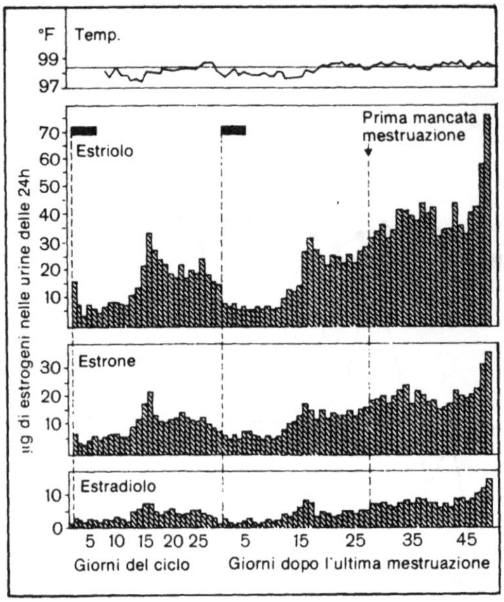

Fig. 33. Escrezione di estrogeni in una secondipara di 28 anni, prima e durante l'inizio della gravidanza. (*Brown, J.-B.:* Lancet **6925**, 704 [1956])

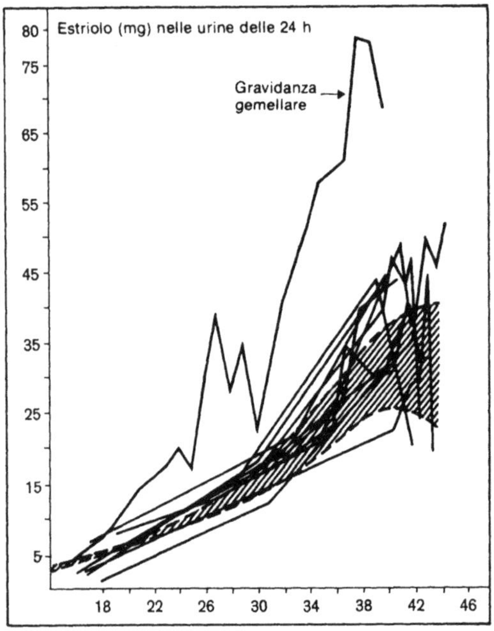

Fig. 34. Escrezione dell'estriolo in gravidanza in 20 donne ed in una con gravidanza gemellare. (*Beischer, N.A., e Brown, J-B.:* J. Obstet. Gynaec. Brit. Comm. **75**, 622 [1968])

dal punto di vista quantitativo l'HPL si comporta in modo completamente diverso dall'HCG che viene riscontrato in grande quantità soltanto nel primo trimestre.

Sistema ipotalamo-ipofisario: Probabilmente, come conseguenza dell'aumentata produzione di steroidi, per un meccanismo di feed-back negativo sul centro sessuale, si ha un freno alla produzione di FSH e di LH e quindi il blocco della maturazione del

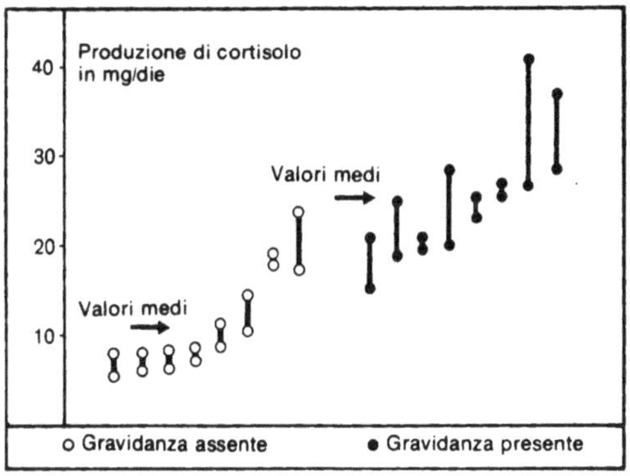

Fig. 35. Valori di increzione del cortisolo in donne gravide e non, nello stesso gruppo di età. (*Hall, R.* e Coll.: Fundamentals of Endocrinology, London, 1969, pag. 196)

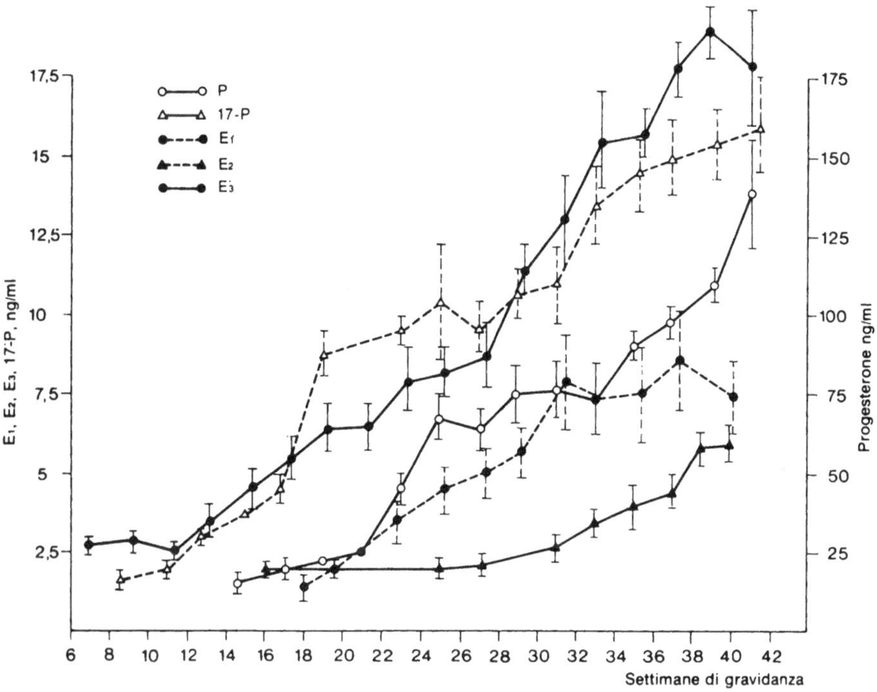

Fig. 36. Valori plasmatici medi su 308 rilevazioni plasmatiche individuali di progesterone (P), di 17α-idrossiprogesterone (17-P), estradiolo non coniugato (E_2), estrone (E_1) e estriolo (E_3) nel corso della gravidanza. (*Tulchinsky, D.* e Coll.: Am. J. Obstet. Gynaec. **112,** 1095 [1972])

follicolo e dell'ovulazione. Nonostante questa inattività si ha un raddoppiamento del volume del lobo anteriore dell'ipofisi. Probabilmente ciò succede per l'aumentata produzione di ACTH e di prolattina. In base ad alcune isolate osservazioni risulta che è possibile un concepimento e una gravidanza in donne sottoposte ad ipofisectomia (con terapia sostitutiva di gonadotropine).

Corticosurrene: La gravidanza richiede all'organismo materno un *notevole sforzo di adattamento;* non deve dunque meravigliare che il corticosurrene, organo dell'adat-

tamento, partecipi con particolare attività a questo superlavoro. Questa partecipazione è documentata da un aumento di volume della ghiandola, che interessa particolarmente la zona fascicolata. Non è facile interpretare i valori dei *metaboliti corticoidei* che si trovano nelle urine:
L'escrezione di aldosterone aumenta fino a quantità 10 volte superiori a quelle normali. Si determina inoltre un aumento dei 17-chetosteroidi e dei 17-idrossicorticoidi, mentre è degno di nota il fatto che gli steroidi 17-chetogeni non aumentano.
La comparsa delle strie gravidiche è presumibilmente legata all'aumento in circolo dei corticoidi.
Tiroide: In gravidanza si ha un aumento significativo di peso della tiroide; dubbia è invece un'aumentata attività della ghiandola.
Sotto l'influenza degli estrogeni si ha in gravidanza un aumento della capacità di legame proteico per lo jodio.
Metabolismo: In gravidanza si assiste ad un aumento di attività di tutto il metabolismo. Citiamo qui le seguenti modificazioni:

— aumento del metabolismo basale del 10-20%,
— aumento dei lipidi totali e del colesterolo nel siero,
— tendenza dei tessuti alla ritenzione idrica e salina,
— aumento del volume plasmatico e diminuzione relativa del numero degli eritrociti e dell'ematocrito,
— aumento del numero dei leucociti nel sangue,
— diminuzione delle piastrine,
— modificazione del sistema della coagulazione.

Si assiste a un aumento della tendenza alla coagulazione, determinata con tests del tromboelastogramma e degli altri fattori. È diminuita l'attività fibrinolitica.
Utero: Al centro delle modificazioni in gravidanza sta lo straordinario *aumento di volume dell'utero.* Durante il 9° mese di gestazione il suo peso aumenta di venti volte passando da 50 g a 1000 g. Le fibre muscolari uterine moltiplicano il loro volume. È dubbia la formazione ex novo di elementi strutturali.
Tale *sviluppo* è sostenuto in primo luogo dall'azione degli estrogeni ma è anche rafforzato dalla pressione interna dovuta all'incessante accrescimento dell'embrione.
Probabilmente gli estrogeni agiscono sulle cellule muscolari aumentando il numero delle cosiddette proteine contrattili, actina e miosina, ed incrementando accanto al volume dell'utero anche il potenziale di membrana. In questa maniera esse sono quindi corresponsabili della preparazione del muscolo uterino e dell'insorgere, in seguito, delle contrazioni dello stesso.
Il progesterone determina a sua volta *la messa a riposo* dell'utero. Un ulteriore fattore di sicurezza in tal senso è rappresentato dall'ossitocinasi, che inattiva continuamente l'ormone uterotonico o ossitocina, fino all'esordio del travaglio. È probabile che durante la gravidanza anche i corticoidi intervengano, in qualità di ormoni

metabolici, nel determinare l'accrescimento dell'utero. Le attuali conoscenze riguardo al meccanismo d'azione degli ormoni sul miometrio sono lacunose, ma è probabile che essi influenzino il metabolismo idrico, elettrolitico e proteico.
Nell'*endometrio*, invece, si assiste già nel 1° trimestre della gravidanza a modificazioni involutive. Nel suo contesto si assiste, col progredire della gravidanza, a una diminuzione di spessore, a una involuzione degli epiteli ghiandolari e ad una diminuzione delle divisioni mitotiche cellulari.
Altre modificazioni: Particolare significato diagnostico assume il comportamento dell'*epitelio vaginale durante la gravidanza*. Sotto l'azione degli estrogeni e del progesterone si forma un quadro citologico simile a quello della fase premestruale. Le cellule epiteliali basofile sono tuttavia leggermente più piccole, hanno un nucleo vescicoloso e una forma navicolare. La somministrazione di grandi quantità di estrogeni, capaci di provocare una proliferazione in donne non gravide, non è in grado di influenzare questo quadro cellulare, quando la gravidanza ha un decorso regolare. Durante la gravidanza predomina il progesterone.
Un comportamento analogo a quello dell'epitelio vaginale è stato osservato a carico del *muco cervicale*. Come durante la fase premestruale, così pure durante una normale gravidanza lo striscio essiccato non presenta il fenomeno della cristallizzazione a foglie di felce. Anche in questo caso la somministrazione di estrogeni non provoca la cristallizzazione.
L'allargamento della *cintura pelvica* e in particolare della *sinfisi pubica* rappresentano modificazioni tipiche della gravidanza riproducibili sperimentalmente con la somministrazione di steroidi sessuali. Una particolare azione di rilasciamento del tessuto cartilagineo sarebbe realizzata da un polipeptide idrosolubile ad elevato peso molecolare, la *relaxina,* prodotto dal corpo luteo gravidico.
Un'altra manifestazione gravidica è rappresentata dalla comparsa delle cosiddette *strie gravidiche.* Esse sono dovute all'azione combinata di relaxina, estrogeni e corticoidi, presenti in quantità sempre crescenti nell'organismo, sui mucopolisaccaridi del tessuto connettivale sottocutaneo.
Il comportamento della *temperatura basale* durante la gravidanza ha un particolare interesse. Allorché avviene un concepimento, i valori della temperatura restano allo stesso livello toccato nella fase di attività del corpo luteo. Nel corso del 3°-4° mese si produce una lenta diminuzione di circa mezzo grado spiegabile con una mitridatizzazione del centro termoregolatore al progesterone. Dopo il 3° mese è possibile ottenere un rialzo della temperatura solo con dosi molto elevate di gestageni.
Nel corso della gravidanza si ha inoltre, per lo stimolo degli ormoni sessuali associati alla prolattina, un aumento notevole delle *ghiandole mammarie.* Il corpo della ghiandola cresce attraverso la formazione di numerose gemme. Molto presto gli epiteli ghiandolari diventano alti e lasciano vedere corpiccioli grassosi nel loro protoplasma. Nel successivo decorso si possono palpare le ghiandole in proliferazione come cordoni sistemati radialmente. Una diretta azione degli estrogeni provoca un aumento della pigmentazione del capezzolo e della areola mammaria. Ciò si ottiene anche sperimentalmente adoperando pomate contenenti estrogeni.

V. Parto ed allattamento

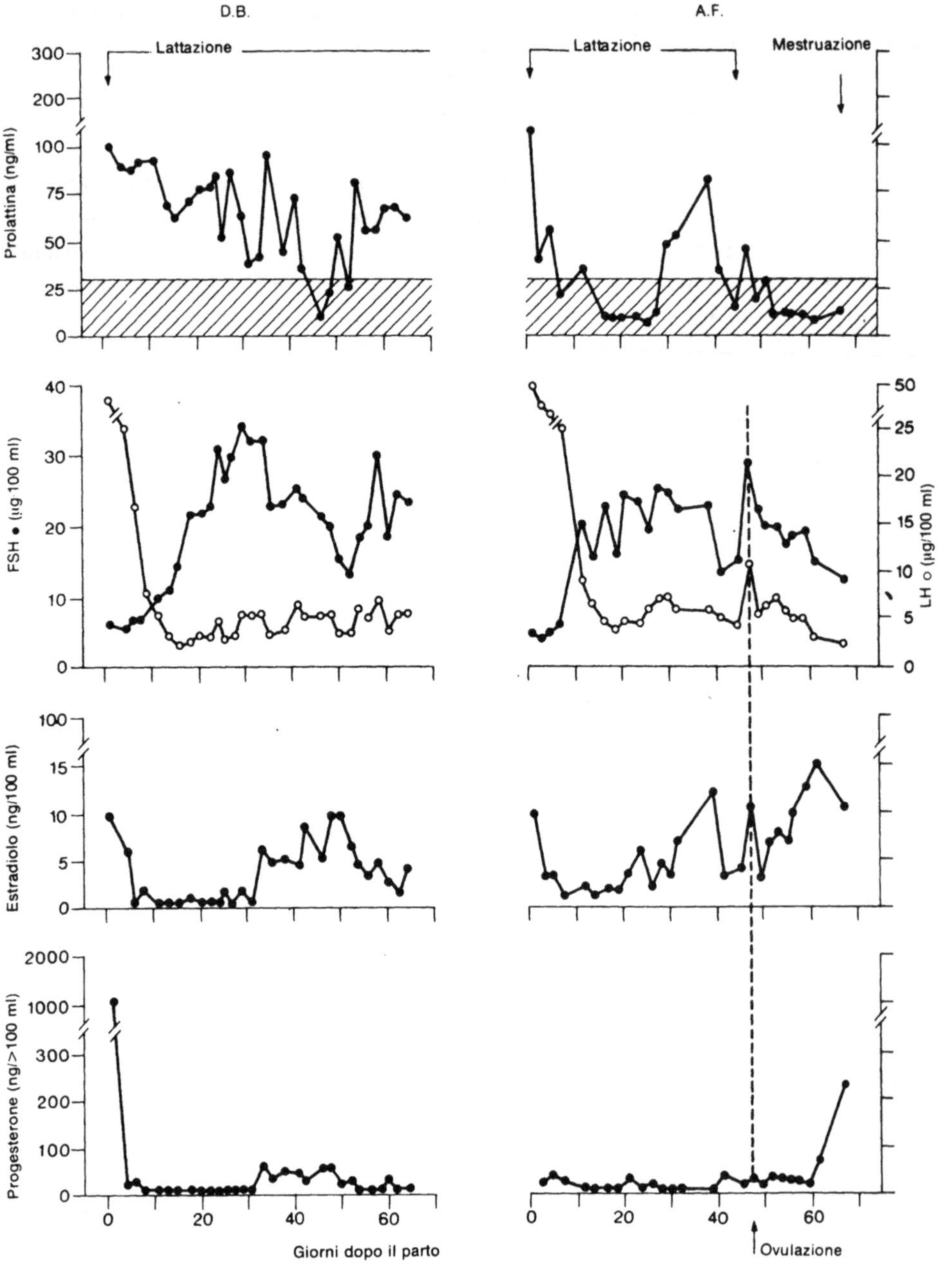

Fig. 37. Livelli plasmatici di prolattina, FSH, LH (HCG), estradiolo e progesterone in 2 donne allattanti. Giorno 0 = giorno del parto. Nella seconda paziente, al termine del periodo di allattamento, si verifica un'ovulazione, caratterizzata dall'aumento dell'estradiolo e del progesterone, ed in seguito un flusso mestruale. (*Reyes, F. J.* e Coll.: Amer. J. Obstet. Gynaec. **114,** 589 [1972])

L'inizio della contrazione uterina è caratterizzato dalla improvvisa comparsa di una sensibilità del miometrio verso l'ossitocina secreta dal lobo posteriore della ipofisi. Non si conoscono gli altri fattori che partecipano allo scatenamento del travaglio. In base ad alcune ricerche sembra che si possa desumere che nelle ultime settimane prima dell'inizio del travaglio diminuiscono i valori plasmatici del progesterone ed aumentano quelli degli estrogeni. L'espulsione della placenta con il secondamento sopprime la fonte di produzione degli steroidi nonché della gonadotropina corionica e dell'HPL secreti durante la gravidanza. La secrezione di estrogeni e di pregnandiolo si riduce nel giro di alcuni giorni a valori appena misurabili. La transitoria elevazione dell'estradiolo, che si verifica dopo il parto, è probabilmente dovuta alla contrazione dell'utero precedentemente ripieno di un sangue ricco di estrogeni. Dato che le ovaie non riprendono immediatamente la produzione di ormoni, nel corso del *puerperio* si ha una fase di *relativo impoverimento di steroidi.*

Nelle ultime settimane prima del parto viene stimolata, da parte dell'ipotalamo, la liberazione di *prolattina.* Essa è dovuta probabilmente al *feed-back positivo* conseguente agli alti tassi di estrogeni. Dopo il parto si assiste ad un calo del tasso di prolattina.

Il *fenomeno della lattazione* può essere suddiviso in varie fasi:

1. Preparazione della ghiandola mammaria nel corso della gravidanza. Essa consiste in una notevole gemmazione degli alveoli che si verifica sotto lo stimolo degli steroidi sessuali e più tardi anche della prolattina.
2. Ingorgo di latte al momento della interruzione della produzione di steroidi sessuali nella placenta.
3. La formazione di latte viene mantenuta per mezzo dello stimolo della suzione che determina una momentanea immissione in circolo di ossitocina e di prolattina.

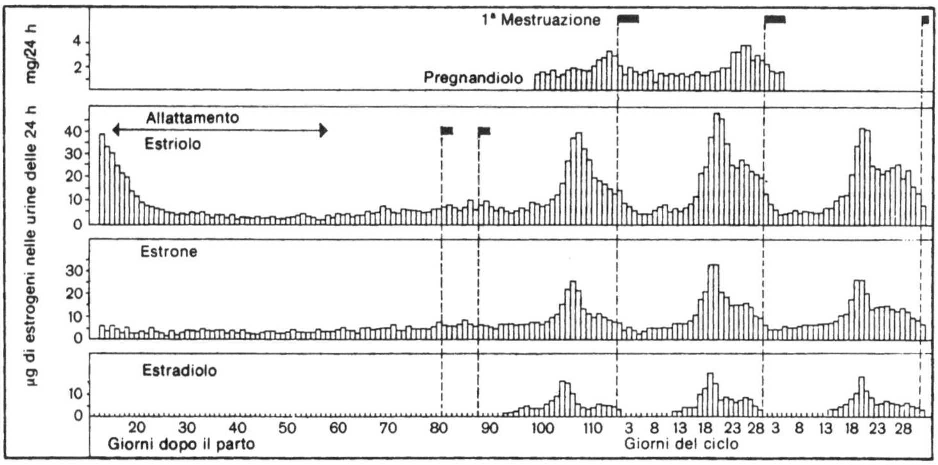

Fig. 38. Escrezione di estrogeni durante l'allattamento e nei successivi primi cicli, in una donna di 28 anni. (*Brown, J.-B.:* Lancet **6925,** 704 [1956])

4. Nelle donne che allattano già da parecchio tempo la secrezione lattea è pressoché autonoma. Gli effetti dello stimolo della suzione sulla produzione di prolattina ed ossitocina sono di scarsa entità. Il ciclo mestruale ha un comportamento variabile potendosi reinstaurare, ma, soprattutto in caso di allattamento per periodi prolungati, potendo anche mancare a presentarsi.

La corteccia surrenale risponde, all'atto del parto, come a qualsiasi altro sforzo fisico, con un aumento transitorio della formazione di ormoni cortico-surrenalici.

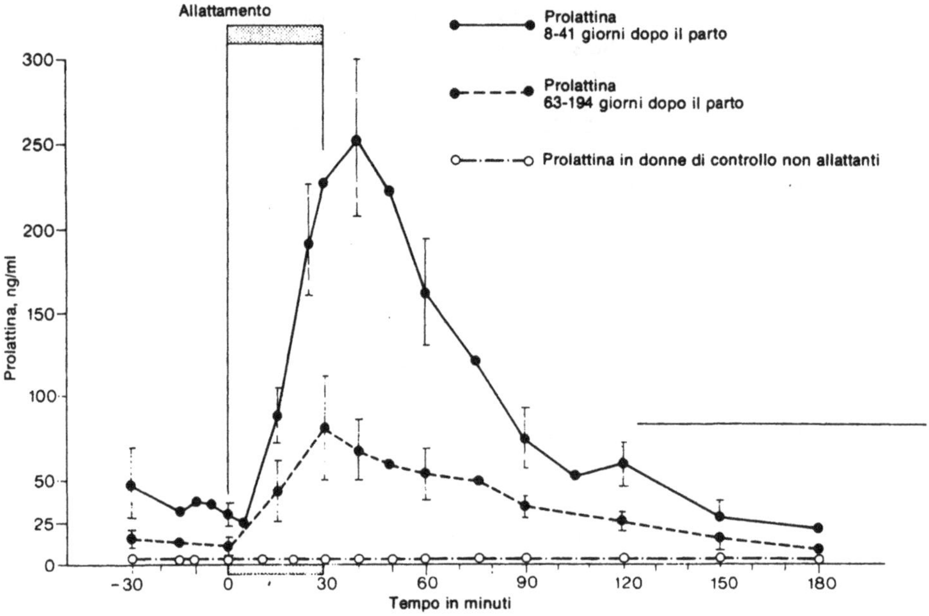

Fig. 39. Effetto della lattazione sulla concentrazione della prolattina nel siero in 4 donne in puerperio iniziale (8-41 giorni dopo il parto) e in 4 donne in puerperio avanzato (63-194 giorni dopo il parto). (*Noel, G. L.* e Coll.: J. Clin. Endocrinol. Metab. **38**, 3, 413 [1974])

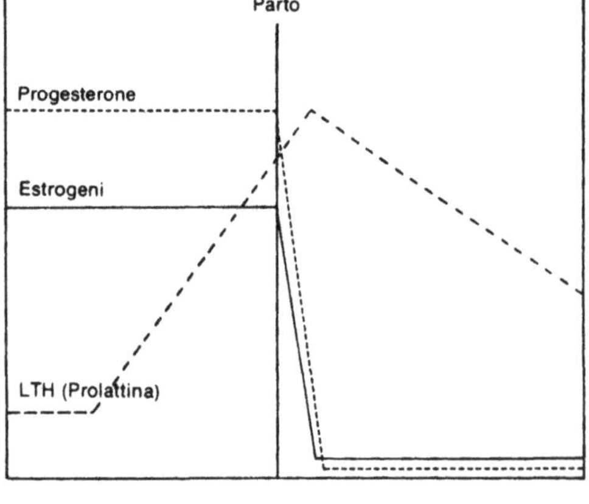

Fig. 40. Rappresentazione schematica della situazione endocrina prima e dopo il parto.

L'ipertrofia presente durante la gravidanza scompare ben presto nel corso del puerperio e la produzione di corticosteroidi si normalizza.
La *comparsa del 1° ciclo mestruale* dopo il parto (capoparto) dipende dal ristabilirsi dei reciproci rapporti tra sistema ipotalamo-ipofisario e gonadi.
Ciò si verifica in generale verso la fine dell'allattamento. Così come i primi cicli durante la pubertà, la prima emorragia mestruale in puerperio è in generale una emorragia da privazione estrogenica e non una vera emorragia mestruale, dal momento che non vi è stata ovulazione. La figura 38 mostra due lievi emorragie comparse precedentemente alla prima ovulazione.
La ricomparsa del ciclo è più precoce nelle donne che hanno allattato solo per poco tempo o non hanno allattato affatto che nelle donne che hanno un lungo periodo di allattamento.

VI. Climaterio

Definizione: Per climaterio si intende quella fase della vita in cui le gonadi femminili cessano la loro funzione. Il momento in cui si ha l'ultima mestruazione viene denominato *menopausa*. La fase precedente, già caratterizzata da irregolarità del ciclo mestruale, viene chiamata *premenopausa* ed il periodo dopo la menopausa, in cui predominano manifestazioni di carenza ormonica, viene chiamato *postmenopausa*. Il climaterio ha inizio quindi con la cessazione della funzione generativa e termina con l'adattamento dell'organismo alla pressoché completa scomparsa funzionale delle ovaie. Quando la riserva di follicoli ovarici a tutti gli stadi maturativi si esaurisce, la funzione delle gonadi si arresta progressivamente. Ciò avviene tra i 45 e i 50 anni. Nelle donne che hanno avuto un menarca precoce, il climaterio sembra verificarsi relativamente più tardi. La durata di questo periodo della vita è molto variabile, potendo oscillare da poche settimane a 10-20 anni. Le singole fasi del climaterio sono caratterizzate dal diverso comportamento delle ghiandole endocrine.

a) Premenopausa

La funzione generativa si arresta. Per esaurimento della riserva di follicoli capaci di maturare, non si producono più ovulazioni regolari con formazione di corpo luteo. La formazione di estrogeni continua in quantità variabile (*fase polifollicolinica*); la funzione vegetativa dell'ovaio persiste dunque ancora. Si verificano delle emorragie simil-mestruali da endometri che non hanno subito la trasformazione secretiva e che sono pertanto semplici emorragie da privazione, le quali sopravvengono ogni qualvolta si riduce la produzione di estrogeni. Esse sono spesso irregolari per intensità e di lunga durata. Durante questa fase esiste quindi uno stato simile a quello della prima pubertà, immediatamente dopo il menarca, periodo durante il quale non vi è maturazione ciclica di follicoli.

b) Menopausa

Si assiste a una diminuzione di produzione degli estrogeni da parte delle ovaie fino a una bassa funzione residua che può variare ritmicamente. Questa quantità di estrogeni non è in grado di stimolare l'endometrio fisiologicamente. La conseguenza di ciò è la cessazione della mestruazione (menopausa).

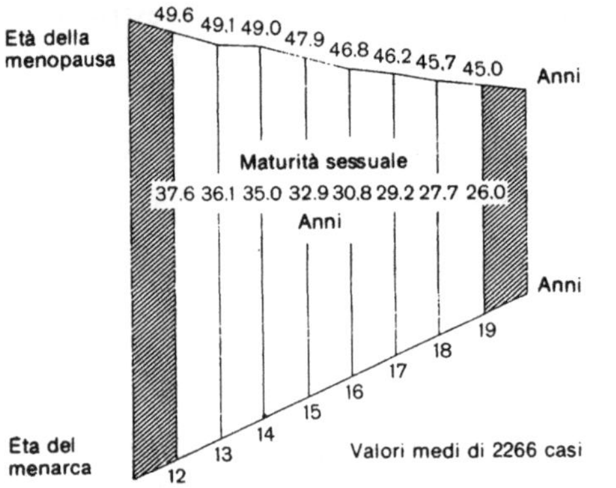

Fig. 41. Interdipendenza cronologica tra menopausa e menarca. (*Goecke H.:* Arch. Gynäk, **193,** 33 [1959])

c) Postmenopausa

Il sistema ipotalamo-ipofisario reagisce molto prontamente con una iperfunzione (*fase ipergonadotropa*) alla riduzione dei tassi degli ormoni sessuali. La perturbazione della funzione diencefalica realizza un aumento della secrezione di ormone follicolostimolante (FSH) e luteinizzante (LH) da parte del lobo anteriore dell'ipofisi. Fino ad oggi l'ipotesi secondo la quale si tratterebbe di una secrezione speciale (ormone gonadotropo menopausale), non ha ricevuto dimostrazione. Non raramente si ha contemporaneamente una accresciuta formazione di ormone tireotropo.
L'ovaio in invecchiamento è costituito in massima parte da cellule stromali. La riserva di follicoli è completamente consumata. La biosintesi degli estrogeni ad esso collegata diminuisce sempre più fino a quando in ultimo viene formato con molta probabilità, soltanto Δ^4-androstendione. Gli estrogeni ritrovati nelle urine (in media 8-10 μg nelle urine delle 24 ore) provengono in parte dalla corteccia surrenale. Alcuni esperimenti evidenziano anche la trasformazione di Δ^4-androstendione in estrogeni in sede extraovarica. La produzione totale di estrogeni nell'organismo postmenopausale sembra aggirarsi sui 20-40 μg al giorno.
L'iperattività del lobo anteriore dell'ipofisi nella postmenopausa, che si manifesta con un aumento della escrezione di gonadotropine che perdura per molti anni, porta a un aumento di volume e alla formazione di un determinato tipo di cellule, simili a quelle dopo la castrazione.
Il climaterio termina con lo stabilirsi di un nuovo stato di equilibrio ormonale (*fase di riposo*), nel quale si realizza un adattamento dell'organismo, ed in particolare del sistema nervoso vegetativo e della psiche, alla situazione derivante dall'invecchiamento.

Prendendo in considerazione queste diverse fasi del climaterio, che abitualmente non si manifestano tutte con chiarezza, risalta il fatto che la causa comune che le condiziona è rappresentata dalla funzione dell'*ovaio* stesso. Nella donna che ha superato i 40 anni, *le riserve ovariche di follicoli capaci di maturare sono esaurite.* La *tiroide* la cui funzione dipende dalla formazione di tireotropine da parte del lobo anteriore dell'ipofisi e del sistema nervoso vegetativo, risente spesso della fase climaterica. Durante questa epoca essa tende a presentare stati di iperfunzione, che nella maggioranza dei casi sono probabilmente di origine neurovegetativa e, più

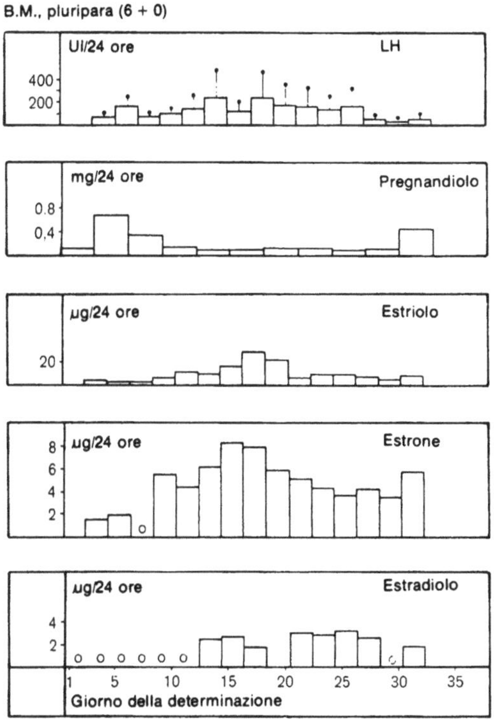

Fig. 42. Modificazione dell'escrezione di LH, pregnandiolo ed estrogeni in una donna di 50 anni, nella postmenopausa. (*Papanicolaou, A.D.* e Coll: J. Obstet. Gynaec. Brit. Cwlth. **76**, 317 [1969])

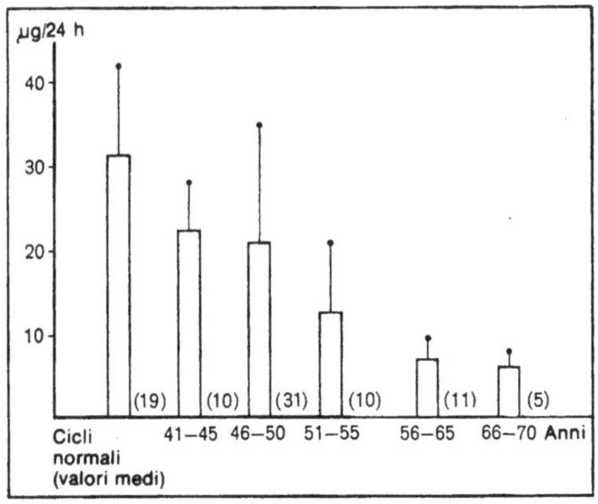

Fig. 43. Escrezione media degli estrogeni dopo il 40° anno di vita. (*Kaiser, R., e Gördes, W.:* Med. Klin, **63**, 1197 [1968])

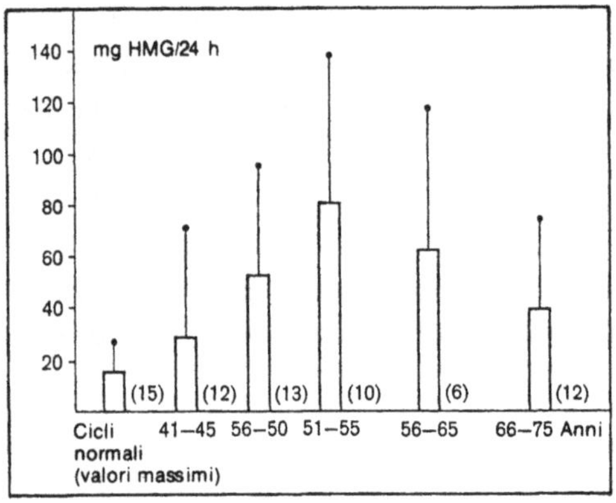

Fig. 44. Escrezione media delle gonadotropine dopo il 40° anno di vita (HMG = Human menopausal gonadotrophin). (*Kaiser, R.,* e *Gördes, W.:* Med. Klin, **63**, 1197 [1968])

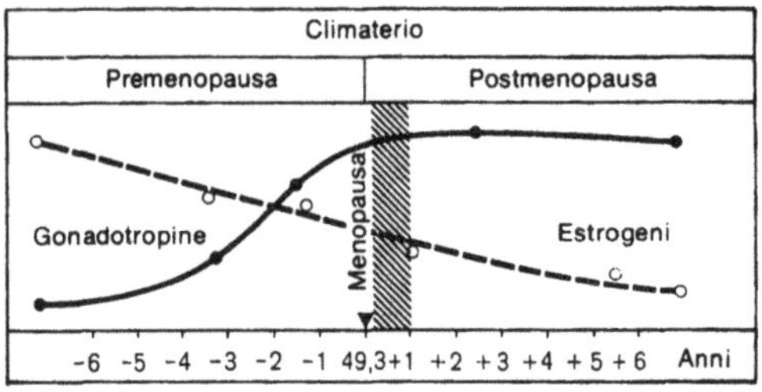

Fig. 45. Curve di concentrazione degli estrogeni e delle gonadotropine durante il climaterio. (*Kaiser, R.,* e *Gördes, W.:* Med. Klin, **63**, 1197 [1968])

raramente, dipendono da una stimolazione da parte del lobo anteriore dell'ipofisi. Lo stato di disregolazione diencefalica ha conseguenze non soltanto sul lobo anteriore dell'ipofisi e sulle ghiandole periferiche, ma anche sui processi metabolici. Spesso si manifesta una *obesità,* che è la conseguenza di una turba neurovegetativa, ma nella cui genesi giocano un ruolo decisivo anche altri fattori, quali la costituzione, il tipo e l'entità dell'alimentazione.

Le molteplici *turbe neurovegetative e psichiche* che compaiono transitoriamente in circa il 60% delle donne durante il climaterio, sono tipiche della fase ipergonadotropa. Questo elevato valore percentuale mostra fino a qual punto sia difficile l'adattamento dell'organismo femminile e della sua psiche a questa nuova situazione. I sintomi di più frequente riscontro sono rappresentati dalle vampate di calore, dalle crisi di sudorazione, dalle turbe cardiocircolatorie, dall'insonnia e dalla depressione. L'opinione secondo la quale l'intensità dei sintomi sarebbe in relazione diretta con la quantità di gonadotropine secrete, non è stata dimostrata. È piuttosto verosimile che un ruolo decisivo sia svolto dai fattori costituzionali. Le donne che già in età feconda hanno tendenza a presentare turbe neurovegetative sono probabilmente quelle che in climaterio presenteranno i disturbi più accentuati. I tests funzionali diencefalici (prova di *Staub-Traugott,* carico adrenalinico, prova dell'acqua) forniscono risultati anormali in quelle donne che presentano sintomi carenziali climaterici di notevole grado.

Gli *effetti* dell'invecchiamento fisiologico delle gonadi sugli *organi periferici* possono essere vari, e sono tanto più accentuati quanto più profonda era l'influenza degli steroidi sessuali sui tessuti corrispondenti. Il tessuto che maggiormente ne subisce le conseguenze è l'*endometrio*. Durante la premenopausa esso mostra una tendenza alla proliferazione eccessiva (iperplasia ghiandolare-cistica, pag. 176), mentre manca la trasformazione secretiva. Dopo la menopausa l'endometrio permane ancora per lungo tempo in uno stadio di proliferazione moderata; la sua capacità reazionale agli steroidi ormonali non è spenta. La somministrazione di estrogeni e di progesterone in dosi adeguate consente di realizzare tutti gli stadi che si possono indurre con gli steroidi sessuali nella donna castrata giovane.

L'epitelio vaginale rappresenta un altro sensibile indicatore della condizione ormonale delle donne in periodo climaterico. Prima della menopausa si riscontra una varietà di immagini di marcata proliferazione, che non sempre trova riscontro in un'analoga situazione endometriale. Dopo la menopausa si osserva in generale una proliferazione di media entità, che può essere variamente interpretata. Essa è dovuta alla presenza delle piccole quantità di estrogeni che vengono ancora prodotte nell'organismo ed è al tempo stesso la conseguenza di un'attività androgena degli steroidi corticosurrenalici.

Dopo la menopausa si assiste ad un significativo aumento delle alterazioni arteriosclerotiche e degli infarti del miocardio. Nelle donne castrate precocemente queste alterazioni vasali insorgono precocemente. Questi risultati hanno indotto ad attribuire agli estrogeni un effetto anti-arteriosclerotico. Ma alcune esperienze in uomini con carcinoma della prostata non sono state in grado di confermare l'efficacia protettiva generale degli estrogeni contro questo tipo di patologia cardio-vascolare.

VII. Postclimaterio e senilità

Con la scomparsa delle turbe tipiche del climaterio ha inizio il *postclimaterio,* la cui durata presenta le stesse variazioni individuali del climaterio. È caratterizzata dal conseguimento dell'adattamento del diencefalo e del sistema nervoso vegetativo alla situazione creata dal deficit funzionale gonadico. Non si notano segni evidenti di invecchiamento delle altre ghiandole. Abitualmente il lobo anteriore dell'ipofisi continua ancora a secernere quantità relativamente notevoli di ormoni gonadotropi.

La *formazione di steroidi* nell'organismo femminile, se valutata mediante lo studio della escrezione dei diversi metaboliti, è caratterizzata, durante la vecchiaia, dalla notevole diminuzione degli estrogeni. Si trova così una gamma di ormoni simile a quella esistente nell'uomo.

Il postclimaterio si trasforma progressivamente in *senilità*, la cui caratteristica principale è l'*atrofia* generalizzata degli organi e dei tessuti. La tendenza involutiva è assai differente nei vari casi. I *processi involutivi* sono particolarmente evidenti a livello degli organi le cui funzioni ed il cui metabolismo sono dipendenti dagli ormoni sessuali. Ciò riguarda non soltanto gli organi genitali e le ghiandole mammarie, ma anche il tessuto osseo. A carico dello scheletro si può avere una perdita di sostanza che si manifesta clinicamente come *osteoporosi.* L'ipotesi spesso considerata che l'osteoporosi presenile sia una conseguenza diretta della carenza di estrogeni è messa in dubbio dalla maggior parte degli specialisti. La carenza degli estrogeni sembra che sia solo una delle numerose cause scatenanti l'osteoporosi.

Tra le ghiandole endocrine è principalmente a carico delle *ovaie* che si constata una diminuzione ponderale, pari a circa il 50%.

La corteccia surrenale, la *tiroide* ed il lobo anteriore dell'ipofisi non subiscono un medesimo grado di invecchiamento. Durante la senilità si osserva una lieve riduzione ponderale di questi organi, ma non una vera atrofia senile.

Gli organi genitali che sono sotto la dipendenza degli estrogeni, vale a dire l'*utero,* la *vagina* e le *ghiandole mammarie,* presentano una spiccata tendenza all'atrofia. Spesso questi processi hanno inizio già poco tempo dopo la menopausa, prima che si notino fenomeni analoghi a carico di altri organi.

Durante la vecchiaia le molteplici modificazioni del metabolismo e le condizioni di vita dei singoli elementi cellulari determinano una involuzione di tutto l'organismo. Tutti i processi anabolici sono rallentati, mentre quelli catabolici proseguono. Negli altri tessuti si produce, per infiltrazione e riduzione della dispersione dei colloidi tessutali, un accumulo di residui, che ha come conseguenza un aumento di peso dei tessuti secchi. La capacità funzionale è ridotta.

Oltre all'atrofia senile generalizzata, bisogna segnalare la frequente comparsa di *fenomeni di virilizzazione.* Il metabolismo dell'organismo femminile tende ad accostarsi a quello maschile caratterizzato da un predominio degli ormoni androgeni. Si può attribuire a questo ordine di fenomeni la responsabilità della virilizzazione che spesso si osserva nella donna attempata. È in particolare nei soggetti che già in età feconda presentavano un sistema pilifero a tipo maschile che queste manifestazioni sono più accentuate.

I. Azione biologica e tests di attività degli ormoni

La posologia degli ormoni impiegati va valutata non soltanto in considerazione dell'effetto ricercato, ma anche avendo presente la grande differenza di attività delle diverse sostanze. Alcuni steroidi ottenuti per sintesi mediante modificazioni chimiche apportate su dei precursori si sono talvolta dimostrati notevolmente attivi. Per questo motivo è facile incorrere nel superdosaggio se si trascura l'azione biologica dello steroide in questione (pag. 93).
È necessario determinare il grado di attività prima nell'animale e poi nell'uomo, tenendo presente che i risultati sperimentali ottenuti negli animali non sono sempre trasferibili all'uomo. L'assorbimento, l'emivita, il metabolismo, la modalità di eliminazione e la quantità eliminata possono variare notevolmente e dovranno in ogni caso essere approfondite accuratamente. A tale scopo la sostanza in questione viene marcata con radioattività per poi poterne seguire il destino nell'organismo. I dati che emergono da un simile studio costituiscono ciò che chiamiamo *farmacocinetica* del prodotto. È necessario inoltre saggiare i singoli derivati steroidei, al fine di valutare eventuali effetti collaterali, sia specificamente sessuali che generali. I metodi che descriveremo nei capitoli I-IV non rappresentano che una piccola categoria tra i tests di controllo ai quali vengono attualmente sottoposti gli steroidi di recente preparazione, prima della loro introduzione in terapia.
Gli *ormoni steroidei* possono essere ottenuti allo stato puro e vengono per conseguenza dosati e determinati in *milligrammi.* Gli ormoni gonadotropi sono ancora titolati in *unità biologiche* dal momento che non è stata ancora realizzata la loro sintesi chimica.

I. Estrogeni

Prove di attività a livello degli organi bersaglio: La titolazione biologica degli estrogeni si fa sull'*animale femmina castrato* (ratto o topo) come pure sulla donna ovariectomizzata con utero conservato. Possono essere adoperate anche donne con una amenorrea di lunga durata.
Viene considerato come criterio di valutazione della attività estrogena nei roditori la comparsa di una corneificazione nello *striscio vaginale* (test di *Allen-Doisy*). Sulla base di questo test si è giunti, tra il 1933 e il 1935, alla standardizzazione dell'estrone in UI e dell'estradiolo benzoato in UIB. Come unità internazionale (UI) si considerava una quantità pari a 0,1 µg di estrone; cioè la quantità che, iniettata per via

sottocutanea, determina appunto una reazione positiva di corneificazione nel 50% di topine castrate. Si è stabilito inoltre che 0,1 μg di benzoato di estradiolo equivale ad una unità benzoica internazionale (UIB). Somministrando estrone o benzoato di estradiolo per os o per impianto, le quantità necessarie per ottenere un test positivo sono molto differenti. In queste circostanze non era più sostenibile l'indicazione in unità del contenuto ormonale. La titolazione in unità non è attualmente più valida. I numerosi estrogeni che sono stati scoperti nel corso degli ultimi anni non sono stati più titolati in unità, ma ci si è limitati a stabilire quanti milligrammi o microgrammi di ciascuno di essi fossero necessari, in rapporto alle diverse vie di somministrazione e modalità posologiche, per realizzare lo stadio di corneificazione.

La valutazione degli estrogeni, nella *donna ovariectomizzata con utero conservato,* si esegue per mezzo della *prova di Kaufmann,* con la quale si imita la produzione ciclica degli ormoni ovarici. Lo schema classico originale di questa prova consiste in 5 iniezioni di 5 mg di benzoato di estradiolo ad intervalli di 4 giorni, seguite da 5 successive iniezioni quotidiane di 5 mg di progesterone. In questa prova il progesterone era nettamente sottodosato (cfr. gestageni). La quantità di estrogeni somministrata, a condizione che la sua ripartizione cronologica sia stata esatta, provoca una proliferazione della mucosa uterina equivalente a quella che si verifica normalmente durante il ciclo. Una biopsia può apportare la prova istologica dell'effetto ormonale.

Un indicatore molto sensibile per l'attività degli estrogeni è l'*epitelio vaginale.* Piccole quantità di essi provocano già, nelle donne il cui epitelio vaginale è atrofico (dopo la menopausa), una cariopicnosi; ciò consente di servirsi di questo metodo per apprezzare anche l'intensità e la durata di azione dell'ormone (fig. 46). Lo studio colpocitologico è particolarmente utile nel determinare la durata di azione di un estrogeno.

La *dose di proliferazione* è molto variabile per i diversi estrogeni e la sua conoscenza è necessaria per il loro impiego clinico. Essa non dipende soltanto dall'attività biologica della sostanza, ma anche dal suo assorbimento e dalla sua inattivazione durante il passaggio attraverso il fegato, in particolare quando il prodotto è somministrato per via orale (pag. 25).

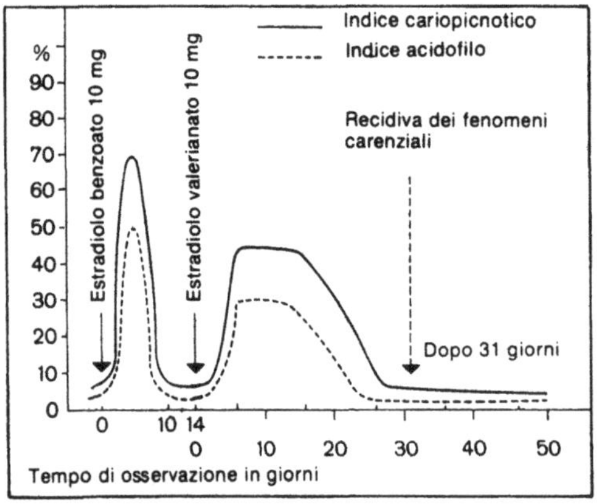

Fig. 46. Effetto di 10 mg di estradiolo benzoato e di 10 mg di estradiolo valerianato sull'epitelio vaginale atrofico di una donna di 55 anni. (*Wied, G.L.:* Geburtsh. und Frauenhk. **14,** 45 [1954])

Prove dell'attività antigonadotropa: È necessario controllare l'*azione antigonadotropa* degli estrogeni sia negli animali femmine (influenza sul ciclo) che maschi (inibizione testicolare). Vengono tuttavia utilizzati anche altri metodi di controllo (prove di parabiosi, impianto dell'ovaio nella milza).
Come tests di azione antigonadotropa centrale nella specie umana si considerano la determinazione quantitativa delle gonadotropine (pag. 33) nella donna in postmenopausa ed il test dell'inibizione dell'ovulazione (pag. 234) nella donna sessualmente matura.

II. Gestageni

La titolazione biologica dei *gestageni* viene fatta, negli *esperimenti con animali,* sull'endometrio del coniglio (*test di Clauberg, test di Corner-Allen*). Ad animali giovani o castrati in età adulta si somministra prima un estrogeno e poi il gestageno in questione. Il grado di trasformazione della mucosa uterina serve come criterio per la valutazione dell'attività luteinica. Una prova corrispondente viene eseguita nella *specie umana* con il *test di Kaufmann.* La dose totale di 25 mg di progesterone, che veniva adottata nello schema originale della prova, non è sufficiente per ottenere una mucosa uterina allo stadio premestruale.
Un gran numero di ricerche, relative non soltanto alle modificazioni morfologiche e funzionali dell'endometrio, ma anche alla quantità di progesterone secreto dal corpo luteo, hanno dimostrato che la dose necessaria è di 200 mg di progesterone, ripartita in 10-14 giorni.
Altri tests che caratterizzano azioni parziali dei gestageni sono i seguenti:
Test dell'amenorrea: Si somministra, a donne con amenorrea di breve durata, per 5 giorni di seguito, il gestageno a dosaggio costante. Il test è positivo allorquando, alcuni giorni dopo questo trattamento, si ha una emorragia.
Test della posticipazione della mestruazione: Si somministra dal 20° al 40° giorno del ciclo il gestageno in questione a dosaggio costante oppure un prodotto di combina-

Gestageno			Dose totale
Progesterone libero i.m.	Estrogeno	20 mg	200-280 mg
17α-idrossiprogesterone capronato i.m.	Estrogeno	125 mg	125 mg / 250 mg
17α-etinil-19-nortestosterone orale	Estrogeno	10 mg	120–140 mg
17α-etinil-nor-testosterone acetato orale	Estrogeno	5 mg	40–60 mg
Levonorgestrel orale	Estrogeno	250 µg	3–5 mg
Giorno	1. 3. 5. 7. 9. 13. 17. 21. 25. 28.		

Tabella 12. Dose di trasformazione di differenti gestageni, valutata con il test delle donne ovariectomizzate.

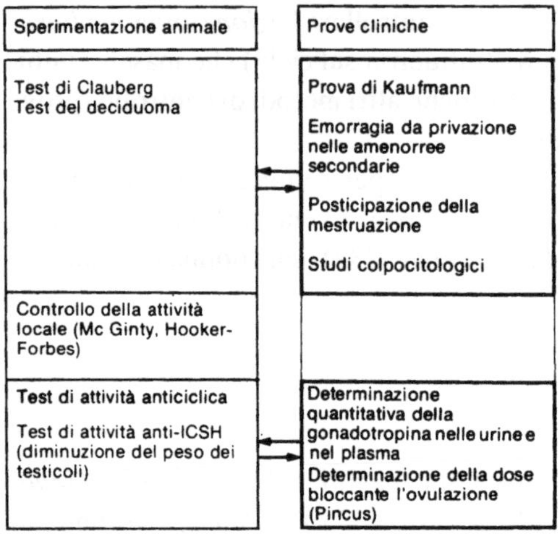

Tabella 13. Metodi sperimentali e clinici per la valutazione della attività biologica dei gestageni. I metodi più importanti dal punto di vista clinico sono nei riquadri in grassetto.

zione di gestageni ed estrogeni. Il test è positivo quando l'emorragia mestruale non avviene prima del 40° giorno.

Test del blocco dell'ovulazione: Si somministrano gestageni a dosaggio costante dal 5° al 25° giorno del ciclo. Si constata se è avvenuta una ovulazione attraverso la determinazione del pregnandiolo e del progesterone e attraverso la biopsia dell'endometrio nella 2ª fase del ciclo.

III. Androgeni

La valutazione sperimentale degli androgeni viene eseguita determinando il loro effetto sul *peso delle vescicole seminali* del ratto maschio castrato o sulla *cresta del gallo* (che aumenta di volume). L'azione anabolizzante viene controllata, mediante il *test dell'elevatore dell'ano,* nel ratto maschio castrato.

Questa valutazione quantitativa è relativamente difficile nell'uomo (nei casi di ipogenitalismo maschile o in soggetti castrati), perché si è obbligati a limitarsi a constatazioni di carattere generale, quali l'aumento della forza muscolare, della potenza sessuale, della capacità lavorativa, ecc.

IV. Ormoni gonadotropi

Gli ormoni gonadotropi ipofisari o coriali vengono *titolati* in *unità biologiche.* A questo scopo si utilizzano principalmente le gonadi di animali da esperimento. Servendosi di animali impuberi od ipofisectomizzati, si è cercato di ottenere una maggiore sensibilità o di eliminare l'influenza delle gonadotropine endogene. Essendo le variazioni biologiche molto grandi, è necessario che i tests vengano praticati su gruppi numerosi di animali (tab. 14).

L'*ormone follicolostimolante* (FSH) agisce solo in presenza di una quantità sufficiente di LH o di HCG. Nell'animale impubere, intatto od ipofisectomizzato, esso produce un aumento di volume dell'ovaio o del testicolo e stimola la maturazione follicolare o la spermatogenesi.
La determinazione quantitativa avviene nella maniera più semplice con il test di *Steelman* e *Pohley:* Ratti giovani di sesso femminile vengono dapprima trattati con HCG; quindi vengono loro iniettati estratti di urine purificati. Il criterio di azione è dato dall'aumento di peso delle ovaie in dipendenza delle dosi.
L'*ormone luteinizzante* (LH) è attivo in primo luogo sul tessuto interstiziale gonadico e regola la luteinizzazione. Un test esatto della sua attività è quello dell'aumento del peso del lobo ventrale della prostata in ratti impuberi ipofisectomizzati (secondo

Tabella 14. Denominazione delle gonadotropine e loro principio di azione in ratti impuberi ipofisectomizzati. La denominazione «impubere» ha lo stesso significato come «immaturo» o «infantile». (*Diczfalusy. E.* e *Heinrichs. H.D.:* Arch. Gynäk. **187,** 556 [1956])

Abbreviazione	Denominazione	Sinonimi	Origine	Effetto morfologico sui ratti impuberi ipofisectomizzati
FSH	**Gonadotropina follicolostimolante** (Follicle stimulating hormone)	Prolan A Tilachentrina Fattore epiteliale (Ge)	Lobo anteriore dell'ipofisi	♀: Stimolazione dello sviluppo del follicolo ♂: Stimolazione della spermatogenesi
LH	**Gonadotropina luteinizzante** (luteinizing hormone)	ICSH (ormone stimolante le cellule interstiziali)	Lobo anteriore dell'ipofisi	Ripristino e ♀ stimolazione delle cellule interstiziali ♂ dell'ovaio e del testicolo
LTH	**Ormone luteotropo** (luteotrophic hormone)	**Prolattina** Ormone mammotropo Galactina Ormone lattogeno (LGH)	Lobo anteriore dell'ipofisi	♀ Stimolazione dei corpi lutei sperimentali ♂ ?
HMG	**Gonadotropina menopausale** (human menopausal gonadotrophin)	castration gonadotrophin	Lobo anteriore dell'ipofisi	♀ ♂ Come l'FSH + LH
HCG	**Gonadotropina coriale** (human chorionic gonadotrophin)	pregnancy urine hormone (PU) Ormone gonadotropo placentare	Tessuto coriale della placenta	♀ ♂ Simile all'LH
PMS	**Ormone gonadotropo del siero** di giumenta gravida (pregnant mare serum)	equine gonadotrophin Gonadotropina serica	«Alveoli endometriali»	♀ ♂ Come l'LH + FSH

Greep, van Dyke e Chow). Tale attività può essere anche titolata su ratte impuberi, sessualmente inattive, preliminarmente trattate con PMS e HCG, determinando la caduta del tasso di acido ascorbico nelle ovaie (test di deplezione dell'acido ascorbico secondo *Karg* e *Parlow*).

L'*ormone luteotropo* (LTH-prolattina) viene titolato sul gozzo del piccione (*Riddl*). Esso determina a livello di questo organo una proliferazione e, in quantità maggiori, una secrezione lattescente.

L'*ormone gonadotropo coriale* (HCG) viene titolato, come l'LH, sull'ovaio (effetto luteinizzante) o sul lobo ventrale della prostrata. Una UI di HCG corrisponde a 0,1 mg di uno standard internazionale.

L'*ormone gonadotropo del siero di giumenta gravida* (PMS) viene titolato, come l'FSH, determinando il peso delle ovaie in animali impuberi. Una UI di PMS corrisponde a 0,25 mg di uno standard internazionale.

I risultati della titolazione biologica degli ormoni gonadotropi variano notevolmente. Allevamento e diversità razziali degli animali giocano un ruolo decisivo nel condizionare la loro reattività.

I preparati del commercio (HCG e PMS) contengono, secondo il loro grado di purificazione, un numero molto variabile di unità per milligrammo.

K. Impiego terapeutico degli ormoni

I. Premesse

Per l'impiego terapeutico sono a disposizione numerosi gruppi di sostanze che già sono stati trattati in precedenti capitoli. Segue adesso un raggruppamento di essi dal punto di vista terapeutico:

a) Steroidi

In terapia vengono adoperati difficilmente, tranne alcune eccezioni, steroidi di derivazione endogena.
Il loro uso viene reso difficile dalla breve emivita, cui consegue una breve azione, e dal celere catabolismo nel fegato dopo somministrazione orale. Generalmente si adoperano loro derivati che, sebbene abbiano un carattere chimico steroideo, sono stati manipolati in modo da annullare le carenze di cui sopra. Nel senso più stretto della parola non si può denominare questa terapia come un'ormonoterapia.
Di particolare interesse è la conoscenza che la maggior parte degli steroidi sessuali, accanto ad *attività sessuali specifiche primarie,* posseggono una più o meno intensa *attività frenante sul sistema ipotalamo-ipofisario.* Queste sostanze posseggono inoltre *attività sessuali specifiche secondarie* che verranno trattate nel capitolo «Effetti collaterali della ormonoterapia e come evitarli».
Ricerche approfondite sui contraccettivi orali ed i relativi componenti ormonali isolatamente hanno inoltre messo in risalto che gli steroidi sessuali esplicano, con intensità variabile, *attività sessuali aspecifiche secondarie.* Queste hanno trovato grande risonanza dato il diffuso impiego dei contraccettivi orali.

b) Sostanze prive di caratteristiche steroidee

A questo gruppo appartengono principalmente sostanze ad azione estrogena (stilbestrolo) o sostanze che, dotate di debole azione estrogena, esplicano nell'organismo un'azione antiestrogena (clomifene, ciclofenile). Esse sono attive per via orale.

c) Ormoni gonadotropi

Per l'impiego terapeutico si hanno a disposizione i seguenti ormoni:
Gonadotropina corionica (HCG) come sostituto per l'LH, difficilmente estraibile dall'ipofisi.
Gonadotropina menopausale (HMG), preparato di origine umana con prevalente

attività FSH.
Gonadotropina serica dal siero di giumenta gravida (PMS), preparato di origine animale con preponderante azione FSH.
Questo breve elenco ci fa rilevare che il nostro arsenale terapeutico è praticamente molto scarso. Mancano i «releasing factors» che sono già stati sperimentati in clinica. Le previsioni di un loro impiego in terapia sono molto limitate (vedi «Amenorrea»). Manca inoltre la prolattina, che può essere isolata dall'ipofisi solo in piccole quantità, e l'LH il cui spettro d'azione probabilmente non corrisponde in tutto a quello dell'HCG.

II. Indirizzi terapeutici generali

Le malattie del sistema endocrino possono avere molte cause. Si conoscono turbe della regolazione endocrina che possono accompagnarsi ad una ipo- o ad una iperincrezione ormonale. Talvolta si osserva un'alterazione dell'omeostasi ormonale, con ipoproduzione di un determinato gruppo di ormoni e contemporanea iperproduzione di un altro gruppo. Non raramente le turbe di un settore endocrino compromettono indirettamente, attraverso il sistema ipotalamo-ipofisario, la funzione di altre ghiandole.
Occorre distinguere le alterazioni delle ghiandole periferiche da quelle di origine centrale. Le correlazioni ormonali possono infine essere compromesse per una deficienza dei meccanismi di degradazione degli ormoni a livello epatico. È inoltre possibile che un disturbo dei recettori a livello dell'organo bersaglio simuli una perturbazione endocrina.
Esempio di turba ipoormonale: L'amenorrea secondaria consecutiva ad una ridotta produzione di ormone gonadotropo.
Esempio di turba iperormonale: Le emorragie in postmenopausa dovute ad iperproduzione di estrogeni da parte di un tumore ovarico funzionante.
Esempio di squilibrio ormonale: La disgenesia o l'agenesia ovarica, nonché gli stati climaterici comportano, come conseguenza della insufficienza ovarica (ridotta secrezione di ormoni sessuali) una iperincrezione gonadotropa.
Esempio di ripercussione di una insufficienza ghiandolare su un'altra ghiandola periferica: Nella sindrome adrenogenitale si ha una deficienza secondaria della funzione gonadica (amenorrea).
Esempio di turba a livello recettoriale: La femminilizzazione testicolare deriva dalla impossibilità delle cellule di convertire il testosterone in 5α-diidrotestosterone.
Nel cosiddetto «ciclo mestruale silente», non si ha, nonostante una normale funzione ovarica, alcuna mestruazione, perché l'endometrio, sviluppatosi in maniera carente, reagisce poco o niente allo stimolo ormonale.
La terapia ormonale non sempre può tenere sufficientemente conto di questi numerosi fattori, benché essa possa influenzare in diversi modi le turbe esistenti. Per

questi motivi assumono importanza capitale la scelta dell'ormone, la sua posologia, il momento e la durata della sua somministrazione.
Ogni trattamento con steroidi sessuali comporta non soltanto degli effetti periferici, ma anche un'azione centrale sul sistema ipotalamo-ipofisario. Piccole dosi di steroidi, somministrate per un lungo periodo di tempo, producono principalmente effetti sugli organi ad essi sensibili. Forti dosi di ormoni sessuali influenzano l'attività del lobo anteriore dell'ipofisi e del diencefalo anche per somministrazioni di breve durata. L'impiego delle gonadotropine presuppone l'esistenza di una certa capacità funzionale delle gonadi, in quanto la loro azione può esplicarsi esclusivamente tramite queste.
Releasing factors sono in grado di agire soltanto quando ipofisi e ghiandole sessuali sono intatte.
L'effetto di un trattamento ormonale è limitato nel tempo. Frequentemente, dopo la sospensione dell'apporto ormonale, la turba può ricomparire. Spesso tuttavia si ottiene, fortunatamente, una guarigione duratura ed una normalizzazione funzionale, a condizione che il disturbo non abbia radici profonde.
Nei singoli casi esistono le seguenti possibilità di impiego terapeutico degli ormoni:

a) Terapia sostitutiva

I sintomi relativi ad uno stato ipoormonale dovuto alla deficienza funzionale di una ghiandola periferica possono essere eliminati somministrando l'ormone corrispondente o uno steroide dotato di azione similare. Quando la lesione ghiandolare è irreversibile, la terapia sostitutiva deve spesso essere prolungata per tutta la durata della vita. Il trattamento continuo con dosi fisiologiche di ormoni sessuali normalizza al tempo stesso la funzione del lobo anteriore dell'ipofisi che nei casi di ipofunzione gonadica secerne una quantità eccessiva di gonadotropine.
Esempio: Somministrazione sostitutiva di ormoni sessuali in caso di disgenesia od agenesia gonadica congenita o in donne ovariectomizzate.

b) Terapia stimolante

Nei casi in cui la ipofunzione di una ghiandola periferica è dovuta ad una ipofunzione dell'asse ipotalamo-anteipofisario, l'organo periferico è sano e può essere stimolato con ormoni glandulotropi.
Esempio: Trattamento di un'amenorrea ipogonadotropa con gonadotropine.
Terapia con sostanze che stimolano la messa in circolo di releasing factors e che quindi a questa maniera stimolano la formazione di gonadotropine nel lobo anteriore dell'ipofisi.
A questo gruppo di sostanze appartengono il clomifene (Clomid) ed il ciclofenile (Fertodur) che stimolano la immissione in circolo di LH. Questa azione può avere per effetto un'ovulazione e formazione di corpo luteo.

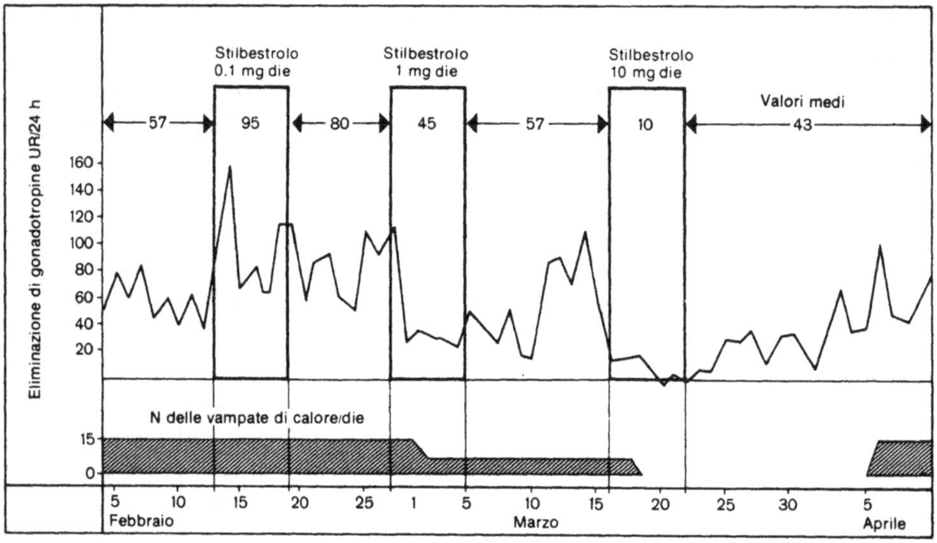

Fig. 47. Azione dello stilbestrolo sull'escrezione urinaria di gonadotropine in donne castrate. (*Albert, A.*: Recent Progr. Hormone Res. **12**, 227 [1956])

c) Terapia inibente

La somministrazione di forti dosi di steroidi, sopprime o riduce temporaneamente la funzione della corrispondente ghiandola periferica, come effetto di una inibizione del sistema ipotalamo-ipofisario. Questa inibizione interessa solo la produzione della corrispondente tropina (per esempio, gli estrogeni inibiscono la secrezione delle gonadotropine ed il cortisone quella della adrenocorticotropina). L'inibizione è di breve durata; dopo la sospensione dell'apporto ormonale il lobo anteriore dell'ipofisi riprende rapidamente a secernere una quantità eguale o anche maggiore di tropina.

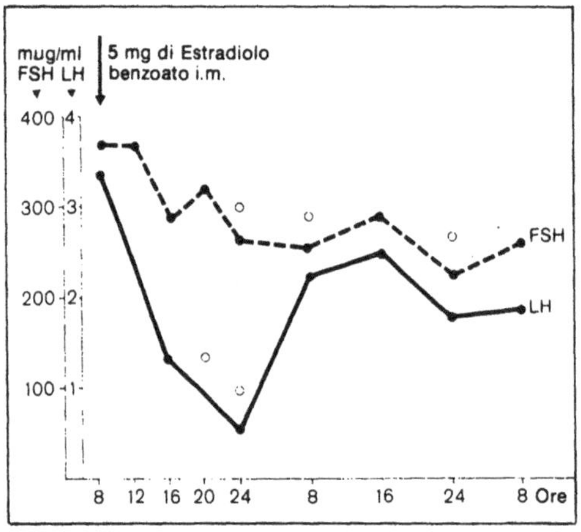

Fig. 48. Il comportamento di FSH e di LH determinati nel plasma con metodo radioimmunologico in donne nella postmenopausa, dopo iniezione di 5 mg di estradiolo benzoato. Ogni punto è la media di 5 determinazioni. (*Franchimont, P.*: Ann. d'Endocrin. **29**, 403 [1968])

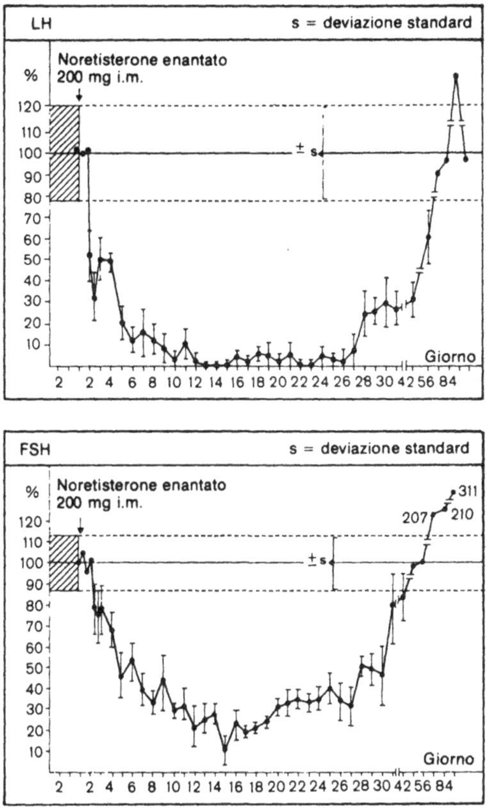

Fig. 49. Effetto frenante del noretisterone enantato sull'LH e FSH determinati nel plasma con metodo radio-immunologico in 5 donne nella postmenopausa (medie). (*Franchimont, P.:* Obstetr. and Gynaec. **36,** 93 [1970])

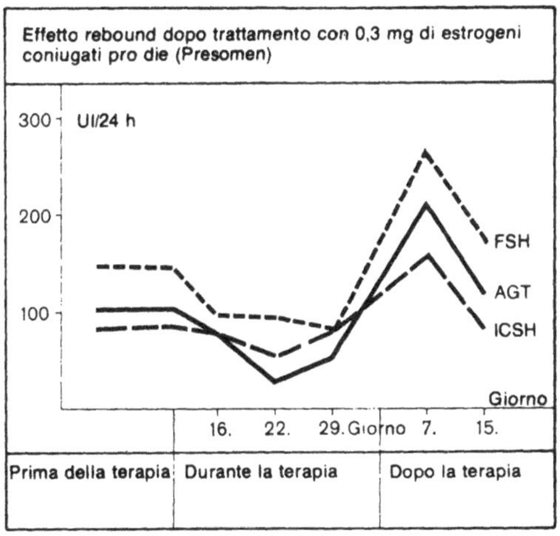

Fig. 50. Esempio di un effetto rebound alla fine di una terapia con estrogeni coniugati in una paziente in postmenopausa. (*Laschet, U.,* e *Laschet, L.:* Med. Fachkonf. Deutsch. Med. Informat. Dienst [1969])

L'esaltazione funzionale del lobo anteriore dell'ipofisi, conseguente ad un trattamento ormonale, può, in definitiva, normalizzare uno stato di ipofunzione di una ghiandola periferica (*effetto rebound*).

Esempio di terapia di inibizione di breve durata: L'iniezione di 10 mg di benzoato di estradiolo tra il 4° ed il 6° giorno del ciclo ritarda di alcuni giorni la successiva ovulazione (trattamento della polimenorrea, pag. 184).
Esempio di terapia di inibizione ciclica: La somministrazione di una associazione estroprogestinica (Microgynon o preparati simili) dal 5° al 25° giorno del ciclo sopprime l'ovulazione.
Il blocco dell'ovulazione collegato a una riduzione della sintesi di ormoni steroidi nelle ovaie, avviene attraverso un effetto frenante sul sistema diencefalo-ipofisario.
Esempio di terapia di inibizione di lunga durata: La somministrazione, protratta per circa 8 settimane, di estroprogestinici a forti dosi, sopprime sia le ovulazioni che le mestruazioni. Spesso, dopo la sospensione del trattamento, si assiste per un *fenomeno di rebound,* alla normalizzazione di turbe del ciclo (v. pseudogravidanza, pag. 191).
Terapia inibente mediante immunizzazione: Mediante creazione di anticorpi contro gli ormoni proteici (FSH, LH, HCG) è possibile produrre un effetto inibente sulle ghiandole periferiche (ovaio, testicolo). Questo tipo di trattamento non è ancora sufficientemente sperimentato.

d) Terapia con antagonisti ormonali

L'impiego di antagonisti ormonali può produrre effetti periferici e centrali, entrambi terapeuticamente importanti.
Esempi: Il clomifene (Clomid) ed il ciclofenile (Fertodur) agiscono come antagonisti degli estrogeni a livello dell'ipotalamo. Ne consegue una liberazione di releasing factors, un'immissione in circolo di FSH e LH ed infine un'ovulazione.
Il ciproterone ed il ciproterone acetato (Androcur) inibiscono in modo competitivo il legame degli androgeni ai recettori degli organi bersaglio. Ne consegue un'azione antiandrogena.

e) Trattamento locale

L'applicazione locale di ormoni su un organo bersaglio determina un effetto di accrescimento o di proliferazione, senza provocare nel contempo effetti generali degni di nota. I fattori decisivi sono in questo caso l'assorbimento e la presenza di recettori specifici.
Esempio: trattamento della vaginite senile con pomate o candelette a base di estrogeni.

f) Impiego degli ormoni sessuali nelle turbe extragenitali

La nozione che gli ormoni steroidei sono dotati di effetti aspecifici (per es. influenza sul sistema nervoso vegetativo, sul metabolismo proteico ed elettrolitico o sulla circolazione) ha condotto al loro impiego in malattie che non hanno un rapporto

diretto con il sistema endocrino. Le dosi utilizzate in questi casi sono spesso relativamente elevate. Nelle donne in età feconda bisogna tenere presenti le turbe transitorie del ciclo che si possono determinare.
Esempi: 1. Trattamento estrogenico od ormonoterapia mista delle turbe circolatorie. 2. Trattamento estro-androgenico della osteoporosi.

III. Forme di somministrazione

a) Ormoni steroidei

Gli ormoni somministrati con finalità terapeutiche agiscono di norma come gli stessi increti ghiandolari. Bisogna tuttavia tener presente che gli ormoni di provenienza ovarica, corticosurrenalica e da altre ghiandole endocrine si versano continuamente nel torrente circolatorio, mentre quelli somministrati dall'esterno, per esempio per via iniettiva, provocano un aumento del livello ematico ormonale di breve durata, per lo più con picco superiore ai valori fisiologici. La durata di azione ormonale dipende da numerosi fattori, tra i quali i più importanti sono l'assorbimento, la velocità di distribuzione nell'organismo, la degradazione e l'eliminazione.
Come già riportato nel capitolo «Azione biologica e test di attività», è importante, per ottenere un successo ottimale dal punto di vista terapeutico, che tutti questi fattori vengano determinati esattamente. L'insieme di queste prove viene denominato «farmacocinetica».

1. Terapia con impianti

Benché l'*impianto di compresse ormonali* rappresenti un metodo di applicazione relativamente fisiologico, esso è stato pressoché abbandonato. L'impianto di compresse di estrogeni ha, non di rado, provocato emorragie uterine difficili da controllare.
Gli impianti inoltre stimolano una reazione connettivale incapsulante e quindi una reazione da corpo estraneo. Per questo motivo l'assorbimento è molto variabile e si hanno degli effetti con variabilità non desiderata.
Più recentemente si effettuano impianti usando matrici in materiale sintetico neutro dalle quali gli steroidi vengono riassorbiti lentamente e in modo continuo (vedi «contraccettivi»).

2. Terapia iniettiva

L'*iniezione endovenosa* di steroidi ha un interesse limitato in quanto gli esteri idrosolubili vengono rapidamente inattivati ed eliminati. Data la brevissima durata d'azione del preparato gli organi bersaglio non reagiscono il più delle volte affatto a

queste iniezioni o al massimo ne risentono un effetto molto limitato.
Inoltre, a causa della scarsa solubilità in acqua della maggior parte dei derivati, esistono delle difficoltà di ordine tecnico nella preparazione di prodotti destinati alla terapia endovenosa.
L'*iniezione intramuscolare* di steroidi naturali disciolti in olio ha una azione relativamente debole e di breve durata, per cui è necessario rinnovarne la somministrazione almeno ogni due giorni. L'*esterificazione* con acidi grassi dà origine a derivati dotati di azione più intensa e più prolungata. Attualmente si dispone di numerosi derivati di questo genere. Alcuni di essi sono solubili in un veicolo a forte concentrazione e possiedono un'*azione prolungata* sicura che perdura per giorni o settimane, ciò che li rende utili per l'impiego clinico. Il prolungamento della durata d'azione è dovuto alla rallentata liberazione dello steroide dalle sede d'iniezione. La variabile durata d'azione dipende verosimilmente dal peso molecolare dell'estere. Prima di essere impiegato in clinica ognuno di questi esteri ad azione prolungata deve essere sperimentato non soltanto sull'animale ma anche sull'uomo in quanto ciascun composto può presentare differenze notevoli rispetto agli altri.
Nel valutarne la dose bisogna tener conto del fatto che una dose unica elevata di un estere steroideo ha una durata di azione maggiore rispetto ad una quantità più debole (tab. 15).

Tabella 15. Durata di azione e dose di proliferazione dell'estradiolo e di alcuni dei suoi esteri, iniettati per via intramuscolare.

Steroide	Dose unica (mg)	Durata di azione (giorni)	Dose di proliferazione (mg)
Estradiolo	10 — — — — — — — — — — →	2	40—60
Benzoato di estradiolo	5 — — — — — — — — — — →	6	25—35
Valerianato di estradiolo	10 — — — — — — — — — — →	10—14	20
Undecilato di estradiolo	20 — — — — — — — — — — →	40—60	—

Quando si deve effettuare un trattamento iniettivo di lunga durata con preparati ad azione prolungata, bisogna lasciare tra le iniezioni un intervallo non troppo grande, al fine di ottenere un'attività uniforme.
Esempio: Trattamento dell'aborto abituale con gestageni di deposito (Proluton-Depot). Durata di azione: 8-10 giorni. Intervallo tra le iniezioni: 5-7 giorni.
Un altro mezzo per ottenere un effetto prolungato consiste nell'iniettare *sospensioni cristalline.* Questo metodo realizza un deposito locale di ormoni, dal quale l'organismo riassorbe quotidianamente quantità molto variabili di questi. La durata di azione di una sospensione cristallina dipende dalla lunghezza degli spigoli dei singoli cristalli sospesi nel mezzo acquoso. Il calibro dei comuni aghi da iniezione limita la dimensione dei cristalli.

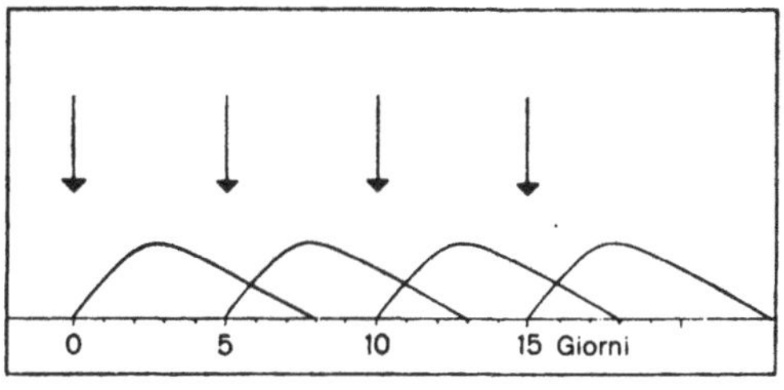

Fig. 51. Rappresentazione schematica di un trattamento di lunga durata con iniezione di prodotti ad azione prolungata.

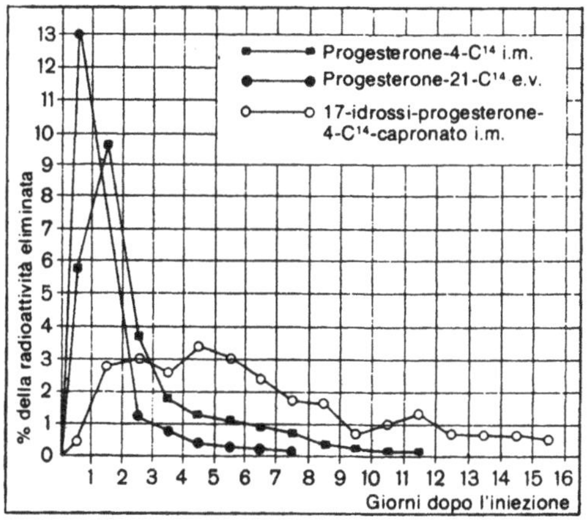

Fig. 52. Velocità di eliminazione di vari gestageni marcati.
(*Plotz, E.J.*: 6. Symposion Dtsch. Ges. Endokrin., Springer-Verlag, 1960, pag. 21)

3. *Terapia orale*

Gli steroidi naturali, estradiolo, estrone, progesterone e testosterone, sono pressoché inattivi se somministrati sotto forma di compresse. Dopo il loro assorbimento nell'intestino tenue, essi vengono in gran parte inattivati al momento del loro passaggio attraverso il fegato e raggiungono l'organo bersaglio in piccola quantità o sotto forma di metaboliti inattivi. L'impiego di compresse da sciogliere in bocca (*somministrazione perlinguale o intrabuccale*) consentirà di evitare il passaggio attraverso il fegato. In questo modo è possibile ottenere un potenziamento degli effetti degli ormoni sessuali naturali.

Già negli anni trenta erano stati registrati dei successi nella ricerca di composti steroidei che fossero dotati di maggiore attività per via orale. Si era notato che le *sostanze alchilate in posizione 17* esercitano un'azione ormonale estremamente intensa. L'esempio più noto è rappresentato dall'etinilestradiolo, sintetizzato da *Hohlweg* e *Inhoffen* presso la Schering. Questo derivato è circa 100 volte più attivo dell'estradiolo (pag. 8). Appartengono agli steroidi di questo gruppo il 17-etinil-19-nor-testosterone, come gestageno, e, tra gli androgeni, il 17-metil-testosterone. Negli ultimi anni sono stati segnalati anche altri derivati molto attivi per via orale, tra i quali un gruppo particolarmente interessante è quello caratterizzato dalla presenza di un atomo di alogeno in posizione C_6 (per es.: $\Delta^6$6-cloro-acetossi-progesterone). Grazie alla possibilità di potere scegliere tra numerosi prodotti molto efficaci, nella

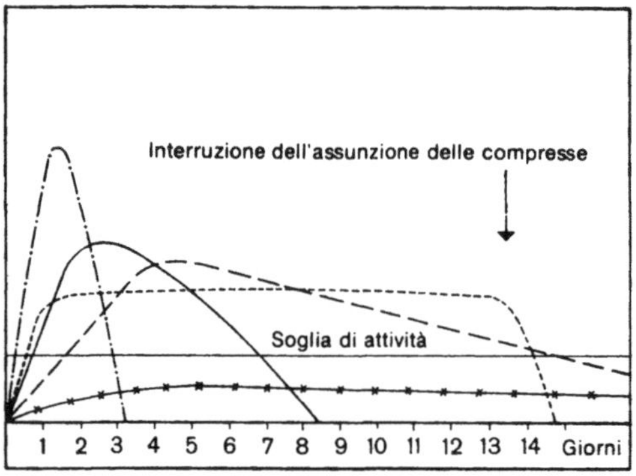

Fig. 53. Rappresentazione schematica dell'attività delle diverse forme di somministrazione.

———————	iniezione i.m.
– – – – – – –	iniezione di deposito
—×—×—×—	impianto ormonale
- - - - - - - - - - - - -	somministrazione di compresse
– · – · – · – · –	iniezione endovenosa

maggior parte dei casi si preferirà adottare un trattamento per via orale, dal momento che con la *somministrazione* quotidiana *di compresse* per un determinato periodo di tempo si assicura un effetto regolare, costante e di durata esattamente prevedibile.

Esiste uno svantaggio comune a quasi tutti i composti steroidei attivi per via orale: la loro tollerabilità epatica è limitata.

4. *Terapia locale*

L'applicazione sulla cute e sulle mucose di *pomate contenenti ormoni* produce effetti locali. Essa può provocare anche effetti generali quando la dose di ormoni è sufficientemente elevata e quando l'eccipiente permette un assorbimento sufficientemente elevato dello steroide. L'aggiunta di alcool o mentolo migliora la capacità di penetrazione degli ormoni; il DMSO non aumenta l'assorbimento.

5. *Applicazione vaginale*

Grande interesse ha l'applicazione endovaginale di *candelette, compresse o pomate contenenti ormoni.* Già con dosi minime si possono ottenere, sull'epitelio vaginale, effetti proliferativi terapeuticamente utili nel trattamento delle forme infiammatorie.

L'assorbimento degli steroidi attraverso l'epitelio vaginale avviene in maniera celere e quasi completamente.

6. *Applicazione rettale*

Con l'uso di supposte contenenti ormoni è possibile, come con l'impiego della via sub-linguale, evitare il circolo enteroepatico, in quanto le vene emorroidarie inferiori sono tributarie della vena cava.

7. *Somministrazione intranasale*

I releasing hormones sembrano essere attivi se somministrati per via intranasale. Questa modalità di somministrazione può essere molto utile dal momento che in

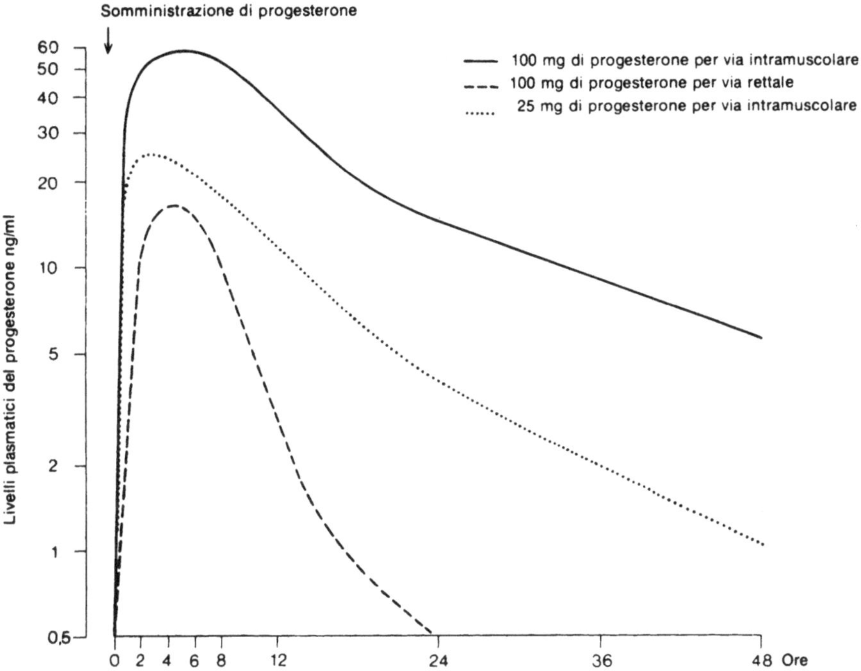

Fig. 54. Rappresentazione schematica dei tassi plasmatici di progesterone dopo somministrazione di 25 (n=5) e 100 mg (n= 8) di progesterone per via intramuscolare e di 100 mg (n= 6) per via rettale. (*Nillius, S.*, e *Johansson, E.* : Amer. J. Obstet. Gynaec. **110,** 470 [1971])

presenza di un'emivita molto breve si rendono necessarie delle somministrazioni ravvicinate per ottenere determinati scopi terapeutici.

b) Estratti gonadici

Gli estratti delle gonadi, di cui è stata consigliata la somministrazione orale, contengono solo quantità minime di ormoni sessuali.
Non è stato possibile dimostrare effetti farmacologici per i preparati di questo tipo, somministrati alle dosi terapeutiche abituali. Gli endocrinologi, da un punto di vista sperimentale, non danno credito alla ipotesi secondo la quale gli estratti totali conterrebbero anche altre sostanze sconosciute, capaci di influenzare nella specie umana il sistema endocrino.

c) Sostanze prive di caratteristiche steroidee

Il clomifene o il ciclofenile vengono somministrati in compresse nei primi giorni del ciclo. Il loro assorbimento è sufficiente in questa forma.

d) Ormoni gonadotropi

Gli *ormoni gonadotropi* debbono essere somministrati in forma iniettiva. La via orale è inefficace, in quanto si tratta di sostanze proteiche che vengono degradate nel tubo gastroenterico. I tentativi di mettere a punto preparati ad azione prolungata non hanno a tutt'oggi fornito buoni risultati. Lo stesso vale per i releasing hormones. I clinici non accordano più alcun valore al metodo dell'*impianto di ipofisi animali* al fine di stimolare le ghiandole periferiche. La distruzione rapida della ghiandola impiantata è inevitabile in quanto questa è suscettibile di funzionare solo finché è in rapporto con il sistema diencefalico.

IV. Effetti secondari dell'ormonoterapia e come evitarli

a) Generalità

Gli steroidi sessuali e le gonadotropine sono sostanze relativamente atossiche. Non si sono riscontrati avvelenamenti acuti anche con dosaggi estremamente alti. Essendo questi preparati adoperati in diversi campi per periodi anche estremamente lunghi, il problema più importante è quello dei fenomeni secondari che possono insorgere dopo una lunga terapia. Prima di somministrare steroidi sessuali all'uomo bisogna saggiare la loro tollerabilità su specie animali idonee.

b) Esame tossicologico

A causa della succitata scarsa tossicità è senza alcun interesse la DL 50 = *Dose letale nel 50% della collettività animale* dopo somministrazione unica.
I valori infatti sono lontani dalle dosi che si impiegano nell'uomo. Più importanti sono gli *esperimenti subacuti* e *cronici della tollerabilità* negli animali di laboratorio. Con l'ausilio di queste ricerche si cerca di scoprire quali dosi sono tollerate senza fenomeni collaterali durante trattamenti prolungati. Le dosi vengono calcolate sulla base di mg/kg moltiplicando per il fattore 2,5,10 e 100. Nel corso e alla fine delle prove vengono eseguiti numerosi esami e infine l'autopsia degli animali.
Fino ad ora non sono state tenute nella dovuta considerazione, negli studi sulla tossicità cronica, le particolarità biologiche delle specie animali e in particolare le diversità del metabolismo, cosicché queste ricerche non possono darci dei risultati completi da cui trarre considerazioni sull'attività nella specie umana.

c) Farmacocinetica

Attraverso la somministrazione della sostanza in esame in forma marcata, si riesce a chiarire importanti quesiti sulla biodinamica negli animali da laboratorio e anche nell'uomo. Queste indagini forniscono informazioni su:
— assorbimento
— quantità e durata di permanenza nel plasma
— tempo di permanenza e distribuzione nell'organismo

— modo di escrezione attraverso le urine, bile, feci, sudore e aria di espirazione.
Dai dati ottenuti si possono trarre delle conclusioni meno sul meccanismo di azione che sulla durata di azione del preparato. Il confronto dei risultati tra gli animali da laboratorio e l'uomo, in molti casi ci fa vedere delle notevoli disparità. Da ciò si deduce logicamente che i risultati ottenuti negli animali da esperimento non possono essere trasportati senza critica all'uomo.

d) Effetti secondari aspecifici

Fegato: Indipendentemente dalle loro caratteristiche sessuali specifiche gli steroidi possono indurre alterazioni della funzione epatica. Questi effetti secondari sono particolarmente legati agli steroidi con 18 e 19 atomi di carbonio alchilati in posizione C_{17}, molto attivi per via orale.
La biotrasformazione ed il metabolismo degli steroidi avvengono nel fegato con velocità molto variabile. Possono verificarsi svariate modalità di disturbo, causate da:

— sovradosaggio
— reazioni di ipersensibilità verso steroidi
— interferenze nelle reazioni metaboliche
— *disturbo non itterico* della funzionalità epatica, caratterizzato da aumentati valori delle SGOT, SGPT e della BSF. Il disturbo non itterico è relativamente innocuo, anche perché è scarsa la significatività delle SGOT, SGPT e BSF per quanto riguarda gli effetti specifici degli steroidi sul fegato
— *colostasi itterica,* un quadro morboso grave. In questo caso si rendono necessarie l'interruzione del trattamento nonché una terapia clinica adeguata. L'iperbilirubinemia del neonato invece si riduce fino a scomparire dopo alcuni giorni
— *colostasi* in donne che già in precedenti gravidanze hanno manifestato un ittero colostatico
— *iperbilirubinemia* neonatale dovuta a deficit relativo di glucuronazione. Il deficit di glucuronazione neonatale si instaura in base ad una «situazione concorrenziale» tra bilirubina e pregnandiolo. Il pregnandiolo proviene come prodotto di degradazione dal circolo feto-placentare. Entrambe le sostanze hanno la caratteristica di poter essere eliminate dall'organismo solo sotto forma di glucuronati idrosolubili. Spesso si instaura un ittero quale segno di una ridotta escrezione di bilirubina. Probabilmente l'organismo mette in atto più facilmente la glucuronazione enzimatica del pregnandiolo che non quella della bilirubina.

Si possono avere delle *reazioni locali* aspecifiche nella regione glutea somministrando steroidi in soluzione oleosa a brevi intervalli per via intramuscolare. Sono stati descritti inoltre degli infiltrati oleosi che provocano una proliferazione connettivale.
Anche *l'impianto* di compresse di ormoni, ormai poco seguito, può provocare una proliferazione connettivale e anche una reazione da corpo estraneo.
Dopo la somministrazione iniettiva ripetuta di ormoni proteici, in particolar modo quando questi sono poco puri, si possono avere *reazioni allergiche.* Si consiglia in

questo caso di cambiare preparato.
Inoltre steroidi in soluzione oleosa possono provocare gravi disturbi di ordine generale a causa di *embolie oleose* quando l'iniezione avviene erroneamente in una vena glutea.

e) Effetti secondari degli estrogeni

Come già detto in precedenza, gli estrogeni provocano a livello dell'apparato genitale e nelle ghiandole mammarie effetti proliferativi.
Allorché gli estrogeni vengono somministrati in modo continuo e per lungo tempo dalla loro azione fisiologica risultano effetti secondari non desiderati:
Nell'endometrio si ha *iperplasia ghiandolare-cistica* con, in seguito, delle metrorragie di lunga durata.
Nelle mammelle possono insorgere delle proliferazioni patologiche che portano alla *mastopatia cistica.* L'effetto antigonadotropo degli estrogeni provoca inoltre, nella fase della maturità sessuale, molto facilmente un *ritardo* o una *soppressione dell'ovulazione.*
Un tema molto discusso è quello dell'effetto degli estrogeni sull'*arteriosclerosi.* Ricerche statistiche hanno dimostrato che la donna nella fase della maturità sessuale è poco colpita dalla vasculopatia sclerotica, mentre ciò non avviene nelle donne castrate e nelle donne dopo la menopausa. Da ciò si potrebbe dedurre che nella donna gli estrogeni si comportano come fattori di protezione.
Nell'uomo si è visto in statistiche notevoli, riguardanti la terapia del carcinoma della prostata, che lo stilbestrolo in una dose di 5 mg al giorno aumenta la tendenza alle malattie cardiovascolari: sono comparsi con maggiore frequenza *infarti del miocardio* e *trombosi.* Questo opposto comportamento nei due sessi richiede ancora una spiegazione. La terapia con estrogeni in postmenopausa non sembra aumentare il pericolo della trombosi.
Per quanto riguarda la somministrazione di contraccettivi orali si è visto che preparati estro-progestinici con alto contenuto di estrogeni aumentano di più la *tendenza alla trombosi* dei prodotti con basso contenuto di estrogeni. Si hanno modificazioni del sistema della coagulazione simili a quelle che si riscontrano in gravidanza.
La formazione di *calcoli biliari* avviene prevalentemente in donne pluripare. Anche un impiego prolungato di estrogeni, come si verifica in postmenopausa, sembra favorire la formazione di calcoli.

f) Estrogeni e tumori

Un argomento molto discusso riguarda la possibilità che, in conseguenza di un trattamento estrogenico, si originino neoplasie a livello dei due principali organi bersaglio, l'utero e la mammella.
Negli *animali di laboratorio* generalmente di razza pura, si è riusciti a provocare, impiegando dosi estremamente alte di estrogeni, *tumori maligni* non soltanto di

questi due organi, ma anche del rene, dell'epididimo, dello scheletro e dei linfonodi, ecc.

Contrariamente alla «comparsa spontanea di tumori maligni» tutti questi esperimenti sugli animali sono caratterizzati dalle seguenti peculiarità:

1. Spesso questi tumori, denominati istologicamente «modificazioni maligne» compaiono in forma multipla. In tal caso devono essere interpretati come dovuti ad uno stimolo di accrescimento riguardante l'intero organo.
2. Sospendendo la somministrazione di estrogeni si assiste in questi esperimenti alla scomparsa spontanea delle modificazioni di tipo benigno o pseudomaligno.
3. Impiegando un'altra posologia o scegliendo un diverso estrogeno vengono a mancare «reazioni benigne» analoghe a carico degli stessi organi. Nella maggior parte dei casi i reperti osservati non sono trasferibili da una specie animale ad un'altra.
4. La mancata trasferibilità di questi reperti fa pensare all'esistenza di una predisposizione genetica alla base dello sviluppo tumorale indotto dalla somministrazione degli ormoni.

Riassumendo si può affermare che ripetute osservazioni non hanno permesso di trovare una corrispondente *validità clinica* di questi reperti sperimentali riscontrati negli animali.

Nella *specie umana* non è stata trovata una carcinogenesi somministrando estrogeni in dosi fisiologiche. Come osservazione limitativa, bisogna tuttavia aggiungere che il tempo di latenza tra l'inizio dell'azione di un agente stimolante e la comparsa di un tumore è probabilmente di molti anni. Il periodo di osservazione potrebbe essere il più delle volte troppo breve.

Con altre ricerche si è tentato di accertare se l'azione proliferativa degli estrogeni, che si manifesta su quasi tutte le mucose, è suscettibile di scatenare od accelerare lo sviluppo di un tumore maligno già esistente. Questa possibilità sussiste certamente per certi tumori che traggono la loro origine da un fattore genetico. Le corrispondenti constatazioni su animali da esperimento hanno portato a qualificare gli estrogeni come *sostanze carcinogenetiche condizionate.* Sono molto rare le osservazioni similari nella specie umana.

Esempio: Carcinoma dell'endometrio insorto in seguito ad un tumore estrogenosecernente delle cellule tecali.

Stilbestrolo: carcinogeno? Per quanto riguarda le sue caratteristiche estrogeniche lo stilbestrolo non si differenzia dagli steroidi ad attività estrogenica. Sembrerebbe però possibile che questo prodotto, somministrato ad alte dosi, possa essere carcinogenetico.

Esempi: *1. Carcinoma mammario nell'uomo*

Esistono rari casi di uomini trattati per lungo tempo con stilbestrolo per carcinoma della prostata che si sono ammalati a distanza di parecchio tempo di carcinoma mammario. Generalmente questa neoplasia, come si sa, si manifesta soltanto nel sesso femminile.

2. *Carcinoma vaginale in ragazze giovani*
Dal 1948 al 1967 lo stilbestrolo è stato impiegato, soprattutto negli USA, a dosi estremamente elevate (100-300 mg al giorno) per il trattamento della minaccia d'aborto. Nel 1970 è stata osservata in più riprese in ragazze giovani, nate da queste gravidanze, la comparsa di *carcinomi* o *adenomi vaginali.* Questi fenomeni sono stati messi in relazione al pregresso trattamento estrogenico. In base a statistiche di recente pubblicazione il rischio per una ragazza di ammalarsi di una neoplasia maligna a livello vaginale è di 4:1000 se la madre è stata trattata nei primi 3 mesi della gravidanza con stilbestrolo. Non esistono spiegazioni, ma si possono soltanto avanzare delle supposizioni sui fattori patogenetici di questo caso eccezionale di «trasmissione transplacentare di un fattore carcinogenetico». Potrebbe darsi che lo stilbestrolo esplichi un'azione specifica sui dotti di *Müller* dai quali nel corso della differenziazione durante il 3° mese di sviluppo embrionale si formano l'utero e la vagina.
Giudizio generale: Allo stato attuale della ricerca sperimentale e della esperienza clinica, si può ammettere che un trattamento con estrogeni, il quale venga condotto, come regola generale, soltanto con piccole dosi e prevedendo delle pause nella somministrazione, non esercita alcuna influenza né sulla formazione né sullo sviluppo di una carcinoma.

g) Effetti secondari dei gestageni

I gestageni possono, a causa del loro effetto periferico progestinico, il quale si manifesta contemporaneamente come effetto antiestrogeno e come conseguenza dell'azione antigonadotropa, provocare nell'*endometrio* delle modificazioni che normalmente non sono riscontrabili.
La somministrazione ad alte dosi nella fase trasformativa provoca un edema dello stroma e una diminuzione dei tubuli ghiandolari, un quadro denominato *fase secretiva bloccata.* Allorché la somministrazione di gestageni dura più di 14 giorni, si ha una *reazione deciduale,* che altrimenti è riscontrabile soltanto in gravidanza.
Se i gestageni vengono somministrati durante tutto il ciclo si ha il più delle volte una soppressione dell'ovulazione. Le ghiandole diventano piccole e rare, lo stroma è edematoso. Una terapia a lunga durata di gestageni (ad es. nella terapia dell'endometriosi) provoca un'atrofia dell'endometrio.
Sulla *ghiandola mammaria* i gestageni da soli, senza aggiunta di estrogeni, agiscono nella donna in senso antiproliferativo. Lo stesso vale a carico del *fattore cervicale.* L'aggiunta di un estrogeno (contraccettivo orale) non annulla l'effetto progestinico.
Come effetto secondario rilevante viene considerata la possibilità della *virilizzazione intrauterina* dei genitali *nel feto di sesso femminile.* Ciò si può verificare quando si somministrino alla madre, durante lo stadio dello sviluppo dei genitali (2°-3° mese di gravidanza), dei gestageni i quali hanno anche azione androgena.
Gestageni con azione antiandrogena provocano, in esperimenti sugli animali, effetti opposti. Con la somministrazione di sostanze di questo tipo (ciproterone acetato) si

ottiene la *femminilizzazione di feti di sesso maschile.*
Alcuni gestageni sembrano avere un'influenza sul *metabolismo dei carboidrati.* Essi inducono una maggiore produzione di insulina e causano un andamento anormale della prova di tolleranza al glucosio. È possibile che certe turbe diabetogene che si verificano durante la gravidanza vengano indotte dal progesterone.
Non esiste nella specie umana un'influenza dei gestageni sui *tumori* nel senso di stimolo all'accrescimento o alla genesi tumorale.
Gli effetti secondari indotti dai gestageni sono reversibili. Essi scompaiono celermente interrompendo la terapia. Fanno eccezione la virilizzazione e la femminilizzazione intrauterina dei feti, che sono irreversibili.

h) Androgeni - Ormoni anabolizzanti

Durante un trattamento con androgeni si osservano frequentemente i seguenti fenomeni di virilizzazione: accentuazione della pelosità, rugosità della pelle, abbassamento del timbro della voce, acne, aumento del volume del clitoride e aumento della libido. D'altro canto questi fenomeni possono a volte mancare del tutto, anche dopo trattamenti prolungati. È evidente che la costituzione individuale (tendenza alla virilizzazione spontanea) e l'età della paziente hanno importanza nel determinismo di questi fenomeni.
Gli androgeni e gli anabolizzanti, se somministrati nel 2° - 3° mese di gravidanza, possono indurre una *virilizzazione* intrauterina dei feti di sesso femminile.

i) Gonadotropine

Effetti collaterali delle gonadotropine sono stati descritti come conseguenza di una particolare reattività ovarica, ad esempio nella *sindrome di Stein-Leventhal* (pag. 167). Dal punto di vista clinico si osserva una tumefazione dolorosa della regione annessiale. Dal punto di vista morfologico si riscontrano cisti ematiche e luteiniche, come pure iperproliferazione delle cellule tecali. Nei casi gravi può rendersi necessario eseguire una laparatomia, a causa della comparsa di segni di addome acuto. In casi estremi (*sindrome di Meigs*) si hanno dei notevoli essudati nella cavità addominale e toracica.
Un effetto molto discusso delle gonadotropine e in particolare dei cicli di cura con HMG e HCG è quello di provocare *gravidanze multiple.* Spesso con la somministrazione di questi preparati si ha la maturazione contemporanea di molti follicoli. Ne conseguono 2-3 o più scoppi di follicoli e fecondazioni contemporaneamente.
La somministrazione di HCG nella fase luteinica in dose alta provoca un ritardo dell'inizio della mestruazione. Si ha l'aumento della durata del corpo luteo come all'inizio della gravidanza.
La *prolattina* sembra avere effetti collaterali sulla psiche. Sono note per es. osservazioni di donne con alti tassi di prolattina e presenza di stati depressivi e di irrequietezza.

Se ne aggiunge che certi farmaci aumentano il tasso di prolattina. Fanno parte di questi farmaci fra altri le fenotiazine in uso nella psicofarmacoterapia, la reserpina e la metil-Dopa.

k) Farmaci che inducono l'ovulazione

È stato più volte descritto che la somministrazione di clomifene (Clomid) provoca talvolta gravidanze gemellari e *formazioni di cisti ovariche.* Sembra che questa sostanza possa dar luogo, come le gonadotropine, a iperstimolazione ovarica. Altri effetti collaterali del clomifene sono dolori alla schiena e disturbi visivi. Sul ciclofenile (Fertodur) non si conoscono osservazioni in questo senso.

l) Corticoidi

Un trattamento prolungato con corticoidi può, se la dose è sufficientemente elevata, (per es. più di 10 mg di prednisolone al giorno), determinare alterazioni generali analoghe a quelle che si osservano nel *morbo di Cushing.* I sintomi principali sono la obesità localizzata al tronco e la facies lunare, la comparsa di strie bluastre e l'osteoporosi. Il trattamento con corticoidi non esercita effetti degni di nota a carico degli organi genitali femminili.
Un'altra complicazione del trattamento con corticoidi, benché poco frequente, è la formazione e la perforazione di *ulcere gastriche.* Nei pazienti con precedenti anamnestici di ulcere si impone perciò una particolare prudenza.
La gravidanza non costituisce una netta controindicazione alla somministrazione di corticoidi. I reperti sperimentali osservati in campo animale (inibizione dell'accrescimento degli animali neonati, palatoschisi) non sono stati riscontrati nella specie umana.

V. Scelta dei preparati nelle diverse indicazioni

a) Steroidi sessuali

L'esame sperimentale e clinico degli steroidi sessuali, di alcuni soltanto dei quali faremo menzione (pag. 274), ha dimostrato che la *gamma di effetti indotti da ciascun derivato* è molto varia. Interesse preminente aspetta non soltanto alla relazione esistente tra azione periferica e centrale, ma anche agli effetti secondari specifici nell'ambito sessuale. Le conoscenze finora acquisite fanno prospettare la necessità di *impiegare prodotti diversi* nelle diverse indicazioni o almeno di tentare di farlo. Il fattore decisivo, sotto il profilo di terapia ottimale, non è necessariamente rappresentato dal grado di attività del prodotto, ma piuttosto dalle differenti azioni parziali che esso possiede.
Esempi: 1. *L'etinilnortestosterone acetato (Primolut-Nor) e il levonorgestrel* sono

gestageni molto attivi per via orale. Essi posseggono inoltre una notevole azione antigonadotropa. Per quanto riguarda gli effetti secondari è stato visto in prove sperimentali che essi possono provocare un effetto androgeno ed anabolizzante il quale si manifesta solo scarsamente dal punto di vista clinico.
Prescrizione: Buone possibilità di impiego nei trattamenti ciclici ed anticoncezionali. In entrambi i casi l'azione androgena non si manifesta. Tuttavia l'uso è controindicato in gravidanza.
2. Il *capronato di 17α-idrossiprogesterone* (Proluton-Depot) è un gestageno deposito del tutto privo di effetti secondari. La dose di trasformazione è di 250 mg per ciclo. Il prodotto è sprovvisto di un'azione antigonadotropa degna di nota e non è possibile, con esso, ritardare o inibire l'ovulazione, tranne che con dosi alte.
Prescrizione: Nel trattamento profilattico dell'aborto. Meno indicato per il trattamento del ciclo (pag. 162) e come progestinico anticoncezionale.
3. L'*etinilestradiolo* (Progynon C) è un estrogeno molto attivo. Una dose giornaliera di 0,1 mg somministrata per 20 giorni, è capace di indurre la proliferazione fisiologica dell'endometrio in soggetti ovariectomizzati. Una dose giornaliera di 0,05 mg è sufficiente per inibire l'ovulazione.
Prescrizione: Prodotto utile per i trattamenti ciclici e per la contraccezione.
4. Il *valerianato di estradiolo* (Progynon Depot 10 mg) in soluzione oleosa è un estrogeno deposito molto ben tollerato, la cui durata di azione è di circa 12 giorni. Due iniezioni di 10 mg ciascuna, praticate al 1° e al 12° giorno del ciclo, sono capaci di provocare la proliferazione fisiologica dell'endometrio nella donna ovariectomizzata. Non è stata determinata la dose inibente l'ovulazione.
Prescrizione: Prodotto utile per i trattamenti ciclici, purché venga impiegato in modo cronologicamente esatto.
I quattro steroidi sopracitati verranno ricordati nella seconda parte di questo libro, dedicata alla terapia. Naturalmente si potrà praticare con pari successo una ormonoterapia anche impiegando altri prodotti, a condizione che se ne conoscano in dettaglio gli effeti principali e secondari e che si faccia ricorso soltanto a quelli sufficientemente saggiati in clinica e sperimentalmente.
Criteri particolarmente *severi* debbono essere adottati nella scelta dei prodotti da prescrivere per proteggere la *gravidanza.* In questi casi occorre essere certi che il preparato non eserciti alcuna influenza nociva sul feto. L'innocuità assoluta da questo punto di vista deve essere stabilita valutando gli effetti sperimentali sulla successiva generazione di animali.

b) Preparati ad azione gonadotropa

In campo ginecologico gli ormoni gonadotropi vengono usati soprattutto per indurre l'ovulazione. La maturazione del follicolo è dovuta all'azione simultanea sulle ovaie dell'FSH e dell'LH in rapporto continuamente variabile tra di loro. Preparati FSH vengono adoperati soprattutto per la stimolazione delle ovaie. Essi posseggono una diversa attività di LH.

Preparati HCC vengono adoperati in sostituzione di LH allorché è già avvenuta una stimolazione delle ovaie. Per questa terapia sono da preferirsi preparati di origine umana (HCG, HMG) piuttosto che quelli di origine animale (ad es. PMS) perché la formazione di anticorpi, a questa maniera, sarebbe meno probabile. Questo quesito abbisogna di ulteriore chiarimento in quanto sono note eccezioni (mancata formazione di anticorpi contro l'insulina e l'ACTH).

c) Estrogeni deboli in qualità di induttori dell'ovulazione

I due prodotti disponibili, il clomifene (Clomid) ed il ciclofenile (Fertodur), differiscono fra di loro in modo non trascurabile. Il clomifene si impiega preferibilmente nelle donne con amenorrea, in quanto si ottengono risultati migliori, anche se si possono prevedere effetti collaterali (dolori lombari, disturbi visivi, iperstimolazione ovarica). Il ciclofenile che è privo di effetti collaterali, viene preferito in tutte le altre turbe ovulatorie.

VI. Controindicazioni

a) Steroidi sessuali

I casi in cui la somministrazione di steroidi sessuali è assolutamente controindicata sono rari in quanto, come già detto, le sostanze di questo gruppo, al contrario di tanti altri medicamenti, sono atossiche anche in caso di iperdosaggio. In base alle attività elementari degli steroidi, quelle specifiche sessuali e quelle generali, è comunque possibile la comparsa di effetti collaterali prevedibili. Spetterà perciò al medico decidere di volta in volta se correre il rischio insito in ogni trattamento terapeutico oppure se evitarlo.

Esempi: Nella terapia ormonica del *carcinoma mammario in fase avanzata* possono essere considerati di secondaria importanza gli effetti secondari di una ormonoterapia ad alte dosi rispetto agli effetti secondari più notevoli di altre terapie.

Nella somministrazione di *contraccettivi per via orale* nella donna sana bisogna adoperare un metro diverso, in quanto la terapia, di solito, avviene per un lungo periodo. Bisogna tener presente tutti i possibili effetti secondari.

L'anamnesi e l'esame obiettivo permettono all'esperto di isolare facilmente dalla grande casistica i pochi casi in cui la somministrazione di contraccettivi per via orale è rischiosa o controindicata.

Elenco delle controindicazioni più importanti

1. *Estrogeni:* Carcinoma della mammella in giovani donne, mastopatia, utero miomatoso, carcinoma dell'endometrio.

   Particolare prudenza si richiede in caso di trombosi delle vene profonde nell'anamnesi nonché quando si impiegano steroidi alchilati in C_{17} (etinilestradiolo, mestranolo, ecc.) in caso di malattie epatiche non ancora completamente guarite.

2. *Gestageni:* Gestageni con effetti secondari androgeni o antiandrogeni in gravidanza. Ittero gravidico e herpes gestationis nell'anamnesi.
3. *Combinazioni estroprogestiniche:* Per quanto riguarda una somministrazione di breve durata di combinazioni estroprogestiniche per la terapia delle turbe del ciclo, si hanno solo rarissime controindicazioni.
   L'ampia sperimentazione e l'impiego diffuso dei *contraccettivi per via orale* ha condotto ad una precisa analisi di certi effetti collaterali e delle controindicazioni ad essi connesse che saranno trattati in un capitolo successivo. A tale proposito esistono convergenze mondiali.
4. *Androgeni e anabolizzanti:* Gravidanza, cantanti di sesso femminile.
   Particolare prudenza è richiesta nelle donne che esercitano una professione legata alla voce e nelle pazienti che mostrano già segni di virilizzazione.

b) Gonadotropine

Reazioni allergiche dopo iniezione di preparati similari.
Prudenza si impone nelle donne con sindrome di Stein-Leventhal (iperstimolazione delle ovaie).

c) Corticoidi:

Osteoporosi, ulcera di recente data. *Prudenza si impone* nelle affezioni benigne dello stomaco.

L. Diagnosi delle turbe ormonali

La diagnosi dei disturbi ginecologici di origine endocrina può essere relativamente semplice. Una diagnosi di probabilità viene spesso formulata sulla base dei soli dati anamnestici, come ad esempio nelle turbe climateriche o nelle emorragie intermestruali coincidenti con l'ovulazione e nelle emorragie giovanili.
Per contro, in molti casi non è possibile porre una diagnosi soddisfacente neppure con l'ausilio di metodiche complesse quali i dosaggi ormonali, il cui valore pratico è stato spesso sopravvalutato. Bisogna avere sempre presente che le affezioni isolate di una sola ghiandola endocrina sono rare e che nella maggior parte dei casi si tratta di turbe funzionali del sistema endocrino, delle quali può essere difficile riconoscere le cause e le ripercussioni. Prescindendo dalle abituali norme diagnostiche di carattere generale, che consistono nel raccogliere l'anamnesi e nel praticare un esame medico generale ed una visita ginecologica, sono stati messi a punto numerosi metodi speciali che differiscono tra di loro sia per l'importanza pratica che per le difficoltà che la loro esecuzione comporta.

I. Metodi diagnostici semplici (che non richiedono l'ausilio del laboratorio)

a) Anamnesi

Le turbe endocrine hanno frequentemente carattere familiare; è dunque utile raccogliere un'*anamnesi familiare* accurata. Nelle gravi affezioni congenite o postnatali bisogna raccogliere sempre informazioni molto dettagliate relative ai fratelli, alle sorelle, genitori, ecc.
L'*anamnesi personale* dovrà naturalmente essere orientata in base all'età della paziente e all'affezione che si sospetta. Si raccoglieranno dati precisi sulla data del menarca, sul comportamento delle prime emorragie mestruali, sulle gravidanze, su eventuali complicanze ostetriche o puerperali, sugli aborti, sulle affezioni ginecologiche e sulla comparsa della menopausa.
In generale un menarca precoce depone per una buona funzionalità ovarica e genitale, mentre un menarca ritardato fa sospettare una ipoplasia uterina e disturbi del ciclo. Qualora dopo i 18 anni non si sia verificata alcuna emorragia, si parlerà di *amenorrea primaria.* Grande interesse ha pure l'andamento della funzione mestruale durante i primi anni della maturità sessuale. Le donne affette da sterilità d'origine ovarica o da turbe del ciclo presentano frequentemente degli antecedenti di *metror-*

Tabella 16. Panoramica dei metodi diagnostici.

1. *Metodi semplici (che non richiedono l'ausilio del laboratorio):*
   a) Anamnesi
   b) Esame generale e ginecologico
   c) Misurazione della temperatura basale
   d) Somministrazione di ormoni per finalità diagnostiche
   e) Esame a fresco del muco cervicale
   f) Microraschiamento
   g) Salpingografia
   h) Radiografia della sella turcica
   i) Test immunologico di gravidanza

2. *Metodi che possono essere applicati in un piccolo laboratorio:*
   a) Tests biologici di gravidanza
   b) Colpocitologia
   c) Diagnostica diencefalo-ipofisaria
   d) Determinazione della cromatina sessuale

3. *Metodi clinici speciali:*
   a) Raschiamento completo
   b) Culdoscopia-Laparoscopia
   c) Laparotomia esplorativa

4. *Ricerche che richiedono un laboratorio particolarmente attrezzato:*
   Determinazione quantitativa di:
   a) Estrogeni urinari e serici
   b) Progesterone serico
   c) Pregnandiolo urinario
   d) 17-chetosteroidi urinari
   e) Gonadotropine urinarie e seriche
   f) Gonadotropina corionica urinaria e serica
   g) Corticosteroidi urinari
   h) Pregnantriolo urinario
   i) Testosterone urinario e serico

ragie giovanili. Uno dei sintomi di più comune riscontro è rappresentato dalla *dismenorrea* funzionale, la cui scomparsa dopo una o più gravidanze è dovuta non solo ad una maturità più completa degli organi genitali, ma anche certamente a fattori di natura psichica.

Le *gravidanze,* le *distocie* e gli *aborti* provocano frequentemente turbe ormonali. Una importanza particolare deve essere attribuita ai *raschiamenti* praticati durante il puerperio, perché non di rado l'asportazione di tutto l'endometrio causa una amenorrea di origine non endocrina, bensì uterina.

Notevole importanza hanno anche determinate *turbe metaboliche* legate a sintomi di carenze endocrine multiple, che si manifestano frequentemente dopo parti complicati da emorragie.

Durante la *premenopausa* si osservano spesso anomalie del ciclo. Le *anomalie emorragiche* che hanno tendenza a ripetersi ciclicamente (emorragie intermestruali ovulatorie, emorragie premestruali, emorragie postmestruali) possono essere considerate come manifestazioni benigne di natura endocrina, mentre le emorragie continue che compaiono in modo non correlato alla mestruazione devono fare immediatamente sospettare un'affezione organica. In questa epoca della vita bisogna sempre indagare sui *sintomi premestruali.* Le pazienti dimenticano in genere di segnalarli, malgrado i fastidi che essi apportano, essendosi ormai, nel corso degli anni, abituate ad essi.

Se i *sintomi* sono *comparsi dopo la cessazione della funzione ovarica,* è importante appurare quando è iniziata la *menopausa.* le emorragie che compaiono in questa fase non sono necessariamente di origine maligna, ma possono essere di origine ormonale. Se è stato eseguito un trattamento con estrogeni, bisognerà pensare subito ad una emorragia da privazione estrogenica. Molto più raramente si riscontra un tumore funzionante dell'ovaio o della corteccia surrenale.

b) Esame generale e ginecologico

Esame generale: Le turbe endocrine producono spesso alterazioni dell'aspetto generale e, se sono congenite, causano la comparsa di un tipo costituzionale anormale. Soprattutto in presenza di una storia lunga è necessario esaminare l'individuo in toto. La presenza di segni di *irsutismo,* associati ad un aspetto generale di tipo femminile, depone in favore di turbe endocrine acquisite, quali ad esempio un adenoma corticosurrenale od un arrenoblastoma. Una costituzione maschile (torace, muscolatura, forma del bacino) associata ad una distribuzione dei peli a tipo maschile, viene definita come *virilismo* e depone per una affezione congenita, come un ermafroditismo od una disfunzione corticosurrenale. Segni di irsutismo di modesta entità in donne con ciclo normale sono spesso privi di significato patologico e possono essere considerati semplici varianti costituzionali. Nelle pazienti che sono state sottoposte a trattamenti prolungati con forti dosi di androgeni (trattamenti anticancerosi), compaiono spesso segni di irsutismo. Nei casi di *agenesia ovarica,* di testicolo femminilizzante ed anche di *morbo di Addison* mancano i peli ascellari e pubici. Il *nanismo* può essere di origine ovarica (agenesia gonadica) o ipofisaria od anche tiroidea. Alterazioni cutanee si osservano particolarmente nei casi di *morbo di Cushing* (strie violacee), di *morbo di Addison* (pigmentazioni), di mixedema ed anche durante la gravidanza, oppure nei casi di irsutismo, nel quadro delle manifestazioni di virilizzazione.

È importante non soltanto riconoscere queste alterazioni, ma anche stabilire il tipo costituzionale. Oltre alla donna di costituzione globalmente femminile, si osservano diversi tipi costituzionali che secondo alcuni sono predisposti ad affezioni endocrine di vario genere. Non esistono comunque basi scientifiche sufficientemente fondate per questa affermazione.

1. *Tipo picnico.* Questo tipo costituzionale si sviluppa spesso, in soggetti inizialmente perfettamente femminili, in seguito a gravidanze o alla fine della maturità sessuale. Presenta una tendenza alle malattie metaboliche ed agli stati di distiroidismo.
2. *Tipo astenico.* Questo tipo è caratterizzato dallo scarso sviluppo delle forme femminili, unito ad uno scarso sviluppo muscolare e del tessuto connettivo. Non esiste in questi soggetti una particolare predisposizione a turbe ormonali.
3. *Tipo ipoplasico.* Questo tipo costituzionale è caratterizzato da frequente mancanza di maturità somatica e psichica. Il soggetto permane ad uno stadio di sviluppo immaturo e presenta una tendenza a turbe del ciclo, all'amenorrea, alla menopausa precoce e alla sterilità.

Esame ginecologico: Durante l'esame ginecologico bisognerà osservare i seguenti punti:

— Cicatrici operatorie
— Tipo di peluria pubica
— Forma ed altezza del perineo
— Forma e dimensione delle grandi e delle piccole labbra
— Dimensioni ed elasticità della vagina
— Natura della secrezione vaginale, eventualmente con l'ausilio dell'esame microscopico
— Stato del fornice posteriore
— Forma, grandezza e superficie della portio uteri e del canale cervicale
— Natura del secreto cervicale, eventualmente esame microscopico
— Situazione, mobilità, dimensioni e forma dell'utero
— Stato dell'apparato legamentario
— Forma, mobilità e dimensioni degli annessi, in particolare delle ovaie.

Le turbe endocrine di breve durata non provocano di norma alterazioni obiettive a carico degli organi genitali. È tuttavia necessario eseguire un esame ginecologico particolarmente minuzioso, al fine di escludere l'esistenza di lesioni organiche.

Il tipo della *peluria pubica* permette di trarre delle conclusioni riguardo al tipo costituzionale. Così lo sviluppo delle grandi e piccole labbra, del clitoride e del perineo fornisce dati sul grado di sviluppo raggiunto dalla paziente.

Le dimensioni e la elasticità della *vagina* e del fornice vaginale posteriore dipendono in larga misura dalla attività esercitata dagli estrogeni. La porzione inferiore del *collo uterino* (forma, dimensioni e consistenza) presenta anch'essa un grande interesse. La dipendenza dello stato del collo dell'utero dalla situazione ormonale si evidenzia nettamente durante la gravidanza, come pure negli infantilismi e negli stati iperormonali (congestione del collo).

La quantità e le caratteristiche fisiche del *muco cervicale* sono variabili. Poco prima e durante l'ovulazione si riscontra una secrezione abbondante, di consistenza filante, che scola da un orificio cervicale esterno beante.

L'*utero* stesso può fornire alcuni criteri per affermare la presenza di una turba ormonale. Un corpo uterino piccolo, in antiflessione acuta, depone per un infantilismo. Quando vi è utero di volume normale e retroflesso, si ha una perdita della turgescenza, la cui causa può essere riconducibile ad una disfunzione ovarica relativamente recente. Per contro, un utero di volume superiore alla norma si osserva spesso negli stati iperormonali, quali l'iperplasia ghiandolare-cistica o la sindrome premestruale.

L'apparato legamentario reagisce frequentemente a turbe neurovegetative generali, le quali, a loro volta, riconoscono spesso la loro origine in turbe funzionali ormonali. In ogni caso, come sintomo che accompagna affezioni endocrine, è dato di osservare sovente una affezione spastica dei parametri (*parametriopatia spastica*).

La palpazione delle *ovaie* fornisce raramente indicazioni sulla presenza di turbe ormonali. D'altra parte, il rilievo di un aumento bilaterale del volume delle gonadi, seppure di grado modesto, può offrire rapidamente la spiegazione di una turba mestruale ribelle, quale la *sindrome di Stein-Leventhal.* La persistenza di una cisti follicolare, la cui palpazione è relativamente facile nei grossi animali, potrà spesso sfuggire in medicina umana alla esplorazione bimanuale.

c) Misurazione della temperatura basale

Come si pratica questa misurazione?: La temperatura deve essere misurata al mattino, a digiuno, prima di alzarsi dal letto e, possibilmente, sempre alla stessa ora. Può essere usato un termometro normale. È però necessario che la misurazione sia fatta con esattezza, e cioè eseguita nel cavo orale o nel retto. La paziente registrerà ogni

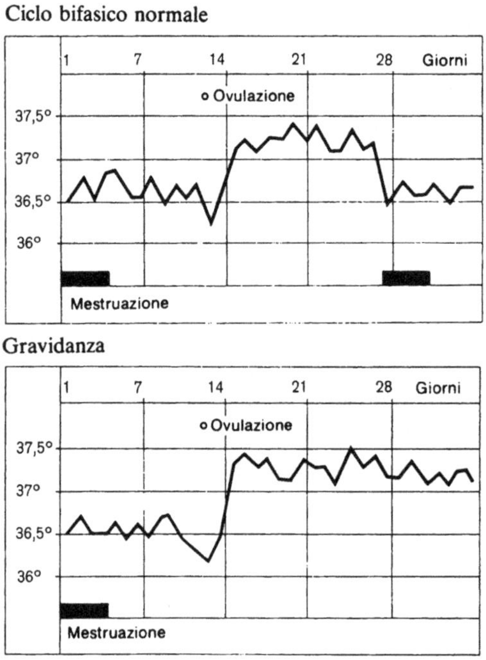

Fig. 55. Evoluzione della curva della temperatura basale durante il ciclo ed all'inizio della gravidanza. Allorquando la temperatura basale rimane elevata per più di 16 giorni, la gravidanza è probabile.

mattina, su uno speciale grafico che le verrà consegnato, la temperatura, le emorragie mestruali ed eventuali notizie particolari. Si considera il 1° giorno della mestruazione come il 1° giorno del ciclo e si comincia in questo giorno con la compilazione del nuovo grafico.

Quando e per quali cause si verifica l'innalzamento della temperatura?: Se il ciclo è di 28 giorni, verso il 14°-16° giorno si verifica un aumento di circa 0,5°C. La temperatura si abbassa nuovamente all'inizio della mestruazione. L'innalzamento della temperatura è provocato dall'azione del progesterone sul centro termoregolatore situato nel diencefalo.

Qual'è il normale andamento della curva termica durante l'età feconda?: Durante l'emorragia mestruale e nella successiva fase proliferativa (maturazione dell'ovulo) la temperatura si mantiene bassa. Al momento della deiscenza follicolare, che in

media avviene 2 giorni prima dell'aumento della temperatura, si ha il punto più basso della curva termica. Segue quindi un aumento della temperatura in genere di circa 0,5 gradi. Questo innalzamento della temperatura avviene lentamente (a gradini) o improvvisamente e, secondo la durata del corpo luteo, dura all'incirca 14 giorni. La temperatura scende di colpo con l'inizio dell'emorragia mestruale. La curva termica è quindi bifasica. In caso di gravidanza la temperatura, non interrompendosi la produzione di progesterone, rimane elevata nei primi mesi (fig. 55).
In quali turbe ormonali trova indicazione la misurazione della temperatura basale?: Questa misurazione risulta preziosa nello studio di tutte le turbe mestruali e nei casi di sterilità ormonale (pag. 199). Essa fornisce utili dati riguardo all'esistenza e alla durata delle due fasi del ciclo mestruale, ma non consente di determinare con esattezza il momento dell'ovulazione. Questa ultima precede in genere l'innalzamento termico di 1-4 giorni e, come regola generale, corrisponde al punto più basso della curva termica. La misurazione della temperatura basale informa il medico e la paziente sul successo o sul fallimento di un trattamento.
L'uso della misurazione della temperatura basale a scopo anticoncezionale è limitato alla fase luteinica. Solo due giorni dopo l'innalzamento della temperatura comincia il periodo in cui non è possibile un concepimento.
Possibilità di risultati falsi: La misurazione della temperatura basale è facilmente soggetta ad interferenze. Risultati falsi sono dovuti più frequentemente a processi infettivi o a misurazioni ad orari variabili.

d) Somministrazione di ormoni per finalità diagnostiche

La iniezione di ormoni può esser utilizzata non soltanto per finalità terapeutiche, ma anche diagnostiche, particolarmente nel campo della *diagnosi differenziale delle amenorree* (pag. 157).

1. *Quali iniezioni di ormoni si possono prendere in considerazione?*
   Progesterone → Test al progesterone
   Estrogeni → Test agli estrogeni
   Releasing hormones → Test anteipofisario
2. *Quali turbe è possibile identificare mediante l'iniezione di ormoni?*
   Amenorrea di 1° grado (deficit della funzione generativa dell'ovaio)
   Esclusione della gravidanza
   Amenorrea uterina
   Amenorrea di origine ipofisaria
3. *Come si effettuano le diverse prove e quali risultati si possono attendere?*

α) *Test al progesterone*

L'iniezione, ripetuta per due giorni consecutivi, di 20 mg di progesterone o di una combinazione estro-progestinica determina, nella maggior parte dei casi di amenorrea secondaria, un'emorragia da privazione simil-mestruale. La prognosi è favorevole.

Test al progesterone positivo = Amenorrea di 1° grado.
Allorché l'emorragia da privazione non si verifica, nella grande maggioranza dei casi di amenorrea secondaria di breve durata si tratta di una gravidanza. Ma la reazione attesa non si presenta neppure nei casi di amenorrea di lunga durata, allorché l'endometrio non prolifera o prolifera molto poco (amenorrea di 2° grado), o nei casi di amenorrea di origine uterina.

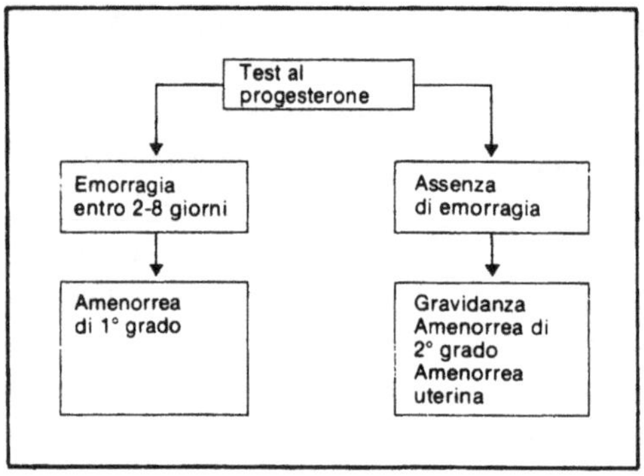

β) *Test agli estrogeni nei casi di negatività del test al progesterone*

Quando, con l'ausilio di altri mezzi diagnostici, si sia potuta escludere una gravidanza, bisogna chiarire se si tratta di un'amenorrea uterina. A tale scopo si può impiegare il test agli estrogeni che consiste nell'iniettare un estrogeno deposito (Progynon Depot) per via intramuscolare; se dopo 2-4 settimane si verifica una emorragia ciò significa che l'endometrio, che precedentemente era in uno stato persistente di atrofia (amenorrea di 2° grado), ha proliferato. Se non si verifica emorragia, bisogna orientarsi per un'amenorrea uterina nella quale non vi è un endometrio con capacità funzionali.
Può darsi il caso inoltre che sussista un'atresia cervicale, la quale è diagnosticabile con un sondaggio uterino.

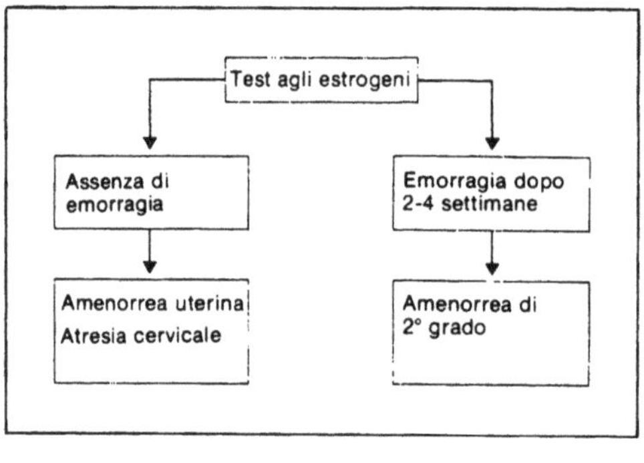

γ) *Test con LH-RF (LH-releasing factor)*

Si rimanda al capitolo «Ricerche che richiedono un laboratorio particolarmente attrezzato» (pag. 141).

e) Esame del muco cervicale

Il muco cervicale viene secreto dalle ghiandole cervicali la cui funzione è in diretta dipendenza dagli estrogeni e gestageni ovarici. La quantità e le caratteristiche fisico-chimiche variano ciclicamente, sono riconoscibili facilmente e sono di un notevole significato diagnostico.

Le modificazioni caratteristiche durante il ciclo sono le seguenti:

1. *Aumento della quantità* dall'8° giorno del ciclo, circa, sino all'ovulazione.
2. *Aumento della cristallizzazione a forma di foglie di felce* nel preparato essiccato all'aria nello stesso periodo.
3. *Aumento della filanza* sino a 8-10 cm con un massimo al momento dell'ovulazione.

Queste tre modificazioni caratteristiche del muco cervicale vengono adoperate come tests nella diagnostica della sterilità (per maggiori particolari vedere il capitolo relativo).

Importanti sono le seguenti considerazioni:

Una quantità di muco che si mantiene scarsa, accompagnata da una scarsa filanza e da un non evidente fenomeno di cristallizzazione, non sono indice di ovulazione. Marcate modificazioni cicliche, invece, sono segni positivi ma non dimostrano la deiscenza del follicolo.

Mediante somministrazione di estrogeni è possibile simulare tutte le modificazioni che si osservano normalmente nel periodo ovulatorio a carico del secreto cervicale. Ne costituisce un'eccezione la fase luteinica, durante la quale questo effetto non può essere indotto.

Nelle donne gravide la quantità di muco cervicale è scarsa. Il ripetersi di una positività del test di cristallizzazione viene ritenuto segno di deficit di gestageni. Spesso si ha l'aborto.

Esecuzione dell'esame: Detergere la portio con un batuffolo.

1. *Esame della quantità del muco cervicale*

   È segno dell'imminente ovulazione un secreto chiaro che fuoriesce dalla bocca uterina esterna.
2. *Esame della filanza*

   Si preleva dal canale cervicale con l'ausilio di un klemmer o con una pipetta del muco cervicale e si stira un filo tra due vetrini portaoggetti o tra un vetrino e il klemmer, fino alla rottura. Una filanza superiore agli 8 cm è segno di ovulazione.

   In donne con sospetto di assenza di deiscenza del follicolo o di aborto bisogna eseguire i tests più volte e a distanza di 2-3 giorni.
3. *Test della cristallizzazione*

   Si provvede a fare lo striscio di una scarsa quantità di secreto cervicale su un vetrino portaoggetti. Allorché lo striscio si è essiccato all'aria deve essere esaminato al microscopio. Una cristallizzazione ben evidente sta a favore di una ovulazione.

4. *Post-coital-test (della penetrazione) in caso di sterilità funzionale*
   Prima ed al momento dell'ovulazione il secreto cervicale è penetrabile agli spermatozoi. In questo ambiente inoltre la sopravvivenza degli spermatozoi è notevolmente più lunga che non in quello acido della vagina. Su queste osservazioni si basa il *test di Sims-Huhner:* tra 3 e 5 ore dopo il coito si deterge la bocca uterina esterna e si procede al prelievo di secreto cervicale. Quindi si esegue uno striscio su un vetrino portaoggetti, si copre con un vetrino coprioggetto e si esamina al microscopio a 250 ingrandimenti. Partendo dalla premessa di uno spermiogramma normale si dovrebbero trovare da 20 a 25 spermatozoi mobili per campo visivo. In caso di numero ridotto di spermatozoi mobili o in caso di prevalenza di forme immobili ci si trova di fronte il più delle volte a turbe della spermiogenesi.

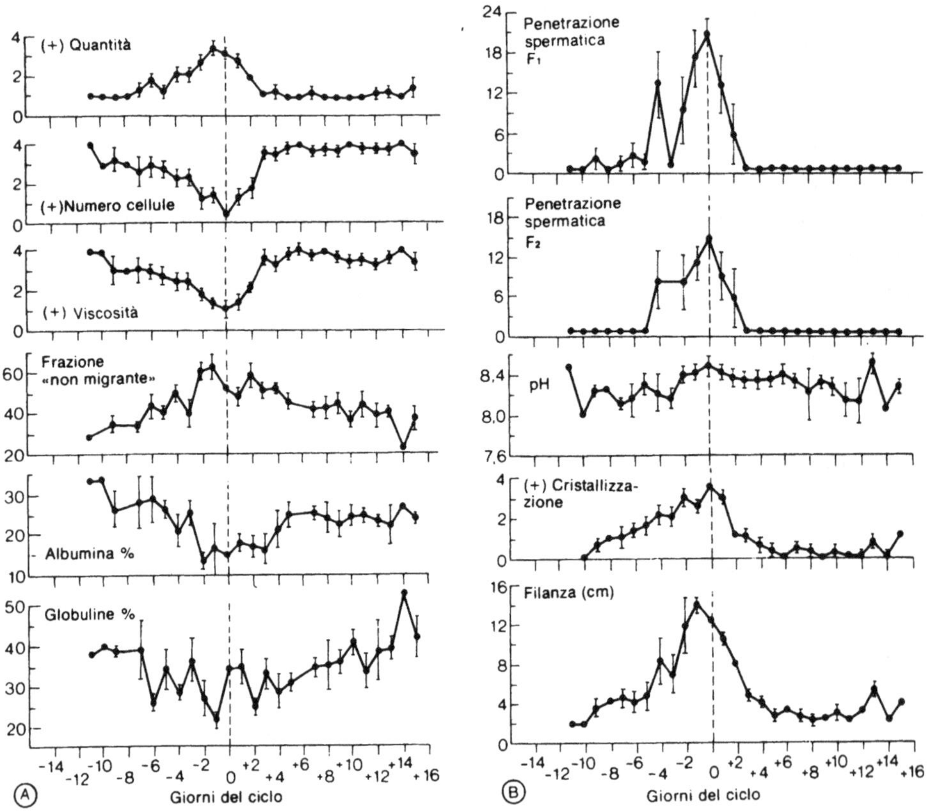

Fig. 56. Modificazioni cicliche del secreto cervicale valutate secondo vari parametri. Giorno 0 = giorno dell'ovulazione. F_1 e F_2 indicano il numero degli spermatozoi che sono in grado di penetrare in vitro il secreto cervicale (2 prove, A e B). (*Moghissi, K.S.* e Coll.: Amer. J. Obstet. Gynaec. **114,** 405 [1972])

In caso di positività del *test di Sims-Huhner* si può rinunciare all'esecuzione di uno spermiogramma.

f) Microraschiamento

Mediante microraschiamento (con l'ausilio della cannula di *Nowak* o di *Reifferscheid)* o mediante biopsia per aspirazione è quasi sempre possibile prelevare un frammento di endometrio per finalità diagnostiche evitando una dilatazione dolorosa ed una anestesia. Questo piccolo intervento può essere effettuato ambulatoriamente, previa sterilizzazione dello strumento e disinfezione dei genitali. Il frammento prelevato deve essere introdotto immediatamente in una provetta contenente alcool assoluto (non formalina). Dal momento che il trauma endometriale è minimo, è possibile ripetere il microraschiamento dopo qualche tempo.

Quali sono le turbe nelle quali trova indicazione il microraschiamento? Nei casi di sterilità funzionale, di cicli presumibilmente anovulari, di insufficienza luteinica e di sospetta amenorrea uterina, è spesso necessario studiare lo stato dell'endometrio. Con colorazioni speciali si può determinare morfologicamente ed istochimicamente lo stadio in cui si trova l'endometrio ed accertare se sotto l'azione di un corpo luteo funzionante si produce la trasformazione secretiva della mucosa.

Quando si deve praticare il microraschiamento? Durante la fase premestruale, vale a dire tra il 24° ed il 28° giorno del ciclo, o, al più tardi, all'inizio dell'emorragia.

Può il microraschiamento sostituire il raschiamento completo? No, ed in particolare non è possibile, con esso, farsi un'idea completa delle condizioni della mucosa, la cui struttura può variare da una zona all'altra. Se si sospettano delle lesioni organiche della cavità uterina (polipi, carcinoma del corpo), è necessario praticare un raschiamento completo.

g) Salpingografia

L'esame della pervietà tubarica con l'ausilio di una metodica ascendente non può venire trattato in questa sede estesamente, in quanto l'indagine ha lo scopo di evidenziare cause meccaniche della sterilità. Talvolta comunque l'indagine radiografica può indirizzare verso il disturbo endocrino.

Ecco alcuni reperti che possono indirizzare verso turbe endocrine:

— Immagine uterina molto piccola → Ipoplasia uterina
— Immagine del cavo uterino irregolare, a contorni poco netti → Iperplasia dell'endometrio
— Passaggio difficoltato, filiforme del mezzo di contrasto → Ipoplasia tubarica.

h) Radiografia della sella turcica

Una radiografia sagittale del cranio consente di riconoscere bene le zone ossee che circondano l'ipofisi. La diminuzione di volume della sella turcica ha solo un valore diagnostico orientativo e non permette in alcun caso di concludere per uno stato di deficit funzionale. Uno slargamento della sella turcica fa pensare ad un tumore ipofisario, la cui esistenza deve essere accertata con l'ausilio di altri mezzi diagnostici.

Quando si deve praticare la radiografia della sella turcica? Nei casi in cui si sospetti un tumore ipofisario, ed in particolare nei casi in cui vi sia una diminuzione del campo visivo associata a turbe endocrine.

Per il ginecologo la radiografia della sella turcica può trovare indicazione in tutte le turbe del ciclo associate con le seguenti condizioni patologiche:

acromegalia, turbe del metabolismo idrico e minerale;

morbo di Cushing, turbe dell'accrescimento (infantilismo, nanismo), turbe del metabolismo glicidico (tendenza all'iper-o all'ipoglicemia);

obesità e magrezza, gravi turbe della funzione sessuale (amenorrea, persistenza di lattazione).

i) Reazioni immunologiche di gravidanza

I tests immunologici di gravidanza si basano sulla evidenziazione della gonadotropina corionica nell'urina, nella sua qualità di ormone proteico, per mezzo dei corrispondenti anticorpi, secondo la tecnica di *Wide* e *Gemzell.* L'antisiero necessario per la reazione viene preparato in conigli precedentemente trattati con gonadotropina corionica (HCG). Per eseguire la reazione sono inoltre necessari eritrociti di pecora o particelle di Latex su cui si trova fissata la gonadotropina corionica.

Per la diagnosi di gravidanza si sono particolarmente imposti i cosiddetti metodi rapidi su vetrino (Gravindex, Planotest, Pregnosticon) che danno il risultato in pochi minuti e senza particolari attrezzature di laboratorio. Con questi metodi è possibile diagnosticare una gravidanza a distanza di circa 10 giorni dalla mancata mestruazione.

Elementi basilari dei tests: Particelle di Latex rivestite con HCG reagiscono come antigene con un antisiero-HCG dando luogo ad una chiara agglutinazione. Quando all'antisiero si aggiunge un'urina che contiene HCG (urina di donna gravida) viene a mancare l'agglutinazione, in quanto gli anticorpi dell'antisiero vengono neutralizzati.

II. Metodi che possono essere eseguiti in un piccolo laboratorio

a) Reazioni biologiche di gravidanza

HCG, urinaria e serica, è capace, anche in piccole concentrazioni, di stimolare le gonadi di vari animali di laboratorio. Anche se queste prove sono oggi largamente sostituite dai metodi immunologici, riteniamo opportuno accennarne in questa sede.

I tests più conosciuti sono i seguenti:
Test di Aschheim-Zondek: Topine in età infantile reagiscono con emorragie e corpi lutei nelle ovaie.
Test di Galli-Mainini (test della rana o del rospo): Rospi di sesso maschile in età adulta e alcune specie di rane reagiscono con emissione di sperma.
Test dell'iperemia dei ratti: Ratti in età infantile reagiscono con un'iperemia delle ovaie.
Considerazioni sui tests biologici di gravidanza: I tests biologici di gravidanza sono più complicati e impiegano più tempo di quelli immunologici. Essi pertanto vengono eseguiti raramente nell'ambulatorio o nel piccolo laboratorio. La loro sensibilità è variabile. Il test dell'iperemia dei ratti e quello di Aschheim-Zondek sono positivi ad una concentrazione di 500-1500 U di HCG/litro di urina e in ciò sono simili ai tests immunologici. Il test della rana è molto meno sensibile con una soglia di reattività a circa 5000 U di HCG, variabile a seconda della stagione.
Un test della rana positivo si ha nella gravidanza intrauterina intatta. Nel caso che esso sia negativo e si abbia invece la contemporanea positività di altri tests biologici od immunologici, si deve sospettare una gravidanza ectopica o la morte dell'embrione.
In lavori estesi comparativi tra le metodiche biologiche e immunologiche si è evidenziato che queste ultime danno più spesso delle false positività. Probabilmente ciò è dovuto al fatto che le donne nella premenopausa e nella postmenopausa hanno un'aumentata escrezione di LH, il quale ha un comportamento immunologico eguale a HCG. In casi isolati possono quindi insorgere degli errori.

b) Colpocitologia

La colpocitologia ormonale deriva dall'osservazione che gli epiteli di sfaldamento della vagina sono in stretto legame di dipendenza con la situazione ormonale del momento. Sono soggette a variazioni sia la morfologia delle cellule e del nucleo sia la possibilità di colorarsi in dipendenza sia dell'età che della fase del ciclo. Modificazioni simili sono state riscontrate e nella mucosa orale e in quella vescicale ma non assumono un alto significato diagnostico.
Per utilizzare la tecnica colpocitologica, sono necessarie delle conoscenze speciali, che richiedono un lungo studio. La fissazione e la colorazione dello striscio debbono essere eseguite con meticolosità per porre il citologo in condizione di fornire risultati soddisfacenti.
Preparazione dello striscio: Dopo aver messo in luce la portio, si preleva con una spatola di legno un poco di secrezione dalla parete vaginale laterale o posteriore e la si striscia su un vetrino portaoggetti. Contrariamente a ciò che è richiesto per la diagnosi citologica del cancro, è superfluo prelevare secrezione a livello della superficie del collo o del canale cervicale. Per ottenere un'immagine morfologica cellulare fedele è assolutamente indispensabile fissare immediatamente lo striscio ancora umido, per almeno mezz'ora, in una miscela a parti eguali di alcool al 96% e

di etere. Quindi si colora lo striscio con la tecnica di *Papanicolaou.*
Un procedimento più semplice di colorazione consiste nel passare lo striscio in *orange-acridina* e *fluorocromo.* Si ottengono così delle immagini egualmente ben interpretabili.
Valutazione: Per facilitare la interpretazione si consiglia di utilizzare la *classificazione graduata di Schmitt,* che è molto semplice. Questa, tuttavia, non tiene conto né della plicatura e della ripartizione delle cellule epiteliali, né del comportamento dei leucociti e della flora batterica. Le proliferazioni cellulari tra i gradi 4 e 3 sono provocate dagli estrogeni, mentre le immagini di grado 2 e 3 possono anche essere prodotte dall'ormone maschile in assenza di estrogeni (tipo di proliferazione androgena). Sotto l'azione del solo progesterone non si produce praticamente mai proliferazione. Quando allo stesso tempo sono presenti nell'organismo gli estrogeni, come di norma avviene, si passa dai gradi 3 o 4 al grado 2 o 3. Per conseguenza i gestageni hanno sull'epitelio vaginale, come sull'endometrio, un'azione antiproliferativa (pag. 48).
Classificazione secondo Schmitt:
Grado 1 : soltanto cellule parabasali
Grado 1-2: cellule intermedie e parabasali
Grado 2 : cellule intermedie
Grado 2-3: soprattutto cellule superficiali e intermedie
Grado 3 : cellule superficiali con nucleo vacuolizzato
Grado 3-4: cellule superficiali con diversi nuclei
Grado 4 : cellule superficiali con nuclei picnotici

Caratteristica di questi strisci è inoltre la presenza, in quantità maggiore, di leucociti e di cellule che assumono la colorazione basofila e che presentano una plicatura dei bordi cellulari.
Durante il periodo della *maturità sessuale,* si trovano normalmente solo cellule dei primi tre tipi, mescolate in proporzione variabile a seconda della fase in cui si trova il soggetto. Durante la fase di maturazione follicolare il quadro è dominato da cellule superficiali acidofile a nucleo picnotico. Durante la fase luteale si trovano cellule epiteliali piatte, a bordi ripiegati, con nuclei più grandi e, durante la mestruazione, cellule intermedie. Con il diminuire della funzione ovarica compaiono cellule parabasali. Nel cosiddetto stato atrofico si trova quasi esclusivamente questo tipo di cellule, strettamente raggruppate. Nei casi di *gravidanza* a decorso normale, lo striscio presenta principalmente cellule intermedie che vengono anche chiamate cellule navicolari (pag. 77).

Nella *interpretazione dello striscio* bisogna tener conto dei seguenti punti:
— Età della paziente
— Data dell'ultima mestruazione
— Anamnesi mestruale nei casi di turbe del ciclo
— Eventuale somministrazione di ormoni
— Irrigazioni e medicazioni vaginali

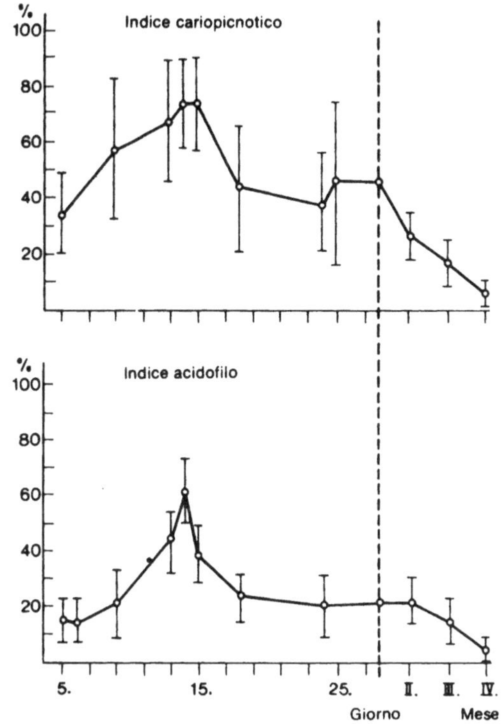

Fig. 57. Indice cariopicnotico ed indice acidofilo a livello dell'epitelio vaginale durante il ciclo (secondo *Pundel* e *van Meensel,* 1958) e durante la gravidanza (*Kaiser*). (*Kaiser, R.*: Geburtsh. und Frauenhk. **33,** 23 [1973])

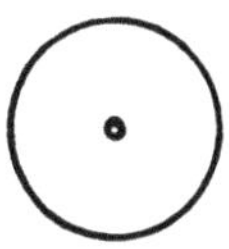	Cellule epiteliali superficiali piatte corneificate (nucleo picnotico, colorazione del citoplasma generalmente acidofila, cellule piatte, a contorni per lo più netti).
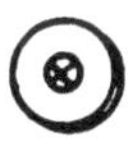	Cellule epiteliali superficiali piatte non corneificate (nucleo vescicoloso, citoplasma basofilo, frequenti plicature dei bordi cellulari, contorni cellulari generalmente netti).
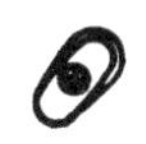	Cellule intermedie (cellule più piccole con nucleo vescicoloso relativamente grande, citoplasma basofilo, plicature dei bordi cellulari, frequente tendenza a formare ammassi, bordi a volte poco netti).
	Cellule parabasali (piccole cellule con nucleo relativamente grande, spesso anisocariosi ed anisocitosi spiccate, plicature dei bordi appena accennate, mancanza di tendenza a formare ammassi, colorazione spesso non caratteristica). Eccezionalmente si riscontrano cellule basali.

Fig. 58. Cellule normali nello striscio vaginale. (*Wied:* Röntgen- u. Lab. - Praxis **6,** 209 [1953])
Nello striscio si trovano, insieme a leucociti e batteri, 4 tipi principali di cellule.

— Attinoterapia
— Lesioni infiammatorie degli organi genitali.

Spesso è necessario effettuare più strisci, a determinati intervalli di tempo, per ottenere una valida idea dello stato ormonale. Allorquando la presenza di infezioni vaginali non consente di pronunziarsi con certezza sul quadro cellulare, è necessario effettuare un trattamento antibiotico preliminare.

Quali sono le turbe che possono essere riconosciute con l'ausilio della citologia vaginale? Nella donna in età feconda, ad ogni fase del ciclo corrisponde un quadro cellulare tipico, per cui la citologia consente spesso di identificare alcune turbe ormonali (pag. 69). Spesso, inoltre, lo studio colpocitologico permette di chiarire se una turba è di natura iper-o ipoormonale (per es. una amenorrea o sospetto di tumore funzionante).

Quali sono i vantaggi e gli svantaggi del metodo, in confronto con il raschiamento e la biopsia? L'epitelio vaginale reagisce con grande sensibilità soprattutto agli estrogeni. La possibilità di eseguire degli strisci a brevi intervalli di tempo rappresenta un vantaggio. Questo metodo consente di stabilire senza difficoltà l'attività e la durata di azione di un trattamento ormonale, nonché di valutare l'efficacia di determinati trattamenti terapeutici (ad es. trattamento con gonadotropine).

La risposta dell'*endometrio* alle sollecitazioni ormonali è un po' meno rapida. L'esame istologico dell'endometrio consentirà, grazie all'impiego di colorazioni speciali, come quelle per il glicogeno e per le fosfatasi, di ottenere un quadro più esatto e particolareggiato del comportamento ormonale.

Le modificazioni che avvengono nella fase luteinica sono apprezzabili in maniera più precisa nell'endometrio con l'ausilio di particolari metodiche di colorazione che nell'epitelio vaginale: purtroppo, i raschiamenti completi non possono essere ripetuti, ed anche le biopsie con cannula non possono essere praticate con la frequenza desiderabile.

c) Diagnostica ipotalamo-ipofisaria

Le ovaie, il lobo anteriore dell'ipofisi ed il centro nervoso sessuale localizzato nel diencefalo, formano un sistema funzionale in stretto rapporto con altre ghiandole endocrine, con il sistema nervoso vegetativo ed anche con la corteccia cerebrale. La determinazione quantitativa dei metaboliti degli ormoni sessuali nelle urine o degli ormoni stessi nel plasma consente di determinare con buona approssimazione la secrezione ormonale ovarica.

In modo analogo può essere analizzata la funzione del lobo anteriore dell'ipofisi determinando l'FSH e l'LH e ricorrendo al test dell'LH-RH. Se si sospetta una turba endocrina di origine centrale, sarà necessario diagnosticare il grado della funzione ipotalamica.

Sotto questo profilo bisogna tener presente che il diencefalo non regola soltanto la funzione gonadotropa del lobo anteriore dell'ipofisi ma anche, in parte direttamente ed in parte indirettamente, il ricambio idrico, proteico, glucidico ed il metabolismo basale. È dunque necessario praticare delle prove da carico in più direzioni, corrispondenti a queste funzioni, prove che non possono essere trattate nei particolari in questa sede:

1. La formazione e la secrezione delle *gonadotropine* possono essere valutate approssimativamente per mezzo della loro determinazione nelle urine o nel plasma (pag. 139).
2. L'integrità del lobo anteriore dell'ipofisi può essere analizzata mediante iniezione e.v. di 50 - 100 μg di LH-RF.
3. *Il metabolismo idrico* può essere studiato con la prova dell'acqua e della sete.
4. Dati sul *ricambio proteico* possono venire raccolti mediante determinazioni ripetute e molto complesse del bilancio totale. Il punto più interessante in proposito è l'azione dinamico-specifica delle proteine sul *metabolismo basale.*
5. *Metabolismo dei carboidrati* (test della tolleranza al glucosio). La somministrazione di 100 g di glucosio comporta modificazioni tipiche dei valori della glicemia, che consentono di trarre deduzioni circa il ricambio dei carboidrati.

In quali affezioni trova indicazione uno studio della funzionalità ipotalamica?

— *Morbo di Cushing*
— Acromeglia
— Distrofia adiposo-genitale
— Magrezza ed obesità ipofisarie
— Diabete insipido
— Amenorrea ipofisaria
— Turbe ipofisarie dell'accrescimento
— Gravi turbe climateriche, di lunga durata e ribelli
— Turbe del metabolismo idrico, ad eccezione degli edemi di origine cardiaca e renale.

d) Determinazione della cromatina sessuale

Il substrato dell'identificazione cito-nucleo-morfologica del sesso è rappresentato dalla *cromatina sessuale* o *corpuscolo di Barr,* che in pratica è invariabilmente presente durante tutta la vita, nelle cellule di tutti i tessuti dell'organismo femminile. Si tratta di un corpuscolo ben visibile al microscopio, a contorni netti, basofilo, accollato al lato interno della membrana nucleare. Dal punto di vista biochimico il *corpuscolo di Barr* si differenzia dal nucleolo per il suo contenuto in DNA, mentre il nucleolo contiene RNA. La frequenza con cui si riscontra il *corpuscolo di Barr* nelle cellule oscilla tra il 20 ed il 60%. Nell'uomo il corpuscolo è presente nello 0-5% delle cellule. La sua presenza è legata a quella di due cromosomi X, cioè a dire al mosaico di tipo femminile (fig. 18, pag. 55).

Tecnica: Con una spatola si esegue uno *striscio della mucosa orale* e lo si fissa immediatamente per almeno mezz'ora in una miscela a parti eguali di alcool al 95% e di etere. Si procede quindi alla colorazione, ricorrendo preferibilmente alla tecnica di *Papanicolaou.*

I leucociti polinucleati contengono talvolta nella donna corpuscoli detti a bacchetta di tamburo (*drumsticks*) o a forma nodulare (*sessile nodules*). Non è completamente accertato se queste appendici nucleari sono del tutto identiche alla cromatina sessuale. Queste formazioni sono presenti solo nell'1,5-5% delle cellule; nell'uomo non si riscontrano.

Valutazione: Si contano 500 leucociti in uno striscio di sangue colorato con il metodo di *Giemsa.* La presenza di bacchette di tamburo o di noduli sessili in numero di 6 o più, indica che l'individuo appartiene al sesso femminile.

La pratica delle *colture di cromosomi* è molto più complessa e richiede molto più tempo. Essa viene utilizzata soprattutto a fini di ricerca scientifica e viene effettuata a partire dal sangue venoso o dal midollo osseo.

In quali casi bisogna praticare una determinazione della cromatina sessuale?

— Sospetto di *sindrome di Turner:* generalmente XO. Si hanno casi con risultati sia positivi che negativi (3:1).
— Amenorrea primaria: la determinazione evidenzia un sesso genetico maschile in circa un terzo dei casi (pag. 155).
— Testicolo femminilizzante: Nei casi tipici, la determinazione evidenzia un sesso genetico maschile (pag. 194).
— Sindrome adrenogenitale: la determinazione evidenzia nella maggior parte dei casi un sesso genetico femminile (pag. 169).
— Pseudoermafroditismo: Risultato variabile (pag. 192).
— *Sindrome di Klinefelter:* Mosaico femminile (pag. 193).
— Criptorchidismo: Sesso genetico maschile. Occasionalmente femminile. In questi casi si tratta di una *sindrome di Klinefelter.*

Anche in caso di sviluppo ritardato o di malformazioni si praticheranno queste ricerche che permetteranno spesso di chiarire la vera causa di un comportamento deviato.

III. Metodi clinici speciali

a) Raschiamento completo

Contrariamente al *microraschiamento* (pag. 123), il *raschiamento completo* deve essere sempre praticato in ambiente clinico. L'anestesia è indispensabile. Il raschiamento ha finalità sia diagnostiche che terapeutiche. Durante il periodo fecondo bisogna evitare i raschiamenti multipli, una volta posta la diagnosi. Nelle donne giovani la ripetizione del raschiamento non è giustificata neppure da metrorragie recidivanti (metrorragie giovanili), in quanto il trauma ripetuto inferto all'endometrio non è senza conseguenze rispetto al futuro ostetrico della paziente.

In quali turbe si esegue un raschiamento completo? L'indicazione principale è rappresentata dalle metrorragie, quando la visita ginecologica palpatoria abbia dato un esito normale. Il raschiamento stesso, e l'esame istologico dell'endometrio, fornisce una risposta al quesito che ci si pone prima di iniziare un trattamento: l'emorragia ha *origine organica* (carcinoma, fibromioma, adenoma, aborto), *origine funzionale* (iperplasia ghiandolare-cistica) oppure *origine infiammatoria* (endometrite, tubercolosi)?

Quando si è in presenza di una emorragia di origine ormonale, il raschiamento potrà arrestarla, ma non eliminerà la turba ormonale; sono quindi da attendersi delle recidive. Per questo motivo è spesso necessario istituire un trattamento ormonale collaterale (pag. 180).

Quando si pratica il raschiamento? Come la biopsia dell'endometrio, anche il raschiamento completo dovrebbe essere effettuato, nei limiti del possibile, in *fase premestruale* e comunque nell'intervallo esente da perdite emorragiche, sempre che non vi sia un'indicazione d'urgenza.

b) Celioscopia — Laparoscopia — Pelviscopia — Isteroscopia

L'introduzione di un endoscopio nella cavità addominale dopo la costituzione di un pneumoperitoneo, consente spesso una buona visione degli organi genitali interni ed in particolare delle gonadi. Con questa metodica il clinico sperimentato può, nella maggioranza dei casi, apprezzare il volume e la superficie delle ovaie. Per contro, non è possibile determinare con sufficiente precisione la presenza di un corpo luteo funzionante. Il principale campo di applicazione della endoscopia è rappresentato dalle turbe ribelli della funzione ovarica (amenorrea primaria, *sindrome di Stein-Leventhal*). Questa metodica sta acquistando sempre maggiore importanza anche nei casi di endometriosi sottoposti a trattamento conservativo.

Semm raccomanda di associare alla pelviscopia una *insufflazione tubarica con sostanze colorate.* Una soluzione di sostanza colorata viene iniettata attraverso il canale cervicale e si controlla così, de visu, il passaggio di essa attraverso le trombe. Inoltre con una sonda intrauterina a pressione negativa, si sposta l'utero, in maniera da evidenziare maggiormente le porzioni interne dell'apparato genitale.

L'isteroscopia è indicata in caso di sospetto di alterazioni intrauterine.

c) Laparotomia esplorativa

Raramente vi è indicazione a praticare una laparotomia con finalità esclusivamente diagnostiche. Essa è costituita nella generalità dalla pelviscopia, intervento meno traumatizzante. Quando si abbia la contemporanea presenza di un tumore, di una appendicite, ecc., diventa relativamente facile prendere la decisione di eseguire questo intervento. Spesso l'esame macroscopico delle gonadi non consente di trarre conclusioni riguardo alla natura dell'affezione. È allora consigliabile praticare delle piccole escissioni cuneiformi e sottoporre ad esame istologico i frammenti così raccolti.

IV. Ricerche che richiedono un laboratorio particolarmente attrezzato — Determinazioni quantitative degli ormoni

a) Premesse

In questo capitolo verranno trattati brevemente i metodi di determinazione quantitativa degli steroidi sessuali, loro metaboliti e delle gonadotropine.
Per poter trarre delle conclusioni precise sulle turbe ormonali, non è, in molti casi, necessario determinare gli ormoni e i loro metaboliti quantitativamente nelle urine delle 24 ore o nel plasma, anche perché il valore di una singola determinazione può essere limitato o persino assente. Quando comunque ciò si rendesse necessario si richiede di effettuare nella maggior parte dei casi dei dosaggi ripetuti.
Loewe è stato il primo a mettere in evidenza nelle urine la presenza di steroidi sessuali. All'inizio venivano impiegati soprattutto dei metodi biologici, quali ad esempio, il *test della cresta del gallo* per la determinazione degli androgeni ed il *test della corneificazione di Allen-Doisy* per quella degli estrogeni. I risultati venivano espressi in unità biologiche. Le prime determinazioni chimiche degli ormoni risalgono a *Kober* (reazione all'acido fenolsolforico per gli estrogeni) e a *Zimmermann* (determinazione dei 17-chetosteroidi).
Attualmente tutti i gruppi di ormoni a struttura nota vengono messi in evidenza prevalentemente con metodi chimici nelle urine e nel plasma e le quantità calcolate in milligrammi, microgrammi o nanogrammi. Una eccezione è rappresentata dagli ormoni gonadotropi, di cui non si conosce con esattezza la formula. Essi vengono determinati con metodi biologici od immunologici, nelle urine e nel plasma. Il vantaggio dei metodi chimici consiste nel fatto che essi rivelano quantitativamente gli ormoni ed i loro cataboliti, indipendentemente dalla loro attività biologica, che può essere assai variabile.
Nella *valutazione dei dosaggi ormonali urinari,* bisogna tener presente che nell'urina si trovano prevalentemente non gli ormoni elaborati dalle ghiandole endocrine, ma il più delle volte soltanto i loro metaboliti. Interessante è inoltre il fatto che nelle urine si riscontra, come prodotto di eliminazione, solo una piccola parte degli ormoni eventualmente somministrati.
È probabile che gran parte di essi vengano degradati in composti più piccoli che sfuggono ad una determinazione chimica o biologica. È sempre necessario far raccogliere, mescolare e misurare accuratamente tutte le *urine delle 24 ore* e sottoporre all'esame una parte adeguata. Onde evitare la decomposizione dell'urina, è opportuno conservarla in frigorifero o aggiungere ad essa degli agenti di conservazione quali, ad esempio, il toluolo e la penicillina.
Gli steroidi vengono escreti nell'urina in forma idrosolubile, allo stato di solfati o di esteri glucuronici. Per estrarre gli ormoni è necessario liberarli da queste combinazioni idrosolubili. Ciò viene realizzato con l'*idrolisi,* la cui tecnica differisce a

seconda dei gruppi di steroidi che si ricercano. Si effettua quindi l'*estrazione* per mezzo di solventi organici. Gli estratti urinari contengono una miscela di circa 60 diversi metaboliti e rappresentano una quantità totale di 40-70 mg nelle urine delle 24 ore. La separazione dei vari gruppi di ormoni che provengono da questa miscela si chiama *frazionamento*.

Innanzitutto si separano una frazione acida ed una frazione neutra; quindi si isolano i fenolsteroidi (estriolo, estrone ed estradiolo) e si scinde la frazione neutra in una frazione chetonica ed in una non chetonica. (Per trovare la descrizione esatta di una metodica bisogna indirizzarsi ai lavori originali).

I dosaggi degli ormoni nel plasma vengono effettuati sempre più frequentemente con metodi radioimmunologici. La concentrazione degli steroidi in 1 ml o in 100 ml di plasma raggiunge il più delle volte solo valori di pochi ng (nanogrammi) o pg (picogrammi). Con i metodi biologici non sarebbe possibile evidenziare queste piccole quantità. I valori rilevati ci informano sulla concentrazione plasmatica di uno o più steroidi al momento del prelievo del sangue. Variazioni giornaliere possono essere diagnosticate solo attraverso determinazioni ripetute e pianificate nel tempo.

I dosaggi plasmatici hanno il vantaggio di evidenziare gli steroidi direttamente secreti dalle ghiandole endocrine e non i loro metaboliti.

Esempio: Quella più diffusamente riconosciuta è la determinazione del cortisolo plasmatico. Essa si basa infatti sullo specifico legame esistente tra questo steroide ed una particolare proteina plasmatica, la *transcortina*.

b) Estrogeni urinari

Mentre mediante titolazione biologica nell'animale castrato, si può determinare l'attività estrogena dell'urina totale e calcolarla in unità, per via chimica si possono separare e mettere in evidenza quantitativamente l'*estradiolo* e l'*estrone*, nonché l'*estriolo* che è un metabolita. A questo scopo è particolarmente adatto il metodo di *Brown*, che richiede però un complesso lavoro di laboratorio. Metodiche più semplici vengono preferite nella determinazione degli estrogeni nelle urine di donna gravida. Un metodo adatto è quello di *Ittrich*. Esso consiste in una reazione diretta di colorazione e seguente estrazione della sostanza colorante da una determinata quantità di urina. Il colorante estratto viene misurato al colorimetro.

Durante la *maturità sessuale* l'escrezione di estrogeni ha un andamento variabile e corrispondente al ciclo. Durante i primi giorni del ciclo si riscontrano circa 5 µg di estrone o di estriolo. I valori dell'estradiolo sono sempre più bassi. Le quantità eliminate giornalmente aumentano in seguito, raggiungendo i valori massimi verso il 12° giorno (20-30 µg). Quindi, dopo una caduta temporanea, si rileva un secondo picco post-ovulatorio, all'incirca tra il 20° ed il 22° giorno del ciclo. I valori diminuiscono in fase premestruale e durante l'emorragia mestruale raggiungono le punte minime.

Durante la *gravidanza*, quando è avvenuta la fecondazione, non si verifica la caduta premestruale del tasso degli estrogeni. Questo aumenta dapprima lentamente e

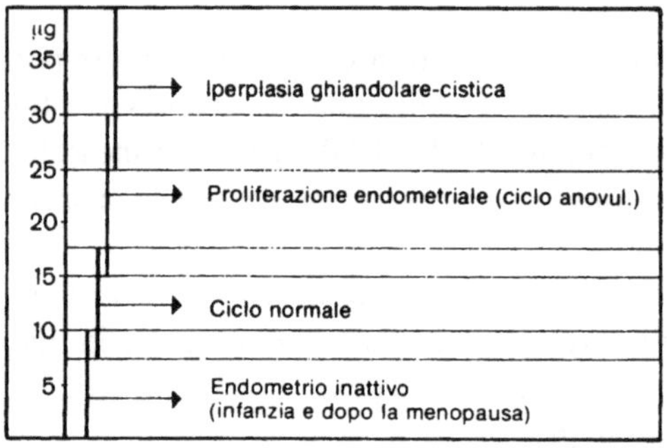

Fig. 59. Valori medi dell'escrezione totale di estrogeni in µg. (*Brown, J.B. e Matthev, G.D.:* Recent Progr. Hormone Res. **18**, 363 [1962])

quindi più rapidamente, fino a circa la 25ª settimana di gravidanza. A questo punto l'escrezione di estrogeni raggiunge valori notevoli, fino ai 40 mg (!) di estriolo, un po' più di 1 mg di estrone e 0,4-0,5 mg di estradiolo al giorno. Durante le ultime settimane della gravidanza l'escrezione ormonale continua sempre ad aumentare lentamente, per cadere in pochi giorni dopo il parto.

Nelle donne in *menopausa* la secrezione di estrogeni non è del tutto soppressa come si riteneva in passato. L'organismo forma ed elimina continuamente quantità dimostrabili di estriolo e di estrone, variabili tra 4 e 8 µg. Questi ormoni scompaiono dalle urine solo dopo l'asportazione completa delle ovaie e della corteccia surrenale, come, ad es., avviene talvolta in donne affette da carcinoma inoperabile della mammella. Le tracce che talvolta ancora si riscontrano in questi casi sono verosimilmente di origine alimentare.

La determinazione ripetuta degli estrogeni ha un valore diagnostico nelle seguenti malattie:

— Sospetto di danni fetali nell'ultimo trimestre della gravidanza. Gli estrogeni sono diminuiti (3-5 invece di 20-30 mg).
— Sospetto di tumori ormono-secernenti. Gli estrogeni sono aumentati.
— Stimolazione dell'ovulazione in pazienti amenorroiche con terapia a base di gonadotropine.

Gli estrogeni aumentano durante una terapia gonadotropinica quando si ha la maturazione del follicolo.

Tabella 17. Panoramica sui metodi di determinazione degli estrogeni.

I metodi IV—VII servono per la determinazione degli estrogeni nel sangue.

I. Gruppo dei metodi cromatografici
II. Cromatografia su strato sottile
III. Determinazione gascromatografica
IV. Determinazione con lo spettrometro di massa
V. Determinazione con i doppi isotopi
VI. Metodi di legame alle proteine
VII. Metodi immunologici

c) Estrogeni plasmatici

La determinazione degli estrogeni nel plasma in donne gravide o in assenza di gravidanza è resa molto difficile dalla scarsa concentrazione degli steroidi.
Essa ammonta a 100-300 pg (picogrammi) per ml di plasma. Tutti i metodi indicati sono molto complessi e non possono essere trattati in questa sede.

d) Pregnandiolo urinario

Il *pregnandiolo* rappresenta la *forma di eliminazione,* biologicamente inattiva, *del progesterone.* Il metodo più esatto per metterlo in evidenza chimicamente è quello di *Klopper.* Questa tecnica consente di determinare con buona precisione quantità pari o superiori al milligrammo. Per calcolare la quantità di progesterone prodotto, bisogna tener conto del fatto che solo il 14% circa di questa sostanza viene eliminata nelle urine sotto forma di pregnandiolo. La formazione di progesterone da parte del corpo luteo e della placenta è di conseguenza molto più elevata che l'escrezione del pregnandiolo.
Durante la maturità sessuale si trova pregnandiolo solo nella seconda metà del ciclo, eccezione fatta per quantità minime che vengono probabilmente prodotte dalla corteccia surrenale. Poco prima dell'ovulazione l'escrezione del pregnandiolo comincia ad aumentare, per raggiungere il valore massimo tra il 18° ed il 24° giorno. In questo periodo si eliminano da 2,5 a 6 mg nelle 24 ore. Nella fase premestruale l'escrezione del pregnandiolo diminuisce.
Durante la fase mestruale essa è appena dimostrabile. Calcolando la quantità di pregnandiolo eliminato durante la fase secretiva, si può affermare che il corpo luteo, nel periodo della sua attività, produce circa 200 mg di progesterone.
Durante la gravidanza non si verifica la caduta premestruale del pregnandiolo; al contrario si verifica un suo continuo aumento che perdura fino al termine della gravidaza. Al 5° mese si trovano nelle urine circa 30 mg di pregnandiolo al giorno e verso la fine della gravidanza se ne riscontrano fino a 100 mg.
La determinazione ripetuta del pregnandiolo assume significato diagnostico nelle seguenti malattie:

— Sterilità per mancanza di ovulazione. Determinazioni del pregnandiolo durante la terapia appropriata possono far supporre, ma non ne danno la prova certa, l'avvenuta ovulazione.
— Minaccia di aborto.
Dosaggi bassi di pregnandiolo in ripetute determinazioni parlano per la morte del feto (mola vescicolare).

e) Progesterone plasmatico

La determinazione del progesterone plasmatico avviene principalmente mediante il metodo del fissaggio alle proteine secondo *Johansson* per il quale è necessario non meno di 1 ml di plasma. Esso si basa sul principio che gli steroidi formano legami

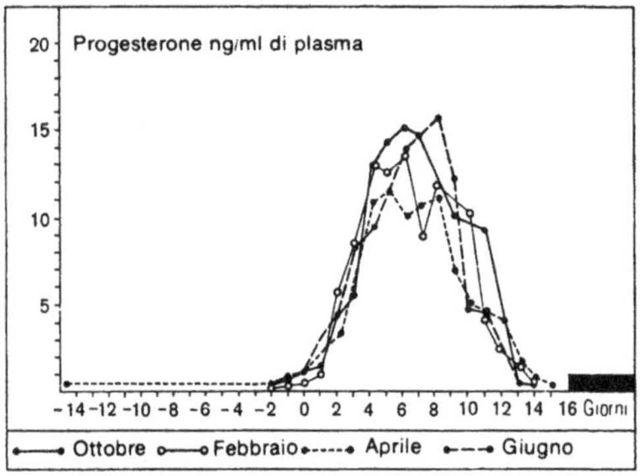

Fig. 60. Dosaggio del progesterone nel plasma. 4 cicli di una paziente durante l'anno. Nel giorno 0 è avvenuta l'ovulazione. (*Johansson, E.:* Acta Endocr. **61,** 592 [1969])

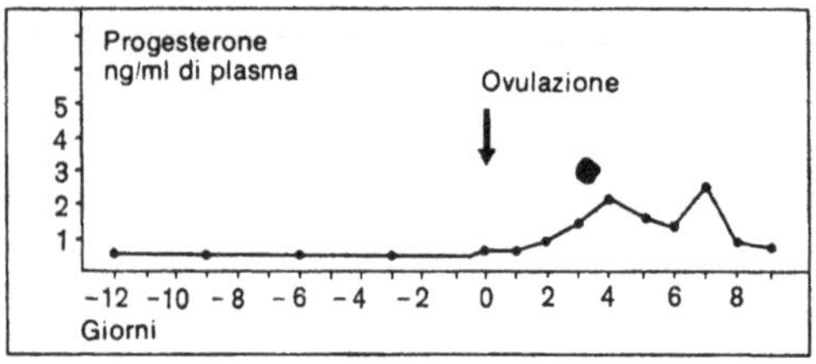

Fig. 61. Determinazione del progesterone in una donna con ciclo atipico. (*Johansson, E.:* Acta Endocr. **61,** 592 [1969])

specifici con le proteine. La sensibilità di questo metodo è molto elevata. Si riesce già ad evidenziare 1 nanogrammo (ng) in 1 ml di plasma. Un dosaggio superiore a 4 ng si ha nella fase luteinica.

In gravidanza, al termine, si raggiungono valori di 150 ng/ml.

Quali vantaggi ha la determinazione del progesterone plasmatico rispetto a quella del pregnandiolo? Viene a cadere la raccolta delle urine. La metodica è più celere. Nella fase luteinica si ha un aumento del pregnandiolo nelle urine di tre volte superiore che nella fase proliferativa. Il progesterone plasmatico aumenta di 10-20 volte.

I casi di insufficienza del corpo luteo sono più facilmente evidenziabili con i metodi di fissazione alle proteine.

f) 17-chetosteroidi urinari

Nella donna, la maggior parte dei 17-chetosteroidi proviene dal metabolismo degli androgeni di origine corticosurrenalica; una frazione più piccola deriva dalla degradazione del cortisolo. In minima parte, infine, è di origine ovarica. I 17-chetosteroidi vengono dosati chimicamente con il metodo di *Zimmermann* del quale esistono attualmente numerose modificazioni. Il frazionamento permette di scindere questo gruppo in un certo numero di derivati:

Androstene-17-one	I
Androstanolone	II
Deidro-iso-androsterone	III
Androstendione	IV

Etiocolanolone	V
Androstano-17-one	VI
Epi-etiocolanolone	VII
Frazione non identificata	VIII

Secondo *Dingemanse,* le frazioni IV e V sono probabilmente di origine ovarica.
Il principio del frazionamento si basa sulla separazione con cromatografia per adsorbimento dei singoli metaboliti su una colonna di ossido di alluminio.
L'escrezione dei 17-chetosteroidi continua per tutta la vita. Nell'*infanzia* se ne trovano circa 2-5 mg, durante la *pubertà* 5-10 mg e durante la *maturità sessuale* 10-15 mg nelle urine delle 24 ore. Nella *gravidanza* l'eliminazione dei 17-chetosteroidi aumenta molto poco, mentre dopo la *menopausa* si osserva la loro progressiva diminuzione (5-10 mg).
Il lavoro fisico, ed in particolare le malattie e gli interventi chirurgici, possono influenzare l'escrezione dei 17-chetosteroidi. Si è inoltre osservato, in persone sane, un ritmo nictemerale, con oscillazioni notevoli e punte massime durante le ore del mattino. Nell'individuo sano i valori delle 24 ore sono relativamente costanti, a condizione che vi sia una certa uniformità nel regime di vita. Per contro, non infrequentemente si riscontrano notevoli oscillazioni in pazienti affette da malattie mentali. Nei soggetti con sindrome adrenogenitale da iperplasia o tumore funzionante del corticosurrene, si osserva un aumento significativo di questa escrezione (pag. 269).
La determinazione dei 17-chetosteroidi ha valore diagnostico? Essa è preziosa per identificare la sindrome adrenogenitale; inoltre fornisce importanti dati riguardo alle condizioni funzionali della corteccia surrenale ed alla capacità reattiva dell'organismo durante malattie o nel decorso postoperatorio.
La determinazione dei 17-chetosteroidi non dà nessuna risposta valida all'importante domanda di quanto testosterone venga formato nell'organismo.
Particolari tests funzionali con l'ausilio della determinazione dei 17-chetosteroidi:
Per chiarire la domanda se i fenomeni di virilizzazione hanno una genesi ovarica o surrenale, sono a disposizione i seguenti metodi:
Test al desametazone: Doppia determinazione dei 17-chetosteroidi nelle urine delle 24 ore.
Quindi si somministrano per 4 giorni, giornalmente, 8 mg di desametazone (Decadron). Si ripete la determinazione dei 17-chetosteroidi al 3° e al 4° giorno di somministrazione. I metaboliti di origine surrenale, a causa dell'effetto inibente del desametazone, vengono ridotti a quantità minime (50% o meno).
Test al desametazone e HCG: In conclusione al test al desametazone si somministrano giornalmente 8 mg di desametazone + 5000 UI di HCG (Primogonyl) per 4 giorni. A questa maniera si ottiene il seguente schema diagnostico:
doppia determinazione dei 17-chetosteroidi come valori basali;
doppia determinazione, al 3° e al 4° giorno della somministrazione di desametazone;
doppia determinazione, al 3° e al 4° giorno della somministrazione combinata di

desametazone e HCG.
Un aumento dei 17-chetosteroidi dopo la somministrazione di desametazone con HCG, sta ad indicare la genesi ovarica dei fenomeni di virilizzazione, alla stessa maniera di una meno significativa diminuzione di essi con la somministrazione di solo desametazone.
Oltre ai 17-chetosteroidi si dovrebbe poter effettuare la determinazione del testosterone e dell'epitestosterone. In questo modo il test diventerebbe ancora più specifico e più preciso ai fini di una corretta valutazione.

g) Testosterone

Il testosterone viene formato nelle ghiandole sessuali maschili e femminili e anche nelle ghiandole surrenali. È possibile evidenziarlo sia nel plasma che nelle urine in maniera analoga agli estrogeni, ma da un lato richiede delle attrezzature complesse e particolari e dall'altro non si è raggiunto tuttora un accordo sulla metodica migliore.
La determinazione nelle urine avviene generalmente con la gascromatografia o con metodo radioimmunologico.
Il testosterone plasmatico viene determinato o con il metodo dei doppi isotopi o con metodiche di fissaggio a proteine.
Nella donna, nella maturità sessuale, si hanno valori di 5-12 µg/urina delle 24h, nell'uomo valori di 3-10 volte superiori. Nel plasma si hanno evidentemente valori inferiori (nel rapporto di 10 a 100 ng per 100 ml di plasma).
Ha significato diagnostico il dosaggio del testosterone nel plasma o nelle urine?
Grazie all'adozione di metodi sensibili è possibile determinare quantitativamente nella donna il testosterone come ormone virilizzante e anabolizzante e quindi studiare le diverse forme del virilismo. A questo scopo possono essere impiegati il desametazone e l'HCG, come nel caso della determinazione dei 17-chetosteroidi. La diagnosi differenziale ne viene affinata.

h) Corticoidi

I corticoidi vengono dosati nelle urine come 17-idrossi-corticoidi, essendo in loro presente in posizione 17 un idrossile. Un secondo gruppo è costituito dai 17-desossi-corticosteroidi, che sono da interpretarsi come metaboliti del desossi-corticosterone e del corticosterone. Per chiarire questioni particolari è possibile, inoltre, la determinazione isolata di cortisolo, aldosterone e corticosterone nel plasma.
Il dosaggio dei 17-idrossi-corticoidi avviene secondo le tecniche di *Porter-Silber* o di *Norymberski.* La loro quantità è diversa nelle varie età. Valori massimi si hanno nei due sessi all'incirca a 30 anni e più precisamente, nell'uomo si hanno valori di circa 12 mg e nella donna di circa 9 mg nelle urine delle 24 ore. Il contenuto delle urine in desossi-corticosteroidi è all'incirca di 3,5 mg.

La determinazione dei corticoidi ha un valore diagnostico? Lo studio dei metaboliti eliminati consente di chiarire in gran parte lo stato funzionale della corteccia surrenale. Esso è importante, in particolare, per l'identificazione e per la prognosi delle affezioni corticosurrenaliche (*morbo di Cushing, morbo di Addison,* sindrome adrenogenitale).

i) Ormoni gonadotropi

La determinazione delle gonadotropine ipofisarie si effettua sul siero o sulle urine. In ragione delle quantità minime presenti nelle urine, è necessario eseguire la raccolta di tutte le urine delle 24 o delle 48 ore. La titolazione propriamente detta deve essere preceduta da particolari procedimenti di purificazione e di concentrazione.

Accanto ai metodi biologici, che misurano «l'attività biologica», si sono sviluppati i metodi immunologici. Con l'ausilio di questi ultimi è possibile la determinazione quantitativa del complesso proteo-ormonico.

A ciò servono piccole quantità di urina o di plasma. È comprensibile che queste diverse metodiche hanno portato a risultati talmente dissimili che talvolta non è possibile trovare un termine di paragone.

Il dosaggio isolato di FSH e di LH ha solo un interesse accademico. La determinazione di FSH avviene secondo *Steelman e Pohley* (test dell'aumento del peso ovarico), mentre quella di LH avviene secondo *Greep e van Dyke* al lobo ventrale

Tabella 18. Eliminazione giornaliera di gonadotropine totali.

	Unità
Infanzia	2— 5
Maturità sessuale della donna	
all'inizio del ciclo	5— 10
a metà ciclo	20— 50
Climaterio e castrazione chirurgica	50—200
Amenorrea ipofisaria (ipogonadotropa)	<5
Amenorrea ovarica (ipergonadotropa)	50—200
Amenorrea normogonadotropa	5— 50

della prostata in ratti giovani (aumento di peso). Un metodo più semplice per la determinazione di LH è quello del *test di deplezione ovarica di acido ascorbico* di *Karg e Parlow.*

Determinazione biologica: Per le gonadotropine totali si adopera il *test del peso dell'utero di topo.* A questo scopo è necessario ottenere un estratto grezzo con caolino o con precipitazione in alcool; estratto che viene successivamente purificato. Come animali per il test vengono adoperate piccole rattine sulle quali il criterio adoperato è quello dell'aumento di peso dell'utero.

Determinazione immunologica: Attraverso ripetute iniezioni di preparati altamente purificati di HCG in conigli, si ottiene nel loro plasma la comparsa di anticorpi. Questi anticorpi anti-HCG sono adatti non soltanto per la determinazione di HCG ma anche di LH giacché questi due proteoormoni, nonostante la genesi diversa, non sono distinguibili dal punto di vista immunologico. Si ha una reazione crociata identica. Il test viene eseguito o per inibizione di emoagglutinazione o con la metodica di agglutazione con Latex. Questi metodi si basano su un comportamento specifico degli eritrociti di pecora o delle particelle di Latex caricate con HCG.

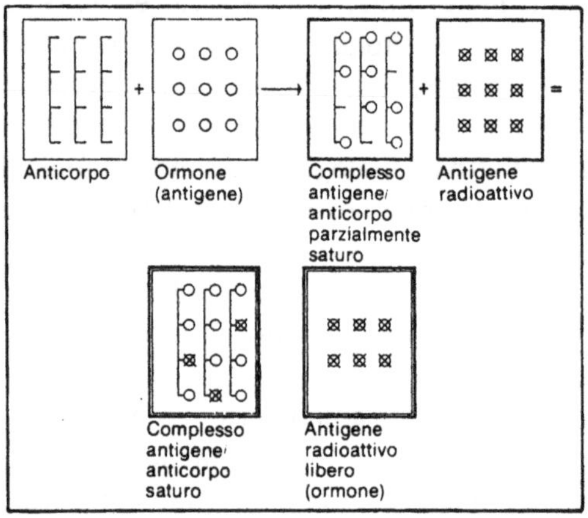

Fig. 62. Rappresentazione schematica del dosaggio radio-immunologico.

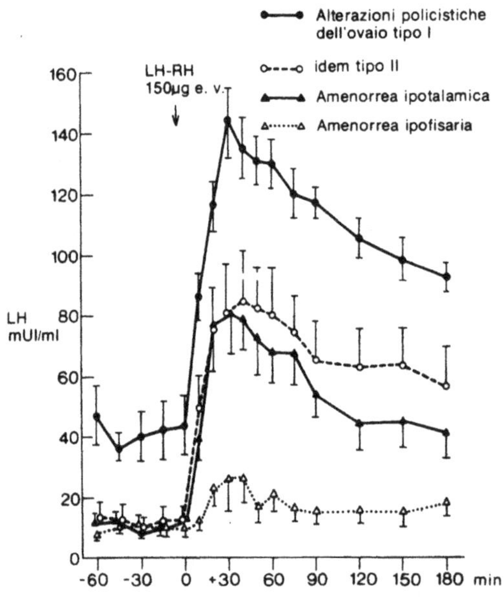

Fig. 63. Comportamento dell'LH plasmatico dopo iniezione di 150 µg di LH-RF (valori medi). (*Taymor, M.L.* e Coll.: Amer. J. Obstet. Gynaec. **120,** 6, 721 [1974])

Dosaggio radio-immunologico delle gonadotropine: La metodica del dosaggio di LH e di FSH si basa sulle conoscenze di natura immunologica per cui le gonadotropine, nonostante la struttura chimica simile, sono capaci di provocare anticorpi specifici.
La determinazione degli ormoni gonadotropi ha valore diagnostico? Essa risulta di grande utilità nei casi di amenorrea di lunga durata. In queste forme la prognosi dipende dai tassi di gonadotropine. Nei casi di ipergonadotropinismo non vi sono possibilità di successo terapeutico, in quanto il deficit gonadico primario è irreparabile.
Test all'LH-RF: L'iniezione unica endovenosa di LH-RF conduce ad un aumento di breve durata dell'LH plasmatico. L'incremento inizia a manifestarsi 5 minuti dopo l'iniezione e perdura alcune ore. La mancata comparsa della reazione all'LH-RF è indice di un danno ipofisario (vedi anche trattamento dell'amenorrea). Il test all'LH-RF risulta inoltre negativo durante la gravidanza e nei primi giorni dopo il parto.

k) Dosaggio quantitativo della gonadotropina corionica

Esso veniva eseguito prima con l'ausilio del test di *Aschheim-Zondek* che si basa sulla reazione delle ovaie di giovani topoline con maturazione follicolare (I), comparsa di emorragie puntiformi (II) e formazione di corpi lutei (III) a seconda del contenuto di HCG. Questo metodo era costoso e impiegava molto tempo, ed è stato sostituito dalla metodica immunologica che viene eseguita con diverse varianti.
Il principio della reazione si basa, come già detto in precedenza, sulla formazione di anticorpi specifici che sono in grado di legare HCG aggiunta. Si ha così la formazione di un complesso molecolare che non è di per sé visibile. Il fenomeno diviene evidente come agglutinazione se si unisce HCG a particelle relativamente grandi come eritrociti di pecora o particelle di Latex.
La determinazione quantitativa di HCG è importante nelle seguenti malattie:
1. Mola vescicolare e corionepitelioma: si ha un aumento di escrezione di HCG.
2. Aborto interno: si ha una diminuita escrezione di HCG.

l) Determinazione quantitativa del lattogeno placentare (HPL)

La determinazione quantitativa dell'HPL viene eseguita nel siero ricorrendo alla metodica radioimmunologica. A questo scopo è indispensabile disporre di HPL altamente purificato con il quale vengono immunizzati conigli. Con il siero così ottenuto non si verifica alcuna reazione crociata con l'HCG.
La determinazione dell'HPL è utile in tutte le gravidanze a rischio a partire dall'8ª settimana quando ci si trova di fronte a insufficienza placentare.

M. Turbe del periodo puberale e loro trattamento

Le vere turbe patologiche durante la pubertà sono relativamente rare. Frequentemente si osservano invece varianti dello sviluppo (sviluppo ritardato, sviluppo precoce, ecc.) che possono avere aspetto molteplice e presentare carattere ereditario o razziale.
Non è possibile approfondire in questa sede la discussione se una data manifestazione in questa fase della vita sia da considerarsi «anormale» oppure «ancora nei limiti fisiologici». Ci limiteremo pertanto alle alterazioni prettamente patologiche dello sviluppo.

I. Pubertà precoce

Definizione: Quando i sintomi della maturazione sessuale compaiono prima dell'ottavo anno di vita, è giustificato parlare di pubertà precoce.
Etiologia: La vera pubertà precoce è dovuta ad un risveglio prematuro delle gonadi causato da un'aumentata attività del lobo anteriore dell'ipofisi, che entra in funzione prima del tempo. I livelli plasmatici ed urinari delle gonadotropine sono aumentati. L'aumento dell'attività del lobo anteriore dell'ipofisi avviene, come già accennato, per via ipotalamica. A conferma della stimolazione ovarica si riscontrano valori aumentati degli estrogeni, un alto indice cariopicnotico nello striscio vaginale e talvolta segni di una ovulazione.
A volte una maturazione precoce è sostenuta da tumori delle ghiandole surrenali, delle ovaie o del sistema ipotalamo-anteipofisario. In questi casi si parla però di *pseudopubertà precoce* (tab. 19).
Decorso: La pubertà precoce si manifesta non soltanto nei *caratteri sessuali.* Si assiste allo sviluppo mammario ed alla comparsa di emorragie similmestruali. Compaiono inoltre prematuramente i peli in sede pubica e si sviluppa una femminilizzazione generalizzata. A questi fenomeni si aggiungono un *più rapido accrescimento osseo* ed una accelerata maturazione scheletrica. Con la saldatura prematura delle linee epifisarie si conclude precocemente lo sviluppo osseo.
A causa di questo fenomeno si realizza la situazione paradossale che la fanciulla affetta da pubertà precoce è, all'inizio, più sviluppata delle coetanee, mentre più tardi sarà più piccola delle donne adulte normali. Lo *sviluppo psichico* non procede di pari passo con la maturazione somatica, ma corrisponde all'età della fanciulla. Tuttavia, analogamente a quanto si verifica nei ritardi maturativi, può manifestarsi

una *neurosi da maturazione* come conseguenza delle differenze esistenti tra lo sviluppo somatico del soggetto e quello delle fanciulle della stessa età.
Somministrando per lungo tempo *estrogeni* o *gonadotropine corioniche*, è possibile riprodurre il quadro delle alterazioni somatiche e genitali che caratterizzano la pubertà precoce. Questo fatto è importante per il trattamento della pubertà tardiva.
Terapia: Il trattamento dello sviluppo precoce deve tenerne presente la causa. In ogni caso, per prima cosa, occorre diagnosticare se esiste un tumore del sistema ipotalamo-ipofisario, della corteccia surrenale o delle gonadi.
Nel caso si tratti di una pubertà precoce vera e propria è consigliabile un trattamento con ciproterone acetato (Androcur) o con un progestinico. Con una terapia costante e protratta per lungo tempo, si riesce a contenere i processi precoci della maturazione come ad esempio lo sviluppo mammario, le emorragie mestruali e la comparsa di peli in sede pubica. L'influenza dei progestinici e soprattutto del ciproterone acetato sulla maturazione scheletrica viene giudicata in modo variabile. In ogni caso, soltanto una terapia di lunga durata, protratta fino all'età puberale, potrà attenuare la minaccia di un ridotto sviluppo staturale.

Tabella 19. Situazione endocrina nella pubertà precoce. (*Prader, A.:* in *Labhart, A.:* Klinik der inneren Sekretion, Berlin, 1957, pag. 53).

O non dimostrabile + presente ++ aumentato	Eliminazione urinaria di ormoni Gonado-tropine	 17-cheto-steroidi	 Estro-geni	Mammelle, mestruazioni e maturazione vaginale ed uterina	Ovulazione	Pelosità pubica
Pubertà precoce ipotalamica vera 1. Idiopatica, costituzionale 2. Alterazioni organiche cerebrali 3. Displasia ossea fibrosa	O/+	++	++	+	O/+	+
Pseudopubertà precoce 1. Tumori produttori di gonadotropine	+++	++	++	+	O/+	+
2. Tumori produttori di ormoni sessuali o iperplasie a) della corteccia surrenale (sindrome adrenogenitale)	O	+++	+++	O	O	+
b) delle ovaie (tumori delle cellule della granulosa e altri tumori)	O	++	++	+	O	+
3. Somministrazione esogena di ormoni estrogeni	O	+/++	++	+	O	O/+

Schema terapeutico: In funzione dell'età, 50-150 mg di ciproterone acetato (Androcur) al giorno. Il trattamento deve essere continuato fino all'età puberale controllando costantemente l'accrescimento staturale e la maturazione ossea.

II. Pubertà tardiva

Definizione: Quando dopo i 14 anni non sono apparsi ancora i segni di maturazione dei caratteri sessuali secondari, si tratta di una pubertà tardiva.
Etiologia: La vera pubertà tardiva è causata da un ritardo nell'inizio delle interazioni tra centro sessuale, ipofisi e gonadi.
Diagnosi differenziale: Da questo quadro clinico, che è da considerare come variante dello sviluppo destinata a riequilibrarsi più tardi, bisogna tenere distinte altre malattie comprese nel termine di *pseudopubertà tardiva.*

a) Agenesia ovarica, disgenesia ovarica

Lo sviluppo patologico di persone con assenza o iposviluppo delle ghiandole sessuali verrà trattato per esteso a pag.

b) Nanismo

Definizione: Si parla di statura bassa quando l'altezza è inferiore a 155 cm, mentre si parla di nanismo quando l'altezza non supera i 135 cm.

Tabella 20. Suddivisione del nanismo.

Gruppo A:	**Cause endocrine:** Ipotalamo · Ipofisi · Tiroide · Diabete · Gonadi (disgenesia-agenesia)
Gruppo B:	**Cause non endocrine:** Eredità · Malattie dello scheletro · Vizi cardiaci congeniti

Etiologia: Qui interessano soprattutto le forme ipotalamo-ipofisarie. Esse possono essere conseguenti a fattori di natura organica (tumori) o a fattori di natura disfunzionale a causa dei quali si ha una scarsa produzione di ormone della crescita da parte del lobo anteriore dell'ipofisi. Determinazioni di STH nel plasma hanno messo in evidenza che non sussiste sempre un deficit di questo proteoormone. Viene discussa quindi la possibilità che vi sia un'insufficienza dei recettori con una normale funzione dell'ipofisi.

Terapia: Deve essere indirizzata tenendo conto delle cause del nanismo. Nei casi di nanismo disfunzionale si consigliano piccole dosi di ormone tiroideo. Gli androgeni e gli anabolizzanti provocano soltanto temporaneamente una spinta alla crescita dando però presto il blocco epifisario, cosicché di fatto non si ottiene nessun aumento di statura. L'STH è specifico per la specie. Quindi soltanto l'ormone ottenuto da ipofisi umane è indicato nella terapia del nanismo. La possibilità di reperirlo è molto scarsa.

c) Obesità puberale

Definizione: Il rimarchevole aumento di peso negli anni della pubertà è un disturbo di cui a tutt'oggi si sa ben poco. Talvolta si osserva una contemporanea precoce maturazione ossea.
Etiologia: Sulle cause di questi disturbi si sa ben poco. Le indagini sul sistema endocrino non ci hanno dato finora risultati chiari. Essendo stato osservato spesso un aumento di introduzione di cibo, si accetta come causa, molte volte, una anormalità psichica.
Terapia: Riduzione drastica del cibo.
Una terapia specifica non è finora conosciuta.

d) Menarca ritardato

Definizione: Allorquando il menarca avviene in età compresa fra i 15 e i 18 anni si parla di *menarca ritardato*. Notevole significato assumono i fattori nutritivi, costituzionali ed ereditari. Quando dopo il 18° anno non è avvenuta ancora la prima mestruazione si parla invece di amenorrea primaria.
Terapia: Non è necessaria alcuna terapia nelle ragazze amenorroiche prima del 18° anno di vita, quando lo sviluppo somatico e psichico sono normali.

III. Gigantismo

Definizione: Un'altezza superiore ai cm 185 è nelle ragazze un fatto non desiderato ma non deve essere per forza interpretato come patologico.
Diagnosi differenziale: È necessario distinguere dal gigantismo vero l'acromegalia, causata da un adenoma ipofisario.
Etiologia: Le cause del gigantismo sono presumibilmente, la maggior parte delle volte, di origine ereditaria e costituzionale. Non sussiste un disturbo endocrino: esso, d'altra parte, non è neanche da attendersi nella maturità sessuale.
Terapia: Essendo il gigantismo da considerarsi non come uno stato patologico, è piuttosto problematico decidere la terapia, la quale deve essere eseguita precocemente. Un trattamento prolungato con estrogeni e progestinici è in grado di accelerare la chiusura delle cartilagini epifisarie e di evitare quindi un'eccessiva crescita in altezza.
Schema di terapia: Terapia ciclica con dosi singole di 10 mg di estradiolo valerianato (Progynon Depot) come nell'amenorrea. Si ottengono emorragie similmestruali con l'aggiunta di una iniezione di 17α-idrossiprogesterone-capronato (Proluton Depot) ad ogni seconda iniezione di estrogeni.

IV. Turbe del ciclo nel periodo puberale

Classificazione e cause: Il decorso irregolare del ciclo è causato dagli interscambi non ancora stabilizzati tra centro sessuale, lobo anteriore dell'ipofisi e ghiandole sessuali. Le emorragie simil-mestruali si verificano il più delle volte a lunga distanza fra di loro, talvolta anche in modo ravvicinato, senza che si abbia ovulazione. Si possono osservare anche delle fasi emorragiche di lunga durata e di forte intensità.

a) Anomalie del ritmo

La *polimenorrea* = ciclo bifasico accorciato o l'*oligomenorrea* = ciclo bifasico ritardato, sono rare.
Nella maggior parte dei casi le turbe del ritmo nelle giovanette si basano su *cicli anovulatori.* Questi segni di una funzione endocrina non ancora perfettamente matura scompaiono di solito spontaneamente.
Non è necessaria una particolare terapia.

b) Ipermenorrea

Emorragie abbondanti e ripetute possono portare a uno stato di anemia ed è quindi necessaria in questi casi la terapia. Anche in questi casi manca spesso l'ovulazione cosicché non si tratta di ipermenorrea nel senso stretto della parola (emorragie abbondanti con ciclo bifasico) ma di *metrorragie acicliche*. Si ha una produzione variabile nella quantità di estrogeni. Quando la produzione e la conseguente azione sull'endometrio viene a diminuire si hanno delle emorragie da carenza da parte dell'utero, che in generale è piccolo e con scarse proprietà contrattili. In alcuni casi si ha un potenziamento delle emorragie per cause extragenitali (*Glanzmann, Willebrand-Jürgens*).
Terapia: Trattamento bifasico con 50 μg di etinilestradiolo + 2 mg di noretisterone acetato (Progylut) per diversi mesi.

c) Metrorragie giovanili (vedi anche «Emorragie funzionali»)

Definizione: Nei primi anni della pubertà, come anche nella premenopausa, si osservano spesso delle emorragie di lunga durata di intensità variabile, causate dalla carente funzione generativa delle ovaie. Dette emorragie erano molto temute prima dell'era ormonale in quanto non raramente provocano delle anemie pericolose per le quali nessuna terapia conservativa era efficace.
Le basilari ricerche di *Schröder* hanno messo in evidenza come la causa sia da ricercarsi nella persistenza di un follicolo incapace di scoppiare, motivo per il quale si avrebbe una continua produzione di estrogeni.
Spesso, durante una fase dell'amenorrea di breve durata, si ha il quadro della

iperplasia ghiandolare-cistica dell'endometrio. Avviene progressivamente, per la desquamazione lenta della mucosa non trasformata, una emorragia prolungata. Oltre al classico quadro del lento sviluppo di una iperplasia ghiandolare-cistica e la conseguente emorragia prolungata possono prodursi situazioni analoghe in assenza di iperproliferazione endometriale. Etiologicamente si tratta in questi casi, con ogni probabilità, meno di una persistenza del follicolo quanto piuttosto di una atresia follicolare.

Trattamento: Terapia combinata con estrogeni e gestageni per almeno 10 giorni. Ad es.: con etinilestradiolo e noretisterone acetato (Primosiston compresse). L'emorragia cessa in circa 24-48 ore. Alla fine della terapia segue una emorragia simil-mestruale di breve durata.

Profilassi delle recidive: Somministrazione di noretisterone acetato (Primolut-Nor) alla dose di 10 mg pro die dal 17° al 26° giorno del ciclo.

Nei casi resistenti si deve pensare alla possibilità di disturbi della coagulazione e si dovranno effettuare indagini adeguate per una diagnosi differenziale.

N. Turbe del periodo della maturità sessuale e loro trattamento

I. Turbe del ciclo

a) Classificazione

Le turbe del ciclo, prendendo in considerazione il *sintomo principale,* la «emorragia», vengono di solito suddivise in amenorree, anomalie del ritmo, emorragie funzionali. Si raccomanda la seguente suddivisione che tiene conto della presenza o mancanza dell'ovulazione.

Tabella 21.

Amenorrea primaria Amenorrea secondaria	manca la maturazione del follicolo	manca l'ovulazione
Emorragie funzionali da iperplasia ghiandolare-cistica Ciclo anovulare	si ha maturazione del follicolo	
Anomalie del ritmo: Oligomenorrea Polimenorrea *Anomalie mestruali con ciclo conservato:* Emorragia ovulatoria Stillicidio premestruale Stillicidio postmestruale Ipermenorrea Ipomenorrea Dismenorrea Sindrome premestruale		si ha l'ovulazione

In genere si può considerare che le anomalie del ciclo con ovulazione, nella maggior parte dei casi non abbisognano di terapia mentre in quelle turbe in cui manca l'ovulazione la terapia deve tener presenti la gravità, l'età e i desideri individuali della paziente (desiderio di prole).

Sorge allora il problema di come sia possibile, nella pratica giornaliera, riconoscere e classificare il tipo di turba funzionale, senza ricorrere a particolari tecniche di laboratorio. Occorre ricordare in questa sede che un'*anamnesi* dettagliata, mediante la quale si siano puntualizzati i caratteri dell'emorragia, completata da un esame ginecologico, permette nella maggioranza dei casi di formulare una diagnosi di alta probabilità. Il problema cardinale, se vi sono o no ovulazioni, può essere risolto nel

giro di poche settimane, non con certezza assoluta, ma con grande affidabilità, registrando con esattezza il grafico della *temperatura basale.*
L'osservazione della bocca uterina e il ripetuto esame del *muco cervicale* essiccato all'aria e non colorato, forniscono egualmente informazioni preziose nella pratica giornaliera. Come ulteriori metodi diagnostici, che spesso assumono anche valore terapeutico, vanno considerati la *biopsia dell'endometrio* ed il *raschiamento completo.* Anche *l'iniezione di ormoni a scopo diagnostico* ha valore pratico. Tutti gli altri procedimenti richiedono conoscenze specializzate e non sono necessari nella maggior parte delle pazienti trattate ambulatoriamente.

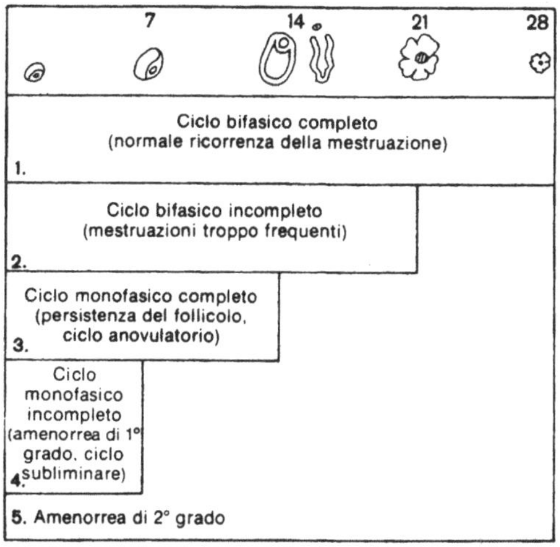

Fig. 64. Rappresentazione schematica dei possibili «blocchi» del ciclo in rapporto alle relative forme cliniche di «insufficienza ovarica». (*Tietze, K.* in *Seitz-Amreich:* «Biologie und Pathologie des Weibes», Berlin-Wien II, **2,** 614 [1952])

b) Osservazioni sulla induzione e sull'arresto di una emorragia mediante ormoni

Con gli estrogeni e i gestageni è possibile sia provocare che arrestare un'emorragia uterina. Questa asserzione, che sembra paradossale, richiede una spiegazione:

1. Gli *estrogeni* provocano la proliferazione dell'endometrio, che si raggiunge con una durata d'azione di almeno due settimane.
   Allorquando l'azione estrogenica cessa repentinamente o permane costante per lungo tempo, si verifica un'emorragia che viene chiamata *emorragia da privazione estrogenica* (fig. 65). In questo caso la stimolazione estrogenica non è più sufficiente a mantenere la mucosa uterina in fase proliferativa. L'emorragia può essere tuttavia arrestata continuando a stimolare la proliferazione mediante un ulteriore ed accresciuto apporto di estrogeni.
2. I *gestageni* agiscono sull'endometrio solo quando questo ha proliferato sotto l'effetto degli estrogeni.
   Alla fine della terapia con gestageni, anche se questa è avvenuta soltanto per 1-2 giorni, l'endometrio risponde con un'*emorragia da privazione progestinica.*

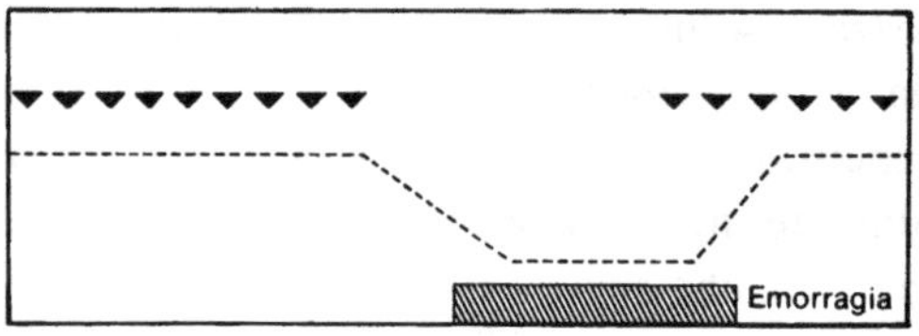

Fig. 65. Rappresentazione schematica di una emorragia da privazione estrogenica in una paziente ovariectomizzata alla quale veniva somministrato giornalmente, tranne una breve interruzione, 1 mg di benzoato di estradiolo ▼.

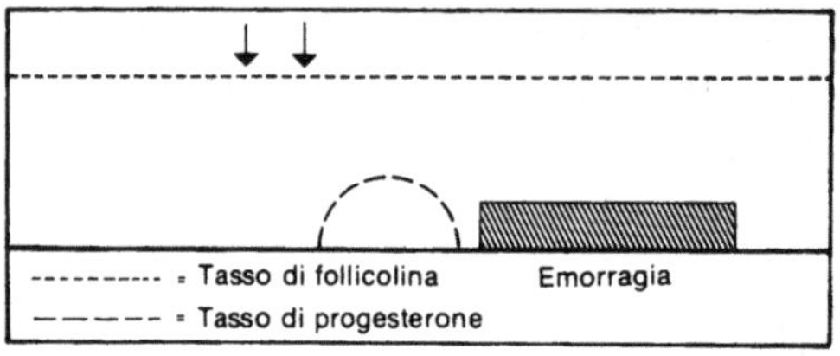

Fig. 66. Rappresentazione schematica di una emorragia provocata con 20 mg di progesterone ↓ per due giorni consecutivi in una paziente con amenorrea secondaria. L'endometrio si trova allo stadio proliferativo sotto l'azione moderata e costante di estrogeni.

La mestruazione è un'emorragia da privazione progestinica. Allorquando dosi troppo basse di progesterone agiscono per più di una settimana sull'endometrio, si può avere un'emorragia già durante il trattamento (emorragia da rottura). D'altra parte, i gestageni possiedono una riconosciuta azione emostatica. I derivati del nor-testosterone presentano questa attività in misura particolarmente marcata.

Un'*emorragia uterina* può dunque prodursi per *meccanismi assai differenti,* il più importante dei quali è costituito dalla diminuzione dell'apporto di estrogeni e di progesterone.

L'intensità e la durata dell'emorragia sono esse pure variabili, a seconda dello stato dell'endometrio (trasformazione, proliferazione, iperplasia ghiandolare-cistica).

Domanda: In che cosa si differenzia una autentica emorragia mestruale da un'emorragia da iperplasia ghiandolare-cistica e dall'emorragia che si può provocare, in caso di amenorrea, mediante somministrazione di piccole dosi di progesterone?

Risposta: La riduzione del tasso ormonale rappresenta la causa scatenante comune a queste tre forme di emorragia. Si tratta cioè di cosiddette emorragie da privazione.

L'*emorragia mestruale vera* prende origine da un endometrio che ha subito la trasformazione secretiva. La trasformazione fisiologica è la conseguenza della deiscenza del follicolo e della formazione di un corpo luteo. L'emorragia si verifica dopo che il corpo luteo ha cessato di secernere progesterone ed estrogeni. Si produce allora rapidamente la desquamazione mensile della mucosa uterina che risparmia soltanto lo strato basale.

L'*emorragia disfunzionale da iperplasia ghiandolare-cistica* ha inizio allorquando a causa di una carenza relativa di estrogeni un endometrio patologicamente proliferato non può essere ulteriormente mantenuto in attività. Non si ha, in questi casi, né produzione di progesterone né trasformazione secretoria dell'endometrio. La emorragia prende origine dalla superficie endometriale senza che vi sia all'inizio grande perdita di sostanza. Manca l'espulsione mensile dell'endometrio. Dopo varie settimane si produce una necrosi degli strati superficiali della mucosa. L'endometrio viene espulso con un sanguinamento.

Nelle donne affette da *amenorrea di breve durata,* l'endometrio si trova in fase proliferativa giacché una piccola quantità di estrogeni si forma continuamente. Non vi è secrezione di progesterone. 20-40 mg di progesterone non riescono a provocare la trasformazione dell'endometrio; però qualche giorno dopo la scomparsa dell'effetto ormonale, l'endometrio sanguina superficialmente senza desquamare totalmente.

c) Amenorrea

1. Definizione

Col nome di amenorrea si designa l'*assenza di emorragia mestruale* nel periodo della maturità sessuale. Poiché per l'organismo femminile l'emorragia mestruale rappresenta la fase finale di un complicato processo di riproduzione, non iniziato, la sua mancanza può riconoscere numerose cause. Nelle grandi linee si possono distinguere *amenorree fisiologiche* e *turbe patologiche.* Una volta esclusa la prima evenienza è necessario fare ricorso a tutta una serie di procedimenti diagnostici differenziali, al fine di chiarire le cause dell'amenorrea.

2. Classificazione ed etiologia

La tabella 22 dimostra la molteplicità delle cause che possono provocare un'amenorrea. Non è sufficiente differenziare un'*amenorrea primaria* da un'*amenorrea secondaria,* sebbene questo dato anamnestico sia di grande importanza. Nella tabella, le cause che provocano amenorrea vengono riunite in dieci gruppi principali. Non tutte le forme sono di origine endocrina. Così, ad esempio, le *amenorree vaginali,* sempre, e le *amenorree di origine uterina,* frequentemente, sono dovute a cause meccaniche o organiche. Tuttavia, queste forme sono percentualmente poco frequenti. Si ammette che quasi il 70% di tutte le amenorree siano di origine diencefalica. In questo gruppo vanno incluse anche quelle di natura psichica. Circa il 20% sono dovute a un danno primario delle gonadi. La frequenza con cui si presentano le forme ipofisarie non è ben nota.
Nel proporre questa classificazione, vogliamo sottolineare la impossibilità di rappresentare con esattezza tutte le correlazioni esistenti. Così, ad esempio, la pubertà tardiva può essere di natura ipofisaria o diencefalica. Altro esempio è costituito dalla persistenza del follicolo. Poiché maturazione e deiscenza del follicolo sono regolate dagli ormoni gonadotropi, probabilmente la persistenza del follicolo non deve essere annoverata tra le amenorree di origine ovarica, bensì tra quelle di natura centrale.
Un quadro generale delle diverse forme di amenorrea è rappresentato nelle tabelle 22 e 23.
In queste tabelle si vede che nelle amenorree secondarie predominano quelle di origine centrale e nelle amenorree primarie predominano invece i casi con compromissione seria della funzionalità, riuniti da *Kaiser* sotto la denominazione di *Endocrinopatie*.

Tabella 22. Panoramica delle forme di amenorrea.

Amenorrea	
primaria / fisiologica / secondaria	
dipendente dall'età o di origine gravidica	
I. Cause generali	Infantilismo generalizzato Pubertà ritardata Insufficienza plurighiandolare Malattie generali gravi non endocrine Cause psichiche Intossicazioni Danni dovuti all'alimentazione (carenze vitaminiche) Danni professionali
II. Cause vaginali	Agenesia parziale o totale della vagina* Atresia imenale*
III. Cause uterine	Agenesia uterina* Malformazioni uterine Ipoplasia uterina Atresia cervicale Atresia del cavo uterino Distruzione dell'endometrio conseguente a: — Curettage — Coagulazione — Causticazione — Infezione
IV. Cause ovariche	Agenesia delle ovaie* Ipogenesia Precoce esaurimento delle ovaie (climaterio precoce) Ovaie policistiche (*sindrome di Stein-Leventhal*) Insufficienza in seguito a terapia radiante Insufficienza per persistenza follicolare Tumori ovarici
V. Cause ipofisarie	Insufficienza da iposviluppo (?) Insufficienza secondaria a: — Tumori — Traumi — Complicanze da parto (*sindrome di Sheehan*)
VI. Cause ipotalamo-diencefaliche	Ipofunzione primitiva del diencefalo (?) Insufficienza secondaria a: — Tumori — Traumi — Cause sconosciute — Assunzione di contraccettivi orali — Impiego di contraccettivi iniettabili — Gravidanza Obesità di origine centrale Magrezza patologica (anoressia nervosa)

VII. Cause psichiche	Traumi psichici (amenorrea da persecuzione o da spavento) Psicosi
VIII. Cause surrenali	Sindrome adreno-genitale da: — Disfunzione della corteccia surrenale — Tumori della corteccia surrenale *Sindrome di Cushing*
IX. Cause tiroidee	Ipertiroidismo Mixedema
X. Cause farmacologiche	Terapia con steroidi sessuali per lunghi periodi di tempo

* soltanto nell'amenorrea primaria

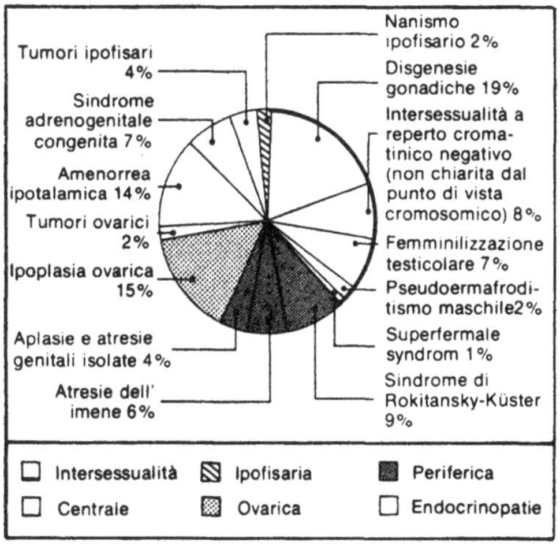

Fig. 67. Suddivisione delle cause dell'amenorrea secondo la loro frequenza in 100 amenorree primarie della 1ª Clinica Ostetrica dell'Università di Monaco. (*Kaiser, R.:* Gynäkologe I, **3,** 104 [1969])

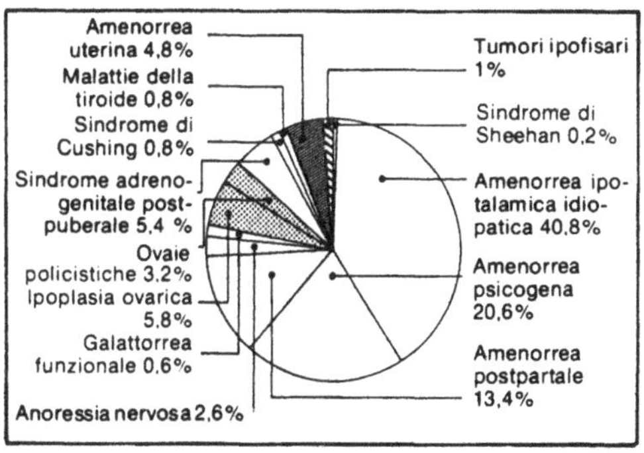

Fig. 68. Suddivisione delle cause delle amenorree in % su 500 casi di amenorrea secondaria della I Clinica Ostetrica dell'Università di Monaco. (*Kaiser, R.:* Gynäkologe I, **3,** 104 [1969])

Poiché le amenorree possono essere differenziate non soltanto in base alle loro cause, ma anche secondo altri criteri, presentiamo un'altra classificazione la quale, peraltro, non è in contrasto con la nostra suddivisione patogenetica.

Tabella 23. Altro schema di classificazione delle amenorree.

Amenorrea primaria	Non si sono ancora manifestate emorragie mestruali, pur avendo la paziente superato i 18 anni
Amenorrea secondaria	La mestruazione è assente da un periodo più o meno lungo
Amenorrea generativa	Amenorrea di I grado. Turba della maturazione e della deiscenza del follicolo
Amenorrea vegetativa	Amenorrea di II grado. Oltre alla maturazione del follicolo manca la secrezione estrogena
Amenorrea iperestrogena	L'endometrio si trova in uno stadio di iperplasia, in conseguenza di una azione troppo prolungata degli estrogeni sulla mucosa
Amenorrea ipoestrogena	L'endometrio è scarsamente proliferato o atrofico a causa della scarsità degli estrogeni
Amenorrea ipergonadotropa	Nelle urine e nel plasma si riscontrano maggiori quantità di gonadotropine, e precisamente di FSH e di LH. Ciò è dovuto alla carente produzione di estrogeni che causa uno sblocco del lobo anteriore dell'ipofisi che per il resto funziona normalmente
Amenorrea ipogonadotropa	Nelle urine e nel plasma si riscontrano quantità scarsissime di gonadotropine. Il sistema ipotalamo-ipofisario è turbato nella sua funzione.

Esempi: Un'amenorrea primaria causata da un insufficiente sviluppo delle ovaie (ipogenesia) è ipergonadotropa e ipogestrogena.
Un'amenorrea secondaria di breve durata è generalmente normogonadotropa e iper- o ipoestrogena (persistenza follicolare).

3. *Osservazioni particolari*

Anamnesi: Fornisce dati importanti non solo per ciò che riguarda la durata dell'amenorrea, ma anche per quanto concerne le cause di essa. L'indagine dovrà chiarire punti importanti quali tare familiari, epoca del menarca e modificazioni fisiche e psichiche che accompagnano l'amenorrea. In caso di amenorrea insorta nel post-partum, sarà conveniente raccogliere informazioni sul decorso del parto. Non è raro apprendere che le pazienti hanno avuto cospicue emorragie in seguito ad un parto complicato, fenomeno questo che può condurre all'amenorrea da insufficienza ipofisaria. Al lato estremo si trova la *sindrome di Sheehan.*
Un'amenorrea combinata a vampate di calore, come nella menopausa, indica una forma ipergonadotropa ed ipoestrogena ed è quindi espressione di una perdita della funzione ovarica. La comparsa di disturbi in modo ciclico, con assenza di emorragie,

consente di affermare l'esistenza di una funzione ovarica. In questi casi l'amenorrea è dovuta probabilmente a cause meccaniche, per esempio ad una atresia cervicale.
Habitus: Nei casi di amenorrea primaria si osservano spesso dei disturbi dello sviluppo a dimostrazione che si tratta di un'anomalia di notevole gravità.
Bisogna ricercare l'eventuale esistenza di sintomi di turbe plurighiandolari e, tra queste, occorre considerare il mixedema e il nanismo. Valore particolare assumono le manifestazioni di virilizzazione che possono essere di natura surrenalica, ovarica o costituzionale. Lo sviluppo mammario non costituisce un criterio per giudicare la gravità del quadro clinico. *Staemmler* ha osservato gravi amenorree ipotalamiche e ovariche in donne di costituzione integralmente femminile con ipertrofia mammaria.
Esame ginecologico: Bisogna escludere l'esistenza di malformazioni vaginali e uterine. In tal modo si stabilisce se l'amenorrea è di origine meccanica o endocrina. Le dimensioni dell'utero e delle ovaie costituiscono il punto centrale dell'esame ginecologico. Un utero relativamente ben sviluppato segnala la esistenza di una secrezione estrogenica, mentre ovaie eccessivamente grosse fanno sospettare l'esistenza di formazioni policistiche (*sindrome di Stein-Leventhal*).
La *possibilità di cura* delle diverse forme di amenorrea dipende non solo dalla loro origine, ma principalmente dalla loro durata. In presenza di un'amenorrea primaria, tali possibilità sono ridotte poiché in un terzo dei casi è dimostrabile l'esistenza di difetti genetici. Anche le donne affette da amenorrea secondaria di lunga durata, nelle quali si hanno spesso fenomeni di involuzione dei genitali, sono molto resistenti ad ogni trattamento terapeutico.
In un'alta percentuale dei casi di amenorrea di lunga durata si riesce ad ottenere delle singole ovulazioni, pur non avendosi la guarigione. La terapia è indicata solo quando è presente il desiderio di prole e consente un notevole passo avanti nella terapia della sterilità. Per contro si può formulare una prognosi favorevole quando la mestruazione manchi da poco tempo e quando sia possibile identificare ed eliminare fattori di natura esogena. Non faremo menzione in questa sede delle misure di ordine generale che bisogna adottare (alimentazione adeguata, cure dimagranti, idroterapia ecc.).
Infine sono da considerarsi, secondo *Rauscher* e *Schneider,* a prognosi favorevole quei casi in cui, dopo terapia con un gestageno deposito, si ottengono ripetute emorragie a brevi intervalli. Quando con una terapia ormonale o con altri metodi appropriati, non si riesca a trattare con successo un'amenorrea, è legittimo il sospetto che si tratti di un'alterazione grave (vedi le forme speciali di amenorrea, pag. 166).

4. *Amenorrea primaria*

Se dopo il 18° anno non è ancora comparsa alcuna mestruazione, si parla di un'amenorrea primaria. In ogni caso di amenorrea primaria si deve pensare alla

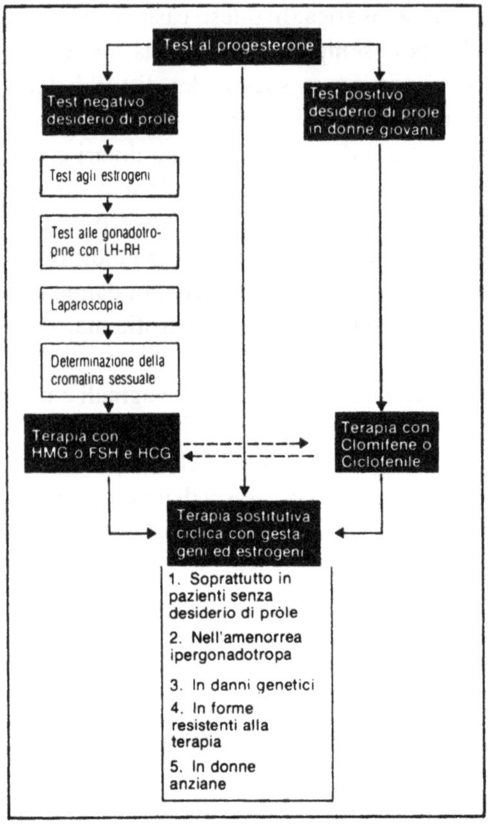

Fig. 69. Diagnosi e terapia dell'amenorrea. Ordine di sequenza dei provvedimenti da intraprendere.

presenza di malformazioni genitali, di aberrazioni cromosomiche o anche di una disgenesia gonadica, il che rende necessario un approfondito accertamento diagnostico. D'altro canto tra le pazienti più giovani si trovano anche casi meno gravi, che si possono raggruppare sotto il termine *pubertà tardiva.*

Si consigliano i seguenti esami nell'ordine:

- *Visita generale ed esame ginecologico* - Esclusione di malformazioni
- *Esame colpocitologico* per stabilire il grado di proliferazione cellulare
- *Test al progesterone* allo scopo di provocare un'emorragia

Tabella 24. Consigli terapeutici per le pazienti amenorroiche.

Terapia causale	Terapia sintomatica
Iniezioni estro-progestiniche	Iniezioni estro-progestiniche
Ciclofenile (Fertodur)	Terapia ciclica estro-progestinica (Progynon Depot 20 mg + Proluton Depot 250 mg)
Clomifene (Clomid)	
HMG e HCG (gonadotropina menopausale e Primogonyl)	

Casi lievi: Allorché con il test al progesterone (Proluton 2 fiale x 20 mg) si ottengono una o più emorragie, si può ritenere che si tratti di un disturbo funzionale di modico grado. Per esperienza, in questi casi non sussiste né un disturbo notevole di funzione dei centri, né un danno organico delle gonadi.
Terapia: Se c'è *desiderio di prole* è consigliabile, come primo tentativo terapeutico, la somministrazione di clomifene (Clomid) o ciclofenile (Fertodur) con contemporanea misurazione della temperatura basale e consigli sessuali alla coppia. (Per descrizione più dettagliata vedi «Aumento della fertilità nella sterilità di origine endocrina»).
Quando invece *non c'è desiderio di prole* è indicata una terapia sostitutiva ciclica con estrogeni e gestageni nota anche come metodo bifasico o *schema di Kaufmann.* In molti casi si assiste a una regolazione del ciclo.
Casi più gravi: Se dopo la somministrazione parenterale di progesterone (Proluton 2 fiale x 20 mg) o di una combinazione estro-progestinica non avviene alcuna emorragia, si deve ammettere che l'endometrio è notevolmente atrofico e che sussiste quindi un disturbo grave. È necessario quindi sottoporre la paziente ad una analisi diagnostica molto precisa, come segue:

● *Test agli estrogeni* (vedi pag. 120).
Un endometrio con capacità funzionale risponde alla somministrazione parenterale di estrogeni con un'emorragia. In tal maniera si può escludere un'amenorrea uterina.
● *Determinazione delle gonadotropine totali*
Serve a chiarire se l'amenorrea ha un'origine centrale (tassi inferiori a 5 UT nelle urine delle 24 ore = amenorrea ipogonadotropa) o un'origine periferica per disturbi della funzione ovarica (tassi di 50 UT = amenorrea ipergonadotropa). La determinazione radioimmunologica separata dell'FSH e dell'LH in casi di amenorrea ipergonadotropa ha dimostrato che i due fattori si comportano quasi allo stesso modo. Risultano infatti entrambi aumentati, mentre in caso di amenorrea ipogonadotropa FSH ed LH risultano ambedue diminuiti.
● *Test della funzione del lobo anteriore dell'ipofisi mediante LH-RH*
Le donne con amenorrea primaria e amenorrea secondaria di lunga durata rispondono in maniera diversa all'iniezione e.v. di LH-RH: quando si tratta di una disfunzione di grado lieve, l'LH-RH alle dosi di 25, 50 e 100 μg produce entro 30 minuti un evidente incremento di LH con rapporto dose-effetto (vedi fig. 70). In caso di disturbi di grave entità (*ipogonadotropinemia, sindrome di Sheehan*) la risposta è nulla o molto scarsa.
● *Determinazione della cromatina sessuale — Analisi dei cromosomi*
Con queste indagini si scopriranno eventuali difetti di origine genetica. Essi sono particolarmente frequenti nell'amenorrea ipergonadotropa che nasconde spesso una disgenesia ovarica (pag. 174).
Terapia: La possibilità terapeutica dipende dalla diagnosi precisa della forma dell'amenorrea.

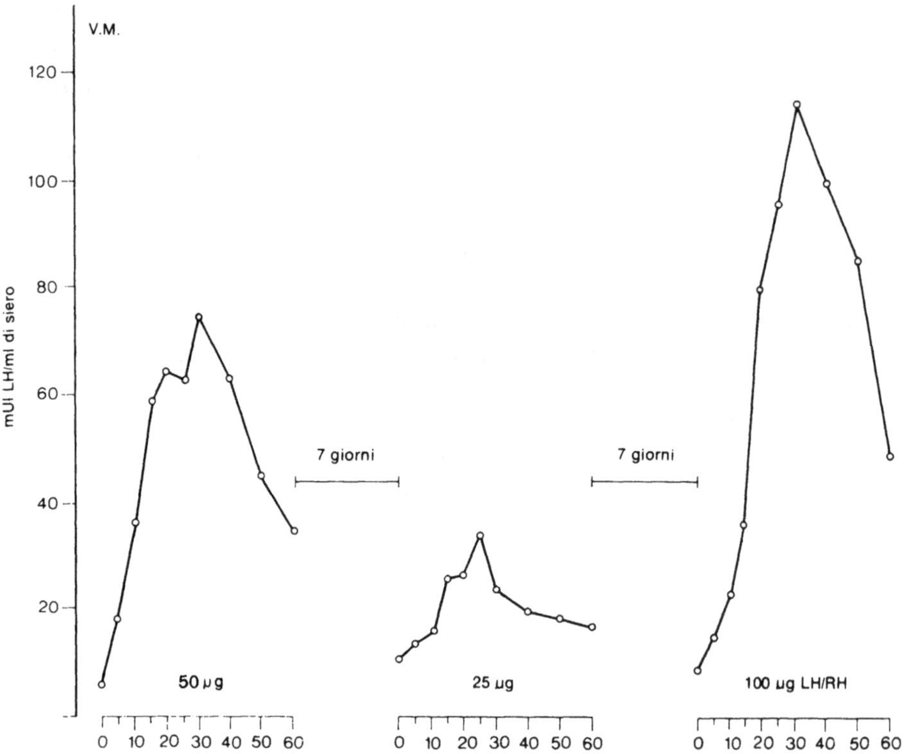

Fig. 70. Comportamento dell'LH dopo iniezione e.v. di 25,50 o 100 μg di LH-RH. La somministrazione di LH-RH è avvenuta al tempo 0. (*Schneider, W.H.F.* e Coll: Wien. Klin. Wschr. **85,** 588 [1973])

Nella *forma normogonadotropa* con un test agli estrogeni positivo, si può ammettere e sperare che somministrando più volte clomifene (Dyneric) o ciclofenile (Fertodur, Sexovid) si ottenga la messa in moto del ciclo. Se il test agli estrogeni è negativo si cerca di stimolare l'endometrio con somministrazioni ripetute di estrogeni (vedi «Amenorrea con ipoplasia uterina», pag. 166).

Nelle pazienti con *amenorrea ipergonadotropa* è indicata una terapia sostitutiva con estrogeni e gestageni (Progylut) che provoca emorragie cicliche e ripresa dello sviluppo della ragazza. (Vedi «Amenorrea con ipoplasia uterina», pag. 166).

Nei casi di *amenorrea ipogonadotropa* si può eseguire anche una terapia con estrogeni e gestageni. La somministrazione di farmaci che stimolano l'ovulazione è inutile. Se sussiste un forte desiderio di prole è indicato eseguire una terapia con HMG-HCG mettendo in opera contemporaneamente tutti i tests per la determinazione del momento dell'ovulazione (vedi «Sterilità»).

Riassunto: La cura di una paziente con amenorrea primaria è particolarmente carica di responsabilità e ciò soprattutto perché la paziente si rivolge al medico in un'età che coincide in genere con l'inizio della maturità sessuale. Nella maggior parte dei casi bisogna eseguire una lunga serie di indagini per catalogare esattamente il

quadro clinico. Spesso il sintomo «amenorrea» è soltanto il segno esterno di un disturbo più grave, irreparabile. Nel capitolo «Forme speciali di amenorrea» sono descritti numerosi quadri clinici di questo genere.
Si può sperare in una guarigione dell'amenorrea solo quando si tratta di una forma «normogonadotropa».
La determinazione delle gonadotropine, combinata con la somministrazione di LH-RH, è il fulcro diagnostico in tutti i casi gravi.
Quasi sempre, invece, si può fare a meno della determinazione degli estrogeni.
Premesse per la terapia:
● In caso di impiego di *stimolatori dell'ovulazione* (Fertodur, Clomid) è necessario sorvegliare in modo accurato la paziente:
Esame ginecologico bimanuale per escludere una iperstimolazione ovarica che si può verificare sotto clomifene (Clomid), anche se raramente, misurazione della temperatura basale, ripetuti esami del muco cervicale.
● Una *terapia con HMG-HCG* è da eseguire solo se è assicurato un controllo meticoloso. Ai controlli citati al punto precedente bisogna aggiungere altri esami, e precisamente:
determinazione degli estrogeni, del progesterone e del pregnandiolo.
● La *terapia sostitutiva con estrogeni e gestageni* è indicata in molte pazienti quando non c'è speranza alternativa. A questo gruppo di pazienti appartengono:
Persone con danni genetici. Casi di amenorrea ipergonadotropa. Pazienti senza desiderio di prole. Pazienti che non rispondono positivamente alla somministrazione di induttori dell'ovulazione.

Modalità di conduzione della terapia: (Confronta: consigli di terapia nell'amenorrea secondaria).
Induzione dell'ovulazione nei casi lievi: 1. Ciclofenile (Fertodur) del 5° al 9° giorno dall'inizio dell'emorragia provocata dal progesterone. Dose giornaliera: 3x200 mg.
2. Se la terapia non ha risultato, si somministra ciclofenile dal 5° al 14° giorno nella dose di 3x200 mg pro die.
Clomifene (Clomid) dal 5° al 14° giorno (100 mg pro die).
L'ovulazione si verifica in media al 20° giorno dopo l'inizio dell'emorragia.
Durata della terapia: Circa 6 mesi, controllando continuamente la temperatura basale e il muco cervicale e sottoponendo spesso la paziente a visita ginecologica per escludere una eventuale iperstimolazione delle ovaie.
Induzione dell'ovulazione in casi gravi con pressante desiderio di prole (senza successo con ciclofenile e clomifene, gonadotropine normali o diminuite): Iniezione giornaliera di 75 UI di HMG (Pergonal, Humegon) per 8-10 giorni. Quindi per 3 giorni di seguito 2000 UI di HCG (Primogonyl) pro die. L'ovulazione avviene al 1°, massimo al 2° giorno della terapia con HCG.
Durata della terapia: Non più a lungo di due cicli con continuo controllo della temperatura basale, del muco cervicale, del reperto alla palpazione delle ovaie onde escludere una iperstimolazione e, se possibile, della escrezione degli estrogeni (dal

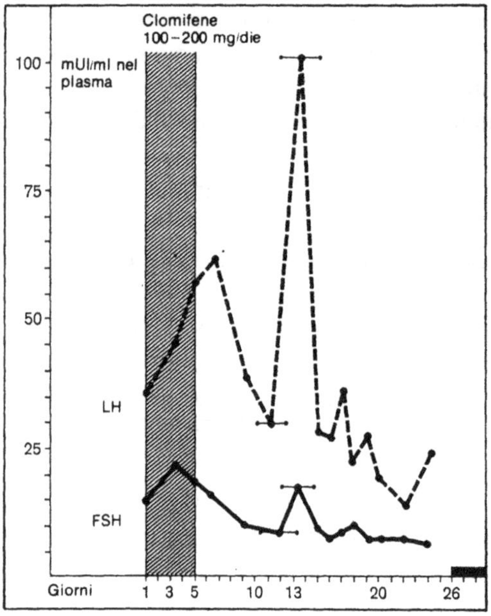

Fig. 71. Tassi medi di LH e di FSH determinati nel plasma con il metodo radioimmunologico in seguito a somministrazione di clomifene. Il 13° giorno dopo l'inizio del trattamento, come si vede dal picco di LH, si è verificata probabilmente un'ovulazione. (*Marshall, J.R.*: Obstet. Gynaec. **35,** 6, 963 [1970])

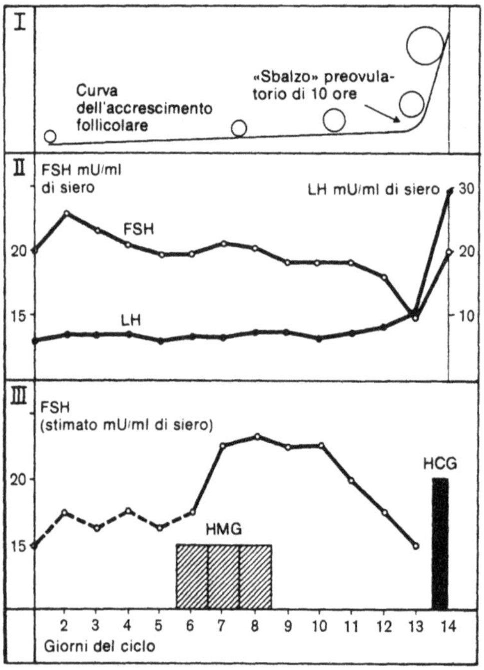

Fig. 72. I. Crescita teorica di un follicolo primario secondo *Hartmann.* II. FSH e LH nei primi 14 giorni di un ciclo mestruale normale. III. Curva di FSH prima, durante e dopo 3 giorni di somministrazione di HMG. (*Taymor, M.L.,* e Coll.: Am. J. Obst. and Gynaec. **102,** 789 [1968])

5° al 10° giorno dall'inizio della terapia) e del pregnandiolo (dal 15° al 17° giorno) o dei rispettivi steroidi plasmatici. Il pericolo di una iperstimolazione è presente soprattutto (vedi capitolo sugli effetti secondari, pag. 104) quando la somministrazione di HMG viene eseguita a forti dosi per un lungo periodo.

I tentativi terapeutici di indurre l'ovulazione mediante LH-RH non sono stati, finora, molto positivi. Un handicap importante, al quale è stato accennato già nel capitolo «Chimica e caratteristiche generali degli ormoni», è rappresentato dalla emivita estremamente breve, pari a pochi minuti: questo fatto rende economicamente impossibile l'impiego dell'LH-RH.

Terapia sostitutiva con steroidi sessuali: 1. Dal 5° giorno dopo l'inizio dell'emorragia indotta con il progesterone si somministra un preparato bifasico (Progylut). Questo tipo di terapia viene denominato anche *schema di Kaufmann.*

2. Iniezione di 10 mg di estradiolo valerianato (Progynon Depot) il 5° ed il 15° giorno dopo l'inizio dell'emorragia. Contemporaneamente si iniettano al 15° giorno

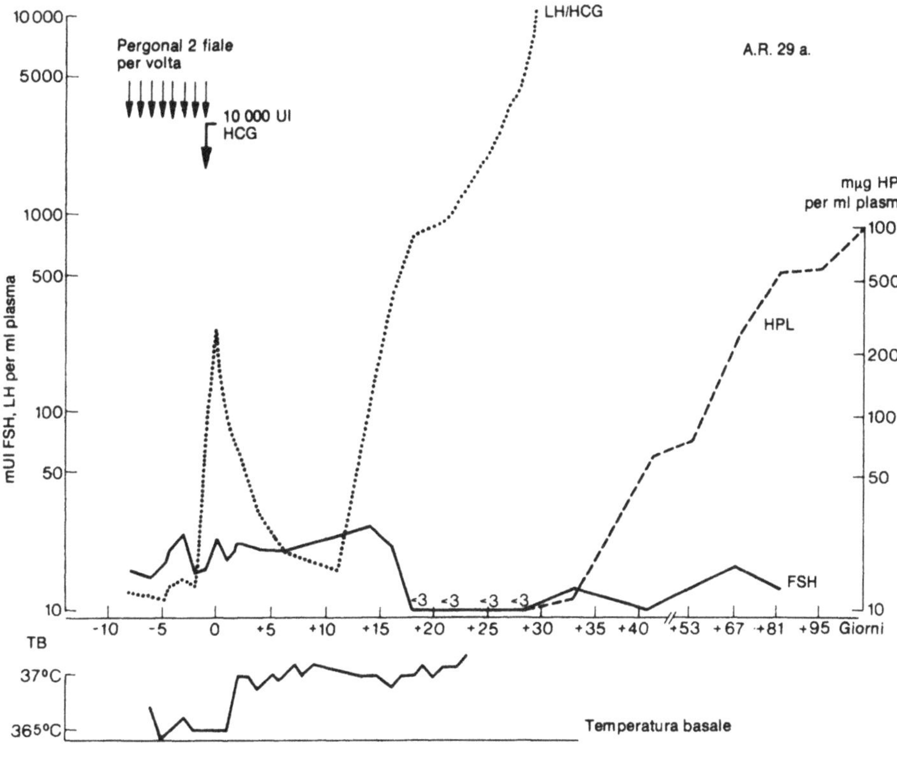

Fig. 73. Valori plasmatici di FSH (—), LH/HCG (· · · ·) e HPL (- - - -) in una paziente di 29 anni con amenorrea secondaria divenuta gravida durante una cura a base di Pergonal/HCG. TB = temperatura basale. (*Czygan, P.-J.* e Coll.: Acta endocr. **70,** 417 [1972])

Tabella 25. Situazione di partenza per una cura a base di HMG/HCG (secondo *Bettendorf*).

1. Gli estrogeni plasmatici non devono superare 100 pg/ml
2. Gli estrogeni urinari non devono superare 10 µg nelle urine delle 24 ore
3. Il 17α-idrossiprogesterone plasmatico non deve superare 0,2 ng/ml

L'HCG verrà iniettato quando:

1. Gli estrogeni urinari sono aumentati a 100-150 µg nelle urine delle 24 ore
2. Gli estrogeni plasmatici sono aumentati a 1500/2000 pg/ml
3. Il 17α-idrossiprogesterone plasmatico è aumentato a 3-5 ng/ml
4. Il progesterone plasmatico è aumentato a 1 ng/ml.

250 mg di 17α-idrossiprogesterone capronato (Proluton Depot).
Ci si può aspettare un'emorragia, dopo questa terapia, all'incirca al 28° giorno del ciclo. Particolare controllo non è necessario tranne una visita ginecologica ogni 6 mesi.
È da preferirsi lo schema di terapia n. 2 nelle donne che hanno la tendenza alla nausea e nelle pazienti con danni epatici.
3. Nei casi in cui la paziente non desidera la comparsa di una emorragia si può fare a meno della terapia combinata ciclica:
Terapia orale con etinilestradiolo (Progynon C) alla dose di 0,02/0,06 mg pro die, o con estradiolo valerianato (Progynova) alla dose di 1-2 mg pro die per 3 settimane. Si riprende la terapia allorquando compaiono i sintomi da carenza ormonale.

5. *Amenorrea secondaria*

L'*anamnesi* fornisce spesso, da sola, elementi relativi all'origine della amenorrea. Va ricordata in questa sede la mancanza di emorragia mestruale conseguente a gravi malattie, a cambiamento di clima, a spaventi o ad eccitazioni, a parti ed aborti come pure a raschiamenti.
Spesso già l'*esame generale* consentirà di stabilire se ci si trova di fronte ad una amenorrea di origine endocrina e se risulta indicato un trattamento ormonale. Le

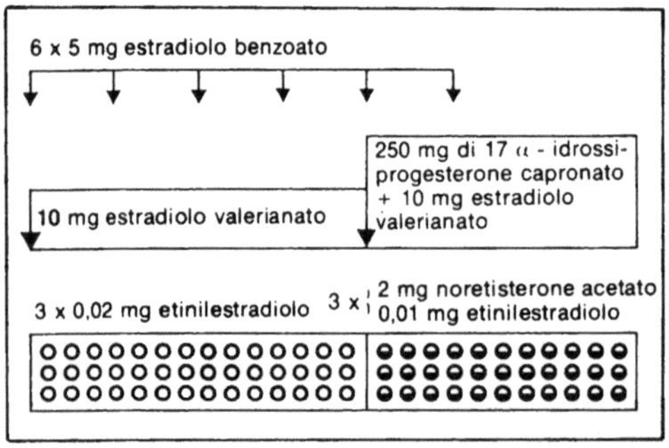

Fig. 74. Varianti in uso dello *schema di Kaufmann* con preparati di estrogeni e gestageni per via orale e di preparati deposito per via iniettiva. (*Lauritzen, Ch.:* Fortschr. Med. **88**, 121 [1969])

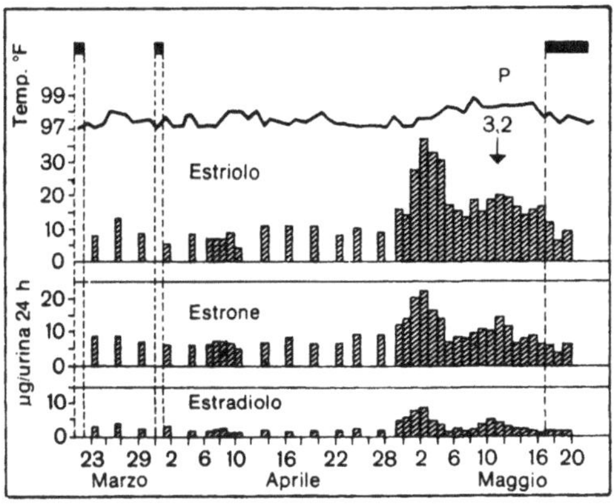

Fig. 75. Eliminazione di estrogeni in una paziente di 29 anni affetta da amenorrea secondaria. A maggio, i valori precedentemente bassi aumentano. Si origina una tipica curva con due picchi. Il secondo picco coincide con una escrezione di pregnandiolo (P) di 3,2 mg nelle urine delle 24 ore. L'emorragia che ha avuto inizio il 17 maggio è una vera mestruazione. (*Brown J. B.* e Coll.: J. Obstet. Gynaec., **66,** 177 [1959])

gravi malattie di origine extragenitale costituiscono una controindicazione per una terapia ormonica, in particolare per la terapia con le sostanze che stimolano l'ovulazione. Le malattie che possono spesso dare disturbi del ciclo ed in particolare amenorrea, sono già state menzionate nel capitolo introduttivo sulla classificazione (pag. 152). Esse sono:

— Intossicazioni
— Epatopatie
— Malattie debilitanti
— Tubercolosi
— Stati di denutrizione
— Turbe metaboliche.

In questi casi la funzionalità ciclica suole ristabilirsi spontaneamente, una volta migliorate le condizioni generali.

Nel corso dell'*esame ginecologico* va ricercata, in particolare, l'esistenza di eventuali alterazioni atrofiche dell'utero. Anche la grandezza delle ovaie ha la sua importanza. Un aumento di volume di ambedue le ovaie, di modico grado, unitamente al quadro sintomatico che verrà trattato in appresso, parlano per una *sindrome di Stein-Leventhal.* In caso di amenorrea conseguente a raschiamento, è indicato un sondaggio uterino ed eventualmente una isteroscopia per escludere modificazioni organiche della cervice e della cavità uterina.

Amenorrea secondaria di lunga durata: Escluse malattie extragenitali si procede similmente come nell'amenorrea primaria.

Questa la serie di indagini da seguire:

1. Visita ginecologica
2. Colpocitologia
3. Test al progesterone

4a. Se avviene la mestruazione, terapia con clomifene (Clomid) o ciclofenile (Fertodur) specialmente nelle pazienti con desiderio di prole (vedi pag. 159).

4b. Terapia alternativa con estrogeni e gestageni specialmente nelle donne che si trovano nell'ultimo decennio della maturità sessuale (pag. 162).

4c. Schema semplificato di 4 b, somministrando per via iniettiva ogni 28 giorni un prodotto di combinazione estroprogestinica.

5. In caso di negatività del test al progesterone, sondaggio del cavo uterino.

6. Test agli estrogeni.

7a. In caso di positività del test agli estrogeni eventuale terapia con clomifene o ciclofenile (desiderio di prole).

7b. In alternativa, terapia sostitutiva con ormoni sessuali come in 4b.

8. Se c'è desiderio di prole e in caso di negatività di 7a.

9. Determinazione delle gonadotropine, possibilmente con test all'LH-RH.

10. Nel caso di una situazione normo- o ipogonadotropa, terapia con HMG e HCG (vedi pag. 159) per uno-due cicli, adottando tutte le metodiche per determinare l'optimum concezionale.

Prognosi: Hanno una *prognosi favorevole* i casi di amenorrea secondaria di breve durata che reagiscono alla somministrazione unica di un gestageno in forma deposito (Proluton Depot) con emorragie ripetute. Queste avvengono generalmente a distanza di circa 14 giorni.

Una prognosi favorevole hanno naturalmente anche tutti quei casi nei quali si riesce ad indurre un'ovulazione nel corso di alcuni cicli terapeutici con clomifene (Clomid) o ciclofenile (Fertodur). Le amenorree dovute a situazioni di allarme o di spavento sono di natura transitoria. Il ciclo si normalizza in genere spontaneamente. Una prognosi relativamente favorevole ha, inoltre, l'amenorrea postpartale. Sono anche di prognosi favorevole le amenorree che talvolta compaiono dopo somministrazione prolungata di contraccettivi per via orale.

Prognosi sfavorevole ha invece la mancanza di un'emorragia come risposta al test al progesterone. Ciò avviene, come già accennato, quando, escluse cause uterine, si ha un deficit di notevole grado di estrogeni, uno stato patologico riscontrabile soltanto in turbe gravi del sistema endocrino. Anche la contemporanea comparsa di turbe plurighiandolari è di prognosi sfavorevole. Poche possibilità di guarigione hanno inoltre i casi di precoce involuzione della funzione ovarica in seguito a una ipoplasia ovarica con scarso parenchima e pochi follicoli primordiali. Questa situazione viene denominata «menopausa precoce».

Amenorrea secondaria di breve durata: In questa turba poco grave, dopo la eliminazione o la scomparsa del fattore che la determinava, si ha, nella maggior parte dei casi, la normalizzazione spontanea del ciclo. Il miglioramento delle condizioni di vita, la guarigione da malattie gravi, il superamento di turbe psichiche debbono costituire gli obiettivi principali dell'opera del medico.

Ormonoterapia: Non poche volte vi è la necessità di dover convincere le pazienti, provocando un'emorragia uterina, che la mancanza di mestruazione non è causata da malattia organica né da una gravidanza. *2 iniezioni da 20 mg di progesterone* (Proluton) *ciascuna,* praticate in 2 giorni consecutivi, o in alternativa 2 iniezioni di un'associazione estro-progestinica, provocano quasi sempre una emorragia di tipo mestruale. È consigliabile ripetere più volte questa semplice terapia e contemporaneamente controllare la ripresa del ciclo bifasico con la misurazione della temperatura basale. Se non avviene il ripristino del ciclo è indicato un trattamento come nel caso dell'amenorrea secondaria di lunga durata (pag. 161).

6. *Amenorrea da trattamento con contraccettivi ormonali*

Etiopatogenesi: I contraccettivi ormonali contengono soltanto piccole quantità di estrogeni (vedi le tabelle dei preparati). Alcuni di essi, come ad es. la «minipillola» ed i contraccettivi deposito a lunga durata d'azione, mancano completamente della componente estrogena. La conseguenza della «dominanza progestinica» consiste in una forte riduzione della proliferazione endometriale che può condurre eventualmente fino alla mancata comparsa della emorragia da privazione. Quale conseguenza del feed-back negativo, indotto da tutti gli steroidi sessuali, si può assistere inoltre ad un perdurare della messa a riposo del sistema ipotalamo-ipofisario anche dopo la sospensione del trattamento.

Prognosi: La combinazione delle situazioni periferiche e centrali sopracitate causa non raramente amenorree funzionali che danno però prognosi favorevole.

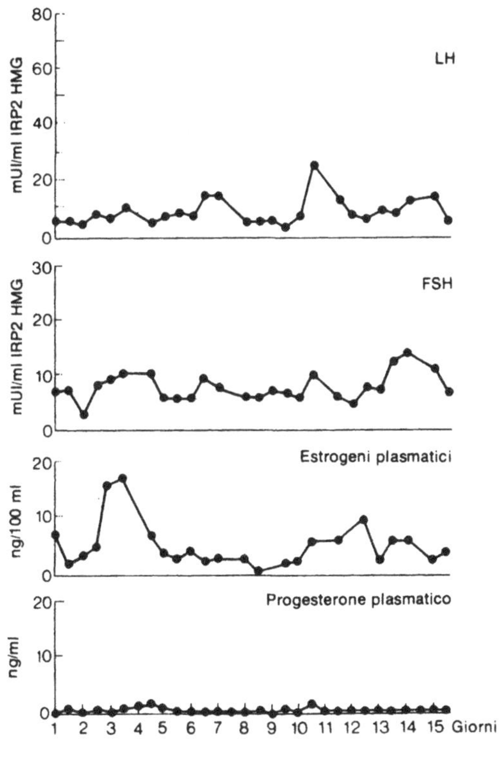

Fig. 76. Comportamento delle gonadotropine e degli steroidi ovarici nel plasma nel corso di un'amenorrea da contraccettivi. (*Bonnar, J.:* Proc. Roy. Soc. Med. **66,** 571 [1973])

Diagnosi differenziale: Esclusa la gravidanza e, in funzione della età, l'inizio della menopausa, ci si trova di fronte ad una amenorrea da contraccettivi.
Trattamento: 1. Il tentativo di provocare un'emorragia con il test della associazione estro-progestinica fallisce spesso nei primi mesi dopo la sospensione del contraccettivo. Il test dovrebbe essere ripetuto ad intervalli di 6-8 settimane.
2. Una volta provocata un'emorragia è indicato un trattamento ciclico con estrogeni e gestageni (Progylut) per 2-3 cicli.
3. In caso di desiderio di prole è indicato l'impiego del ciclofenile (Fertodur) o del clomifene (Clomid).

d) Forme cliniche aventi l'amenorrea come sintomo collaterale

1. Amenorrea con ipoplasia uterina

Etiologia: Nella generalità delle donne con un'amenorrea di lunga durata si riscontra un utero piuttosto piccolo. La causa risiede o in una scarsezza di sviluppo di esso (ipoplasia) o in una diminuzione di volume (atrofia) causata da un'amenorrea secondaria.
Prognosi: La prognosi non è direttamente legata al grado dell'ipoplasia o dell'atrofia dell'utero. Un forte grado di ipoplasia è responsabile di difficoltà della concezione. Inoltre si ha in questi casi un aumento delle probabilità di aborto, quando finalmente, dopo un lungo matrimonio si instaura una gravidanza. Per questi motivi è indicato curare l'ipoplasia nelle donne con sterilità funzionale. Il trattamento può avvenire in diverse fasi e culminare con la somministrazione di farmaci che stimolano l'ovulazione.
Terapia: I fase: Terapia con estrogeni somministrando estradiolo valerianato alla dose di 4x10 mg ad intervalli di 12 giorni.
II fase: Terapia bifasica combinata secondo *Kaufmann.* Dopo un'emorragia provocata con estrogeni si somministrano nuovamente 10 mg di estradiolo valerianato e 12 giorni dopo si ripete la stessa iniezione associando anche 250 mg di 17α-idrossiprogesterone capronato (Proluton Depot).
III fase: Somministrazione unica per via iniettiva di un gestageno deposito (Proluton Depot) circa 20 giorni dopo l'inizio dell'emorragia.
IV fase: Terapia con stimolatori dell'ovulazione, ciclofenile (Fertodur) o clomifene (Clomid) (vedi amenorrea, pag. 159).
Ripetere più volte la fase IV.

2. Amenorrea silente (ciclo senza mestruazione)

A volte si riscontrano, in donne con amenorrea secondaria, i segni di un normale svolgimento del ciclo (aumentata eliminazione di pregnandiolo durante il periodo premestruale, andamento bifasico della temperatura basale, ecc.), sebbene manchi

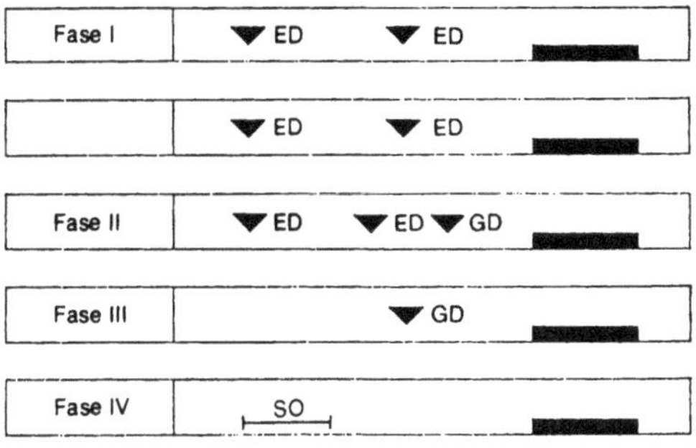

Fig. 77. Terapia a 4 fasi dell'amenorrea con ipoplasia uterina. ED = Estrogeni deposito, GD = gestageni deposito, SO = stimolatori dell'ovulazione.

l'emorragia mestruale. Questa situazione viene considerata come la conseguenza di una diminuita reattività dell'endometrio di fronte agli stimoli ormonali. Mediante raschiamento ed isteroscopia si determinano il grado di proliferazione dell'endometrio e le condizioni organiche della cavità uterina. Se la mucosa non è proliferata, si istituirà un trattamento simile a quello indicato per la ipoplasia uterina (fase I-III).

3. Amenorrea con ovaie policistiche (sindrome di Stein-Leventhal)

Definizione: I segni principali di questa malattia, la cui sintomatologia non sempre è completamente delineata, sono rappresentati da aumento bilaterale del volume delle ovaie fino a 2-3 volte il normale, con degradazione microcistica, presenza di una capsula spessa di colore bianco-grigiastro e mancanza di corpi lutei.

Dal punto di vista clinico la *sindrome di Stein-Leventhal* è caratterizzata dalla seguente sintomatologia, che però non è sempre presente in forma completa:

Nel primo anno della maturità sessuale il ciclo è spesso ancora regolare. Più tardi si manifestano oligomenorrea, cicli anovulatori o amenorrea.

L'utero ha un volume spesso inferiore al normale. È presente sterilità primaria o secondaria. Talvolta sono presenti adiposità ed irsutismo.

L'escrezione dei 17-chetosteroidi e delle gonadotropine può risultare aumentata.

La produzione e l'escrezione di testosterone, deidroepiandrosterone e Δ^4-androstendione è aumentata, quella degli estrogeni diminuita.

Etiologia: Da questi reperti si può dedurre che vi è un difetto del sistema enzimatico deputato all'aromatizzazione. Con ciò, però, non è spiegabile che la porzione più esterna dell'ovaio diventi sclerotica ed ispessita. Probabilmente altre cause non ancora conosciute, sono responsabili.

Riassumendo, possiamo dire che nella *sindrome di Stein-Leventhal* sono presenti delle cause sia di origine organica che funzionale.

Diagnosi differenziale: In caso di sospetto di una *sindrome di Stein-Leventhal* è indicata la laparoscopia che è un procedimento relativamente semplice.

Per una diagnosi differenziale delle forme di *virilizzazione di origine surrenalica* è consigliabile la determinazione dei 17-chetosteroidi dopo somministrazione di de-

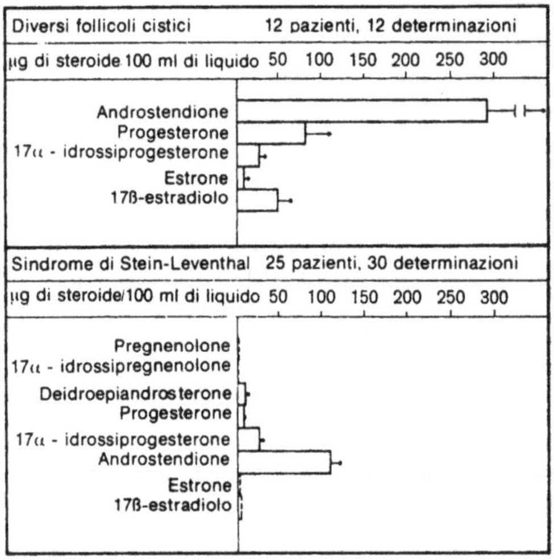

Fig. 78. Contenuto in steroidi nel liquido follicolare. In alto: Ovaie di donne sane In basso: Ovaie con *Stein-Leventhal*. (*Hall, R.* e Coll.: Fundamentals of Clinic. Endocrinology, London 1969, p. 177)

sametazone e di HCG (pag. 137). Il test dovrebbe essere eseguito principalmente quando è presente irsutismo che, per altro, non è un sintomo fisso. Una caduta dei 17-chetosteroidi al disotto di 2 mg nella fase del test al desametazone parla per una genesi surrenalica e contro quella ovarica. Un aumento dei 17-chetosteroidi durante il test desametazone-HCG indica le ovaie come probabile sede di produzione degli androgeni e sta quindi per una *sindrome di Stein-Leventhal*. Non raramente questo test fornisce risultati dubbi, motivo per cui è stata ripetutamente discussa una possibile compartecipazione della corteccia surrenalica.

Altro segno caratteristico della sindrome è *l'ipersensibilità alle gonadotropine*. Un trattamento con gonadotropine (HMG+HCG) o con clomifene può provocare emorragie intraovariche, proliferazione delle cellule tecali e, successivamente, degenerazione fibrosa delle gonadi.

Non è stato possibile chiarire se le alterazioni patologiche delle gonadi siano acquisite già nel corso degli ultimi mesi della vita intrauterina, come conseguenza di una tossicosi tardiva materna (con aumentata eliminazione di HCG).

Schema di trattamento: Resezione a cuneo delle ovaie. Nell'85% dei casi circa si instaura un ciclo bifasico, però spesso soltanto per un periodo limitato di tempo, motivo per cui l'operazione non dovrebbe essere effettuata troppo precocemente (e possibilmente soltanto in presenza di desiderio di prole).

Se in seguito alla resezione cuneiforme rimane assente l'ovulazione, è indicato eseguire un attento trattamento e sotto continuo controllo, con farmaci che provocano l'ovulazione.

Dal 5° al 9° giorno del ciclo 50 mg/die di clomifene (Clomid) oppure 3x200 mg/die di ciclofenile (Fertodur).

In caso di accertata compartecipazione della corteccia surrenale e contemporanea presenza di irsutismo è consigliabile la somministrazione di 5-10 mg di fluocortolone (Ultralan orale) al giorno per alcuni mesi.

4. Amenorrea nella sindrome adrenogenitale

Definizione: Si intende per sindrome adrenogenitale una forma di androgenizzazione che insorge nelle donne a causa di una turba della funzione della corteccia surrenale. La androgenizzazione può condurre all'irsutismo oppure, se acquisita precocemente, alla virilizzazione generale con trasformazione in senso maschile dell'habitus, comparsa di malformazioni genitali e sviluppo di irsutismo di notevole entità.

Etiopatogenesi: La sindrome adrenogenitale è determinata da deficit funzionale della corteccia surrenale che secerne quantità insufficienti di corticosteroidi a causa di difetti enzimatici.

Si conoscono due forme:

- Il difetto della 11β-idrossilasi provoca una biosintesi insufficiente di cortisolo.
- Il difetto della 21-idrossilasi porta alla incapacità di utilizzare il 17-idrossiprogesterone come stadio intermedio. Nella sindrome adrenogenitale vera i difetti enzimatici sono di natura genetica.

Il deficit cortisolico derivante dall'insufficienza comporta un incremento dell'increzione di ACTH da parte del lobo anteriore dell'ipofisi (assenza dell'effetto frenante dell'ormone periferico): da ciò deriva solo una stimolazione della secrezione di androgeni nella corteccia surrenale e non quella del cortisolo per i motivi già esposti (fig. 79). Origina così uno spostamento dell'equilibrio ormonale «glicocorticoidi-androcorticoidi» a favore dei secondi. Gli androgeni presenti in circolo in quantità anormale, inibiscono a loro volta la formazione di ormoni gonadotropi da parte del sistema ipotalamo-ipofisario. La regolazione ormonale delle gonadi è insufficiente. Da quanto esposto, si comprende come l'amenorrea (= insufficienza ovarica) sia soltanto un sintomo secondario di questo quadro clinico.

Diagnosi differenziale: Nelle donne con sindrome adrenogenitale congenita, si riscontrano, unitamente ad una pelosità di tipo maschile, mascolinizzazione dell'aspetto fisico generale e malformazione dei genitali (pag. 195). L'utero e le ovaie sono presenti. Il sesso cromosomico è femminile. I soggetti con sindrome adrenogenitale sono di bassa statura, giacché l'aumentata produzione di androgeni determina la precoce saldatura delle epifisi. Risalta, particolarmente, l'aumentata eliminazione di 17-chetosteroidi, che è la conseguenza della patologica iperincrezione di androgeni. Mediante trattamento con corticoidi l'eliminazione dei 17-chetosteroidi diminuisce rapidamente giacché si riduce la formazione di ACTH e, di conseguenza, la produzione di androgeni nella corteccia surrenale. Se esiste un tumore della corteccia surrenale, l'eliminazione dei 17-chetosteroidi non si modifica con il trattamento cortisonico (funzione autonoma). Inoltre, nella sindrome adrenogenitale si incontrano frequentemente, nelle urine, grandi quantità di pregnandiolo e pregnantriolo, come conseguenza della funzione corticosurrenalica. Questi metaboliti esprimono, infatti, l'incapacità della corteccia surrenale a sintetizzare glicocorticoidi a partire dal progesterone, come avviene di norma.

Sindrome adrenogenitale subclinica: Oltre ai casi conclamati di sindrome adrenoge-

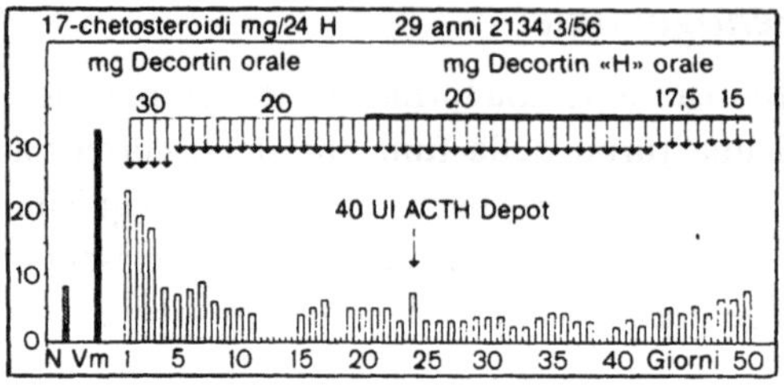

Fig. 79. Sindrome adrenogenitale sulla base di una iperplasia surrenalica. L'escrezione dei 17-chetosteroidi diminuisce durante la terapia con prednisone e prednisolone. (*Wuerterle, A.:* Dtsch. Gesundheitsw. **II,** 1705 [1956])
N = Valori normali
Vm = Valori medi prima della terapia

nitale, che sono piuttosto rari, esistono anche forme più lievi della malattia, caratterizzate da manifestazioni di virilizzazione associate ad amenorrea o ad altre turbe del ciclo e a sterilità di natura surrenalica. Queste forme sono dovute anch'esse ad un difetto enzimatico, il quale però non sarebbe congenito, ma bensì acquisito durante gli anni successivi alla nascita. Le dimensioni della turba sono in dipendenza non solo del tipo e della gravità del difetto enzimatico ma anche dell'età in cui si rende manifesta l'insufficienza della corteccia surrenale. Nella generalità compare in età postpuberale per cui assume il nome di *sindrome adreno-genitale postpuberale*. In queste pazienti non esistono malformazioni e i 17-chetosteroidi non sono necessariamente aumentati.

La *diagnosi differenziale tra questa forma clinica e la virilizzazione ovarica* è già stata discussa nel capitolo precedente (pag. 167).

In questi casi i corticoidi possono ristabilire la funzione ciclica. Essi debbono essere somministrati per lungo tempo ed in modo continuo, fino ad ottenere un ciclo bifasico.

Schema di trattamento: A seconda della gravità dei casi sono necessari 10-20 mg di

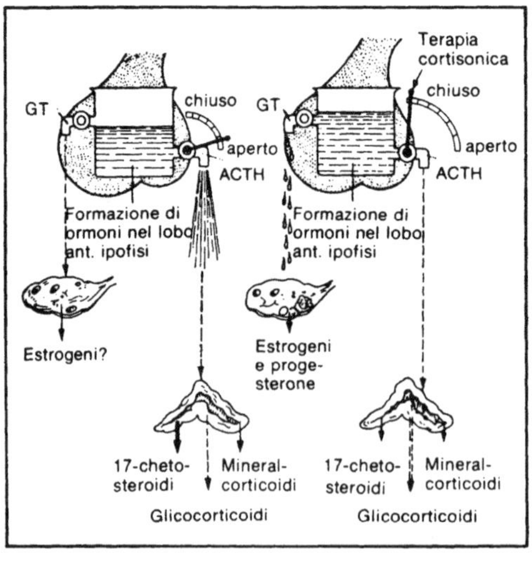

Fig. 80. Rappresentazione schematica della sindrome adrenogenitale. (*Greenblatt. R. B.:* Fert. Steril. **8,** 537 [1957])
Il surrene insufficiente non è in grado di sintetizzare glicocorticoidi in maniera adeguata. L'effetto frenante di queste sostanze sulla produzione di ACTH viene a mancare. L'aumentata immissione di ACTH provoca a sua volta un aumento nella produzione di androgeni da parte del surrene. Con terapia cortisonica si normalizza la produzione di ACTH e si stimola indirettamente quella di gonadotropine (GT).

un corticoide quale ad es. il fluocortolone (Ultralan orale). La dose ottimale deve essere raggiunta con l'ausilio di ripetute determinazioni dei 17-chetosteroidi.

5. Amenorrea post-partum

Le amenorree postpartali sono spesso molto resistenti alla terapia e ad esse bisogna rivolgere una attenzione particolare. Nei casi in cui è stato praticato un raschiamento in puerperio, è d'uopo controllare con l'ausilio di un sondaggio uterino, del test al progesterone o eventualmente anche agli estrogeni (pag. 119) o con una biopsia endometriale se è rimasto endometrio suscettibile di funzione. Dopo avere escluso la genesi uterina dell'amenorrea bisogna quindi tenere presente la possibilità di una sua natura endocrina, che di solito è localizzata a livello ipotalamo-ipofisario. Sono state descritte numerose forme di amenorrea postpartale:

Sindrome di Sheehan: Questa malattia molto rara viene osservata dopo parti particolarmente laboriosi, accompagnati da una notevole perdita di sangue. Come conseguenza di ciò avviene una necrosi di una parte considerevole dell'ipofisi (60-90%), cui segue sostituzione con tessuto connettivo. La sintomatologia è molto varia e dipende dalla quantità di tessuto ipofisario andato distrutto. Sono stati osservati mixedema, ipocorticismo con perdita della peluria ascellare e pubica, diabete insipido, magrezza o obesità. Nei casi dubbi si cercherà di stabilire il grado dell'insufficienza e l'adeguata terapia sostitutiva ricorrendo a metodi diagnostici funzionali dell'endometrio, captazione dello jodio radioattivo, determinazione dei 17-chetosteroidi e degli steroidi chetogeni, test all'ACTH, ecc.

Nella *sindrome di Sheehan* i valori di FSH e LH sono abbassati (amenorrea ipogonadotropa). Inoltre, dopo iniezione di LH-RH non si assiste ad un aumento dell'LH plasmatico: questo è un importante segno di diagnostica differenziale verso altre forme di amenorrea. Nel corso di esami autoptici si è visto che non è giustificato considerare appartenenti alla *sindrome di Sheehan* tutti i casi di amenorrea postpartale accompagnati da turbe del metabolismo. Questo concetto dovrebbe essere circoscritto alla necrosi postpartale del lobo anteriore dell'ipofisi e relativi sintomi.

Amenorrea postpartale diencefalica: Nella maggior parte dei casi di amenorrea postpartale, se si prescinde dalle rare forme sopradescritte, non si hanno lesioni organiche né a carico delle ovaie né a carico dell'ipofisi. Spesso si osservano turbe del metabolismo, come magrezza od obesità. L'escrezione delle gonadotropine è in genere normale o abbassata. Questi reperti inducono ad ammettere che la causa risieda a livello diencefalico. La patogenesi, comunque, non è ancora perfettamente conosciuta. È possibile che la causa risieda nel mancato cambio di funzione dei centri al termine della gravidanza.

La *prognosi dell'amenorrea postpartale* è dubbia, sebbene quasi sempre si tratti di una turba funzionale. Prima di iniziare la terapia bisogna stabilire con la somministrazione ripetuta per due volte di 20 mg di progesterone (*test al progesterone*) o con l'iniezione di un'associazione estro-progestinica se la deficienza funzionale nella increzione degli ormoni sessuali è parziale o totale.

Trattamento: La terapia deve tener presente l'età, l'eventuale desiderio ulteriore di prole, e soprattutto i sintomi che accompagnano tali forme. Una terapia aggiuntiva con tiroxina o con un derivato del cortisolo è spesso indicata a seconda del decadimento o della insufficienza delle ghiandole endocrine. Per ripristinare il ciclo bisogna rifarsi a quei consigli di terapia esposti nel capitolo dell'amenorrea:

● Provocazione di un'emorragia con un prodotto di combinazione estro-progestinico.

● Terapia con stimolatori dell'ovulazione, ciclofenile (Fertodur) e clomifene (Clomid), in dosi crescenti.

Nel primo ciclo 50-100 mg di clomifene (Clomid) oppure 3x200 mg di ciclofenile (Fertodur) dal 5° al 9° giorno.

Se la terapia non avesse successo si somministrano, nel 2° ciclo, 100 mg di clomifene (Clomid) oppure, rispettivamente, 3x200 mg di ciclofenile (Fertodur) dal 5° al 14° giorno dall'inizio dell'emorragia.

● Terapia sostitutiva con estrogeni e gestageni (Progylut).

● Se gli stimolatori dell'ovulazione (Fertodur, Clomid) non hanno dato risultato positivo, trattamento con HMG-HCG nei casi di impellente desiderio di prole (v. pag. 159) eseguendo i controlli necessari.

● Nei casi in cui alla terapia con un prodotto estro-progestinico non segue un'emorragia, la terapia con stimolatori dell'ovulazione è quasi sempre inutile.

6. Amenorrea con galattorrea persistente

Una galattorrea mono- o bilaterale può aversi in seguito ad un parto o anche in donne che non hanno mai avuto una gravidanza. Sono state descritte le seguenti varianti:

Sindrome di Chiari-Frommel: Consiste in un'amenorrea postpartale, galattorrea persistente e atrofia dei genitali. L'escrezione delle gonadotropine è bassa come anche è notevolmente diminuita la produzione di estrogeni.

Sindrome di Argonz-del Castillo: Amenorrea e galattorrea persistenti nelle nullipare. Sia le gonadotropine che gli estrogeni sono notevolmente diminuiti.

Sindrome di Forbes-Albright: Amenorrea e galattorrea persistenti causati da un tumore ipofisario, secernente prolattina.

Etiopatogenesi: Il sintomo comune delle 3 sindromi, e cioè la galattorrea persistente, indica che il disturbo è di tipo centrale. Probabilmente si tratta di pazienti con aumentata escrezione di prolattina che può essere provocata da un tumore ipofisario o avere origine funzionale. Fra i fattori stimolanti la prolattina si annoverano gli antiistaminici, gli antiipertensivi ed i tranquillanti: essi dovranno essere eventualmente sospesi in caso di galattorrea.

Terapia: Sulla scorta delle esperienze derivanti dal trattamento in puerperio si può cercare di sopprimere la secrezione di latte mediante steroidi sessuali; i risultati però sono mediocri, nonostante le alte dosi che si impiegano.

Una soppressione relativamente sicura della secrezione di latte mediante blocco della prolattina si ottiene con la bromocriptina (CB 154) (Parlodel) che è un derivato dell'ergocornina.
In ogni caso di galattorrea persistente bisogna indagare sull'eventuale presenza di un tumore ipofisario prima di iniziare un qualsiasi trattamento.

7. Amenorrea secondaria su base iperprolattinemica senza galattorrea

Indagini su larga scala hanno messo in evidenza che donne con amenorrea secondaria, in assenza di un'altra sintomatologia particolare, producono non raramente quantità aumentate di prolattina. Anche se presentano una positività al test del progesterone, esse generalmente non rispondono con ovulazioni agli stimolatori dell'ovulazione.
Etiopatogenesi: Si tratta probabilmente di un disturbo centrale. L'equilibrio tra produzione ed inibizione della prolattina è alterato in senso patologico.
Trattamento: Inibendo la produzione di prolattina mediante la bromocriptina (Parlodel) si riesce, nella maggior parte dei casi, a ristabilire un ciclo normale.

8. Amenorrea nell'anoressia nervosa

Etiopatogenesi: L'anoressia nervosa costituisce una turba neurotica primaria, molte volte pericolosa per la vita, in cui il rifiuto del cibo porta al sintomo principale della cachessia attraverso un bilancio negativo dell'azoto. L'amenorrea viene considerata come sintomo secondario. La mancata funzione delle gonadi viene determinata dalla insufficienza dei centri di regolazione. Il complesso dei sintomi è tratteggiato nella tabella 26.
La *prognosi* dell'anoressia è dubbia, ma dipende molto dalla riuscita dei mezzi adoperati per liberare la paziente dalla sua situazione psichica di povertà di contatti con il mondo esterno e ottenere così una normalizzazione delle regole della vita. La prognosi dell'amenorrea non si pone isolatamente. Guarendo la malattia ed avendosi così un aumento ponderale della paziente si assiste alla normalizzazione del ciclo senza alcuna terapia ormonica.
Terapia: Psicoterapia, dieta ricca di proteine, vitamine.
Allorquando lo stato generale è migliorato, si può, in casi isolati, tentare di normalizzare il ciclo. Come nelle amenorree secondarie, si provoca una emorragia con una iniezione di un preparato estro-progestinico. Quindi si tenta di provocare un ciclo bifasico con dosi basse di clomifene (Clomid) o ciclofenile (Fertodur) in uno o due tentativi.
Se non si ha alcun successo è conveniente attendere un ulteriore miglioramento delle condizioni generali.
Per migliorare l'anabolismo proteico si consiglia la somministrazione di anabolizzanti (Primobolan Depot) per via iniettiva ad intervalli di 14 giorni.

Tabella 26. Sintomi tipici nell'anoressia nervosa. (*Starkey, T.*, e *Lee, R.*: Amer. Obstetr. Gynaec. **105**, 374 [1969])

Sintomi	Reperti obiettivi	Esami di laboratorio
Modificazioni emotive	Peso inferiore alla norma Pelle asciutta	Metabolismo basale ridotto
Amenorrea	Tipo di peli a lanugine	PBJ normale
Anoressia	Acrocianosi	Glicemia a digiuno normale
Costipazione	Ipoplasia uterina	Curva da carico di glucosio piatta
Diminuzione della libido Senso di pienezza	Normale disposizione dei peli al pube e alle ascelle	Basso tasso delle gonadotropine
Assenza di sudorazione	Temperatura corporea relativamente bassa	Scarsa escrezione di 17-chetosteroidi e basso tasso dei 17-idrossicorticoidi

9. *Amenorrea nella disgenesia delle gonadi*

Definizione e sintomatologia: A questo gruppo appartengono persone che, fenotipicamente di sesso femminile, al posto delle ovaie posseggono solo degli organi rudimentali costituiti principalmente di stroma. Il caso tipico della disgenesia gonadica viene denominato *sindrome di Turner.* Questa sindrome è accompagnata, inoltre, dalle seguenti caratteristiche:

— Malformazioni extragenitali in varie combinazioni.
— Assenza della cromatina sessuale = XO o in caso di positività cromatinica la presenza di mosaici (XXX, XX/XO ecc.).

Anche quando non sussistono malformazioni, si può avere un risultato anormale dello studio dei cromosomi. Talvolta questi casi non vengono riconosciuti e vengono quindi etichettati come amenorrea primaria con gonadi normali. Solo con la laparoscopia, con la biopsia ovarica e con la determinazione della cromatina sessuale è possibile porre la diagnosi.

Altri sintomi nella disgenesia gonadica sono:

— Tassi alti di gonadotropine, similmente come nelle pazienti castrate o nella postmenopausa.
— Lungo ritardo della saldatura delle epifisi di accrescimento come conseguenza dell'assenza della funzione delle gonadi.

Frequenza: La disgenesia delle gonadi è una causa frequente dell'amenorrea primaria. I dati statistici variano dal 15% al 50%.

Terapia: La terapia si limita alla sostituzione ormonale ciclica nella forma bifasica. Con la somministrazione prolungata di estrogeni e gestageni viene favorita la saldatura delle epifisi. Si riesce inoltre a migliorare entro certi limiti lo scarso sviluppo delle mammelle e dei genitali. Ci si possono aspettare, dopo qualche tempo, anche emorragie similmestruali.

Schema di trattamento: Sostituzione con estrogeni e gestageni. Iniezione ogni due settimane di 10 mg di estradiolo valerianato (Progynon Depot) ed inoltre somministrazione di 250 mg di 17α-idrossiprogesterone capronato (Proluton Depot) come nell'amenorrea secondaria, allo scopo di indurre flussi mestruali. Trattamento sequenziale orale con un estrogeno ed un progestinico (Cyclo-Progynova).

e) Metrorragie disfunzionali da persistenza del follicolo o da sua atresia (iperplasia ghiandolare-cistica dell'endometrio)

Definizione: Le emorragie irregolari di lunga durata, intervallate da periodi più o meno lunghi di assenza di emorragia ed aventi un'origine ipofiso-ovarica, vengono

Tabella 27 - Dipendenza dall'età dei sintomi di Turner.

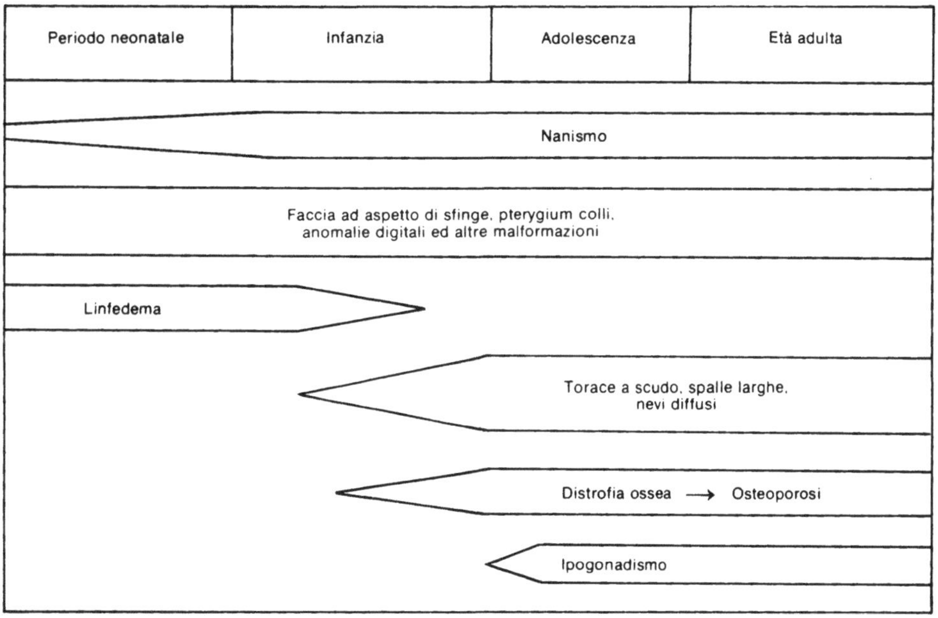

(Da *Labhart:* Klinik der inneren Sekretion, 2ª edizione, Springer-Verlag Berlin-Heidelberg-New York 1971, pag. 739).

chiamate metrorragie disfunzionali. Si presentano generalmente al principio della maturità sessuale come *emorragie giovanili* (pag. 146), e negli anni della menopausa come *emorragie preclimateriche.*

Patogenesi: Nelle donne sessualmente mature, dopo l'emorragia mestruale ha inizio la maturazione di un follicolo. Verso il 12°-14° giorno del ciclo esso va in deiscenza e si trasforma, dopo l'espulsione dell'ovulo, in corpo luteo (pag. 64). Allorquando cessa la funzione del corpo luteo, incomincia la desquamazione mensile della mucosa uterina. Questi processi sono regolati dal lobo anteriore dell'ipofisi.

A causa di una turba non del tutto conosciuta, nella correlazione tra il sistema ipotalamo-ipofisario e le gonadi, nelle donne con emorragie funzionali si ha maturazione del follicolo e crescente secrezione di ormone follicolare, mentre non ha luogo la deiscenza. Manca pertanto la formazione del corpo luteo. Il follicolo persiste e diventa prima o poi atresico. Durante la fase della *persistenza del follicolo,* di durata variabile, continua la produzione di estrogeni (fig. 82). L'endometrio va incontro ad una proliferazione patologica consistente in un aumento in spessore ed in una dilatazione del lume ghiandolare (*iperplasia ghiandolare-cistica*). Dopo un certo tempo la produzione di estrogeni non è più sufficiente a mantenere questa prolifera-

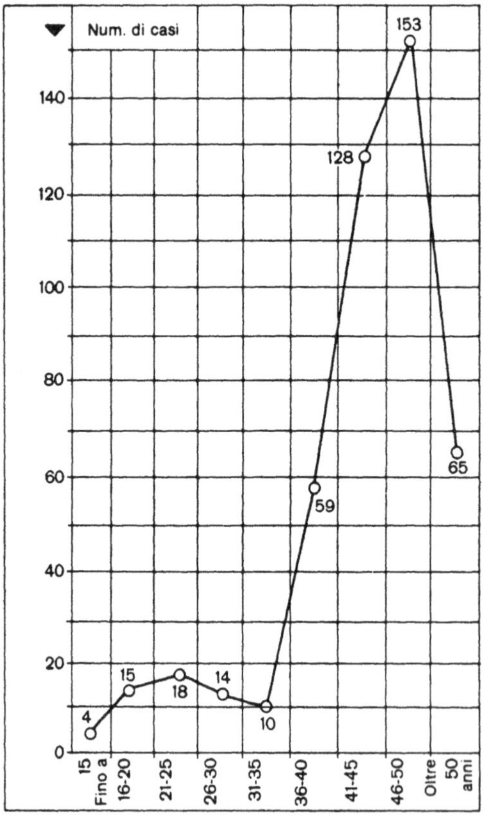

Fig. 81. Suddivisione per età di persistenza follicolare provata anatomicamente con iperplasia ghiandolare-cistica dell'endometrio. (*Tietze, K.* in *Seitz-Amreich:* Biologie und Pathologie des Weibes, Berlin-Wien **II,** 614 [1952])

zione patologica. Ne consegue una emorragia dell'endometrio, il cui inizio è in genere lento e che è dovuta all'estrema sensibilità con la quale i capillari reagiscono a qualsiasi riduzione dell'azione follicolinica. L'emorragia non va considerata come una autentica mestruazione per le seguenti ragioni:

- All'inizio dell'emorragia l'endometrio si trova in fase di proliferazione ghiandolare-cistica e non ha subito la trasformazione secretiva.
- Manca l'espulsione mensile della mucosa fino alla membrana basale, ma si verifica solo una emorragia superficiale senza vera perdita di sostanza.
- Mancano la normale e rapida rigenerazione e proliferazione dell'endometrio. L'emorragia dura per un tempo più lungo e conduce progressivamente alla necrosi ed all'espulsione della mucosa ipertrofica.

Sintomi clinici e diagnosi delle emorragie disfunzionali: Grazie all'anamnesi, all'esame ginecologico e a prove specifiche, la diagnosi può essere stabilita con un notevole grado di sicurezza.

Anamnesi: L'affezione è relativamente frequente nelle donne all'inizio della maturità sessuale (16-20 anni) e alla fine di essa (a partire dai 40 anni). Un breve periodo di amenorrea precede sovente l'emorragia. Questa è spesso più duratura e più intensa, ma in pochi casi può essere anche debole. Come espressione della mancata formazione del corpo luteo, la curva della temperatura basale che precede l'emorragia è monofasica.

Esame ginecologico: L'esplorazione degli organi genitali non evidenzia peculiarità patologiche; solo occasionalmente si palpano cisti ovariche. Per la diagnosi differenziale occorre tener presenti gli aborti precoci, le gravidanze extrauterine, i polipi uterini, i piccoli fibromiomi e la possibilità di un carcinoma cervicale a localizzazione alta.

L'esame istologico dell'endometrio dimostra solo rare volte segni di secrezione; per contro, già nei primi giorni dell'emorragia si osserva generalmente una iperplasia ghiandolare-cistica: dilatazione cistica dei tubuli ghiandolari e alterazioni caratteristiche delle cellule epiteliali, le quali presentano nuclei ingrossati e raggruppati («agglomerazione o conglomerazione nucleare»). Dopo emorragie di lunga durata, protrattesi per alcune settimane, spesso con il raschiamento non si riesce a raccogliere frammenti di mucosa. L'endometrio è stato espulso con l'emorragia.

L'*escrezione degli estrogeni* è relativamente elevata e può avere andamento ciclico o continuativo. Secondo *Brown* se ne riscontrano in media da 30 a 40 µg nelle urine delle 24 ore. Nelle urine il pregnandiolo è presente in piccole quantità.

Forme atipiche: Non sempre i sintomi di questa turba sono presenti così chiaramente come sopra illustrati e per la prima volta descritti da *Schröder.* Può avvenire per esempio che tumori della corteccia surrenale o delle ovaie estrogeno-secernenti simulino una metrorragia disfunzionale. Nelle giovani si possono creare delle confusioni a causa di coagulopatie (v. cap. delle metrorragie giovanili), che possono influenzare le fasi dell'emorragia. Ripetutamente è stato notato che l'endometrio all'inizio della emorragia non presenta sempre il quadro dell'iperplasia ghiandolare-cistica. Estese ricerche istologiche hanno evidenziato i più vari quadri istologici dell'endometrio. Nonostante questi risultati, in parte difficilmente spiegabili, rimane tuttora valido il concetto classico della turba funzionale espresso da *Schröder*.

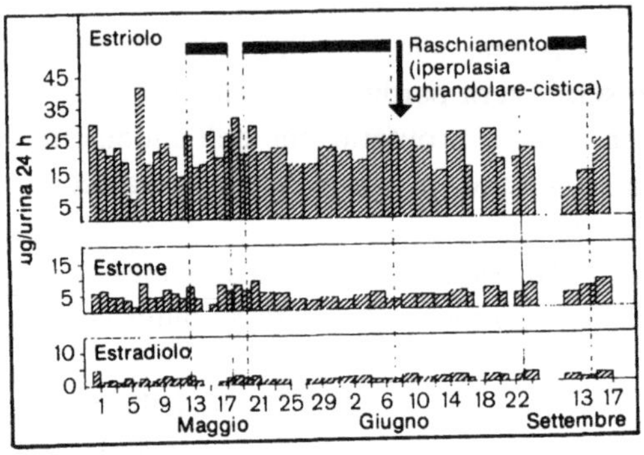

Fig. 82. Escrezione irregolare, temporaneamente anche molto elevata di estrogeni in una paziente di 27 anni. Il raschiamento eseguito il 24.6 ha dato come risultato iperplasia ghiandolare-cistica. (*Brown, J. B.* e Coll.: J. Obstetr. Gynaec. **66,** 177 [1959])

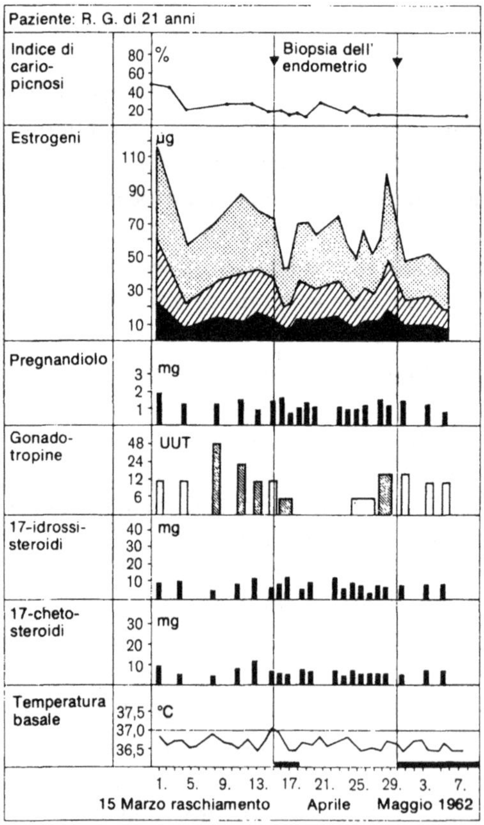

Fig. 83. Escrezione ormonale in una paziente di 21 anni con metrorragie giovanili recidivanti e con alto tasso di escrezione degli estrogeni (*Hammerstein* e *Nevinny-Stickel).* Inizio della seconda metrorragia nonostante l'aumento del tasso di estrogeni nelle urine; contemporaneamente iperplasia ghiandolare-cistica dell'endometrio. - Gonadotropine: Diagramma a colonna bianca: tests negativi con dati sui più bassi dosaggi saggiati. Diagramma a colonne nere: risultati di tests positivi. (*Hammerstein, J.:* Gynäkologe I, 116 [1969])

Terapia: Il *trattamento ormonale* con un'associazione di gestageni ed estrogeni non serve soltanto per arrestare l'emorragia ma anche per confermare la diagnosi. Se l'emorragia cessa entro le 48 ore che seguono l'inizio del trattamento, si può ammettere l'esistenza di una emorragia funzionale. In caso contrario esiste quasi sicuramente una causa organica di emorragia che richiede l'impiego di altri metodi diagnostici e terapeutici.

Raschiamento o trattamento ormonale? L'età della paziente, l'anamnesi e i dati clinici condizionano la condotta terapeutica da seguire. Nelle fanciulle l'ormonoterapia rappresenta il metodo di elezione (pag. 146), mentre i raschiamenti debbono, per quanto possibile, essere evitati.

Durante la maturità sessuale e nel preclimaterio, due sono i principali metodi di trattamento: il raschiamento e l'ormonoterapia. Quando l'anamnesi o l'esplorazione ginecologica fanno sospettare l'esistenza di una malattia organica, specialmente di un carcinoma del collo a localizzazione alta, occorre accordare la precedenza al raschiamento. Questo non soltanto determina l'arrestro dell'emorragia, ma fornisce anche dati preziosi riguardo al contenuto della cavità uterina.

In molti casi, tuttavia, è possibile ottenere risultati positivi con un trattamento ormonale del quale è stato dimostrato, specialmente da *Ober,* sia il valore terapeutico che l'utilità ai fini della diagnosi differenziale. Nei casi di recidiva e quando lo stato istologico dell'endometrio sia stato in precedenza accertato, il trattamento ormonale è sempre indicato, a meno che non si preferisca ricorrere all'irradiazione o a procedimenti chirurigi.

Meccanismo d'azione dell'ormonoterapia: I gestageni associati agli estrogeni esercitano sull'endometrio un effetto emostatico, che si manifesta circa 24 ore dall'inizio del trattamento. Verosimilmente si tratta di un effetto esplicantesi sui capillari, dato che in questo momento non esistono ancora apprezzabili segni di trasformazione secretiva dell'endometrio. La terapia estro-progestinica deve essere eseguita senza variare le dosi per almeno 10 giorni. A questo scopo agli ormoni deposito sono da preferire quelli attivi per via orale. Negli ultimi giorni si comincia ad osservare la trasformazione secretiva dell'endometrio a volte dimostrabile solo in alcune zone. Dopo la sospensione del trattamento ormonale si ha la *desquamazione mensile dell'endometrio.* Tale processo prende il nome di *raschiamento medicamentoso* secondo *Albright.* L'*emorragia post-terapeutica* dura in media da 4 a 8 giorni, essendo non di rado più intensa di una normale emorragia mestruale. Essa è particolarmente abbondante nei casi di sclerosi vasale e di ipertensione. Nelle pazienti giovani si riscontra spesso la presenza di un'alterazione dei fattori della coagulazione (trombopenia, tromboastenia). Oltre ai preparati a base di segale cornuta, si possono impiegare, al fine di ridurre l'intensità dell'emorragia post-terapeutica, gli estrogeni ed anche il testosterone a dosi elevate (50 mg di propionato di testosterone al giorno per 2 giorni consecutivi).

Schema di trattamento: Somministrazione per 10 giorni di noretisterone acetato meglio sé in combinazione con etinilestradiolo (Primosiston compresse).

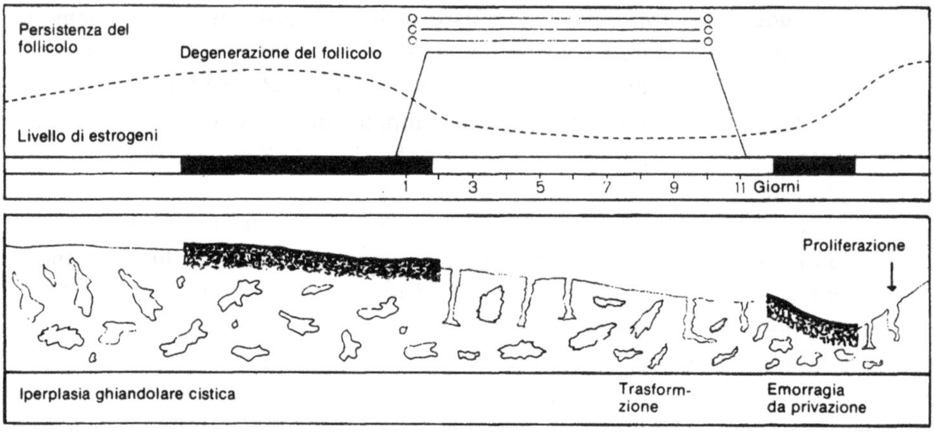

Fig. 84. Rappresentazione schematica dell'emorragia nell'iperplasia ghiandolare-cistica. Terapia con 1 compressa di Primosiston (O) 3 volte al giorno per 10 giorni.

Avvertenze: 1. Da quanto esposto sul meccanismo d'azione degli ormoni si deduce che il trattamento della durata di 10 giorni deve essere eseguito con precisione. Le pazienti che non siano state in proposito sufficientemente informate, tendono ad interrompere il trattamento prima del tempo, non appena cessata l'emorragia; di conseguenza si ha una recidiva e manca la desquamazione mensile dell'endometrio.
2. Quando l'emorragia non si sia arrestata entro 48 dall'inizio del trattamento, esiste la possibilità che il focolaio emorragico sia di natura organica (polipi, fibromiomi, aborto, gravidanza extrauterina, carcinoma a localizzazione alta). Si rende allora necessario adottare altre misure terapeutiche. In primo luogo si dovrà praticare un raschiamento dopo aver sottoposto la paziente ad una accurata visita.
3. Le emorragie postabortive e del post-partum sono causate da un'endometrite. Non rispondono in modo soddisfacente all'associazione ormonale per via orale, richiedendo, per il loro trattamento, dosi elevate di estrogeni (pag. 225).
4. È controindicato ripetere la somministrazione di Primosiston nel caso il trattamento non abbia giovato.

Profilassi delle recidive: Fino a quando il ciclo non ridiviene bifasico permane il pericolo di recidive. La mancanza di emorragia mestruale è un dato importante: esso indica che sta per stabilirsi una iperplasia ghiandolare-cistica e che esiste la minaccia di un'emorragia funzionale. Al fine di prevenire precocemente una recidiva, si raccomanda di misurare la temperatura basale e, in caso di curva monofasica, di somministrare noretisterone acetato (Primolut-Nor) o altro gestageno attivo per via orale, in modo da ottenere opportunamente un'emorragia da privazione. Questa non suole essere tanto intensa e duratura quanto le recidive emorragiche.

In donne anziane nella premenopausa è indicato impiegare un contraccettivo per via orale (Novogyn 21, Sequilar) per normalizzare le perdite emorragiche. Nelle pazienti più giovani si cercherà di ristabilire i sistemi di regolazione tra ipofisi, ipotalamo e le gonadi ricorrendo alla somministrazione di stimolatori dell'ovulazione.

Schemi di trattamento: 1. Noretisterone acetato (Primolut-Nor): 1 compressa da 10 mg/die dal 23° al 26° giorno del ciclo.
2. Contraccettivo per via orale (Novogyn 21, Sequilar) dal 5° al 25° giorno del ciclo.
3. Clomifene (Clomid) alla dose di 50 mg o ciclofenile (Fertodur) alla dose di 600 mg dal 5° al 9° giorno del ciclo.

f) Ciclo anovulare

Definizione e patogenesi: Nel ciclo anovulare, nonostante l'assenza di ovulazione, il *ciclo ha una apparenza regolare.* Il vero ciclo regolare è sempre bifasico, cioè non è anovulare.
Si ammette che in molti casi, come avviene nelle «metrorragie disfunzionali», si ha una maturazione follicolare ma non lo scoppio del follicolo. La persistenza del follicolo, al contrario di quanto descritto nel capitolo precedente, è di durata breve, diventando poi atresico e per tale motivo non si arriva al quadro della iperplasia ghiandolare-cistica. Dopo la diminuita formazione degli estrogeni da parte del follicolo avviene, approssimativamente ogni 4 settimane, un'emorragia che non può essere considerata un'autentica mestruazione. Si tratta piuttosto di una *emorragia da privazione estrogenica* a carico di un endometrio proliferato e non in fase secretiva. Il ciclo anovulare si osserva principalmente all'inizio e alla fine della maturità sessuale. In molte donne, cicli anovulari si presentano occasionalmente durante la seconda e la terza decade della vita. Si può parlare di alterazione grave solo quando sia stata accertata, mediante ripetuti controlli (almeno sei mesi), la persistente mancanza della deiscenza follicolare.
La *diagnosi* viene confermata in modo molto semplice, misurando la temperatura basale. Tutte le donne sterili con cicli irregolari sono sospette di avere cicli anovulari. Informazioni valide forniscono la *determinazione del pregnandiolo* (meno di 1 mg nelle urine delle 24 ore) e la *biopsia dell'endometrio* (proliferazione, nessuna trasformazione), praticate in fase premestruale.
Nel capitolo sulle cause della sterilità femminile si vedrà che sono state evidenziate, con l'affinamento dei metodi diagnostici, numerose varianti del ciclo che stanno tra il ciclo anovulare ed il ciclo bifasico. La curva della temperatura basale è non chiaramente bifasica; la determinazione del progesterone nel plasma o del pregnandiolo nelle urine dà valori limite.

Trattamento: La terapia del ciclo anovulatorio deve essere valutata in base all'intensità delle emorragie, alla loro irregolarità, all'età della paziente e all'eventuale desiderio di prole. Non sempre il trattamento è obbligatorio.
1. Premenopausa
Terapia con un contraccettivo per via orale (Eugynon) o con un preparato bifasico (Cyclo-Progynova) con lo scopo di regolare il ciclo e di ridurre l'intensità dell'emorragia.

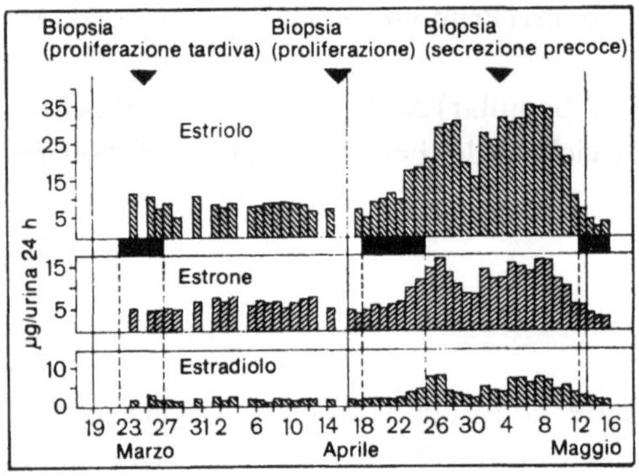

Fig. 85. Eliminazione di estrogeni in una donna di 26 anni. Il primo ciclo è anovulare. L'eliminazione di estrogeni permane bassa. Il secondo ciclo è bifasico. La eliminazione di estrogeni mostra due picchi. L'emorragia del 13 maggio è un'autentica mestruazione. (*Brown, J.B.* e Coll.: J. Obstet. Gynaec. **66,** 177 [1959])

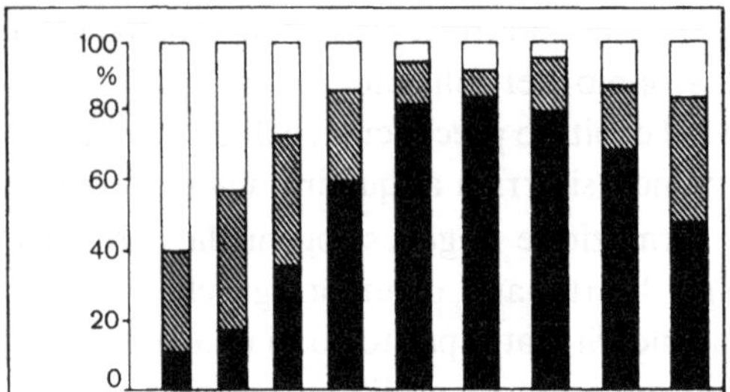

Età	12-14	15-17	18-20	21-25	26-30	31-35	36-40	41-45	46-50
N° di cicli	168	316	282	287	418	822	640	275	67
N° di casi	42	68	61	57	75	81	62	21	14

Fig. 86. Incidenza di cicli anovulari nelle diverse età. Colonna bianca = Cicli anovulari; Colonna tratteggiata = Fase luteinica accorciata; Colonna nera = Ciclo normale. (*Döring, G. K.:* Arch. Gynäk. **199,** 2, 115 [1963])

2. Donne in età giovanile

Somministrazione di farmaci stimolanti l'ovulazione con lo scopo di ottenere un ciclo bifasico. Vengono somministrati dal 5° al 9° giorno del ciclo 50 mg di clomifene (Clomid) oppure 600 mg di ciclofenile (Fertodur) pro die. Misurazione della temperatura basale. Esame del fattore cervicale. Ripetere più volte.

g) Anomalie del ritmo

1. Premesse

Si intendono come anomalie del ritmo forme diverse di irregolarità del ciclo, in cui vi è ovulazione e conseguente fase luteinica.

In molti casi è facile chiarire il dubbio se si tratti di anomalie del ritmo o di cicli anovulatori, con la misurazione della temperatura basale e con l'osservazione del fattore cervicale. Alcune volte la diagnosi è più difficile, quando, ad esempio, la

temperatura basale ci fa vedere una curva bifasica appena accennata e pone il sospetto che non si tratti di un «ciclo completo» (v. capitolo «Aumento della fertilità nella sterilità di origine endocrina», pag. 196).
Le anomalie del ritmo sono dovute in genere ad una fase di maturazione follicolare di durata diversa, una anomalia funzionale che non ha alcun significato particolare e non necessita obbligatoriamente di terapia.

2. Oligomenorrea

Definizione: Nelle *emorragie mestruali distanziate,* di regola è prolungata la fase follicolare, mentre la fase luteinica ha la durata fisiologica di 14 giorni. Quando la distanza tra due emorragie è superiore ai 45 giorni, piuttosto che di oligomenorrea si dovrebbe parlare di amenorrea secondaria.
Diagnosi differenziale: È relativamente facile stabilire se vi è ovulazione e quando avviene, con la misurazione della temperatura basale e con l'osservazione del fattore cervicale. Se la curva della temperatura basale è monofasica o non caratteristica, non si tratta di oligomenorrea ma di ciclo anovulare.
Nei casi di intermestruo prolungato con emorragie intense e prolungate, occorre pensare, più che ad un'oligomenorrea, all'esistenza di una *persistenza del follicolo* (pag. 176). Il rilievo della temperatura basale serve in questi casi per chiarire la diagnosi differenziale. Il trattamento è identico a quello che si attua per la profilassi delle recidive delle metrorragie disfunzionali dovute ad iperplasia ghiandolare cistica (pag. 179).
Quando, in cicli normalmente regolari, si presenta occasionalmente un ritardo della mestruazione, esiste la possibilità che sia avvenuto un *aborto precoce.*
Il problema se un ritardo della mestruazione sia causato da un allungamento della fase luteinica, al di fuori della gravidanza, ha trovato differenti risposte. *Halban* fu il primo a richiamare l'attenzione su questo disturbo, che egli designò con il nome di *persistenza del corpo luteo.* Questa forma di oligomenorrea è estremamente rara e non richiede alcun trattamento.
Sterilità ed oligomenorrea: Si ha una difficoltà al concepimento in quanto lo scoppio follicolare è più raro e spesso irregolare a causa di una fase follicolare di diversa durata. Spesso bisogna consigliare la coppia sul momento ottimale per il concepimento e ciò è difficile perché non si hanno a disposizione dei tests preovulatori, cui fare un sicuro affidamento.
Terapia: In molti casi non è necessario praticare una terapia. Quando si desidera regolare il ciclo questo è possibile con un contraccettivo per via orale o con un preparato bifasico. In questi casi non si ha ovulazione e quindi la possibilità del concepimento.
Se è presente il desiderio di prole, si possono migliorare le possibilità di concepimento con la somministrazione di farmaci che stimolano l'ovulazione (v. Sterilità da mancanza di ovulazione, pag. 203).
Non esiste nessun metodo di trattamento sicuro atto a regolare cronologicamente lo scoppio del follicolo ed a normalizzare esattamente il ritmo.

Schema di terapia: 1. Prescrizione di un contraccettivo per via orale.
2. Terapia con un preparato bifasico (Progylut) dal 5° al 25° giorno del ciclo.
3. Clomifene (Clomid) alla dose di 50 mg pro die o ciclofenile (Fertodur) alla dose di 3x200 mg pro die dal 5° al 9° giorno del ciclo nelle donne con desiderio di prole.
Anticipo della mestruazione: Per motivi particolari (operazioni, viaggio, matrimonio) è talvolta necessario anticipare la mestruzione. Ciò è possibile somministrando per un tempo limitato un prodotto di combinazione estro-progestinico. L'emorragia avviene 1-2 giorni dopo il termine della terapia.
Schema di terapia: Somministrazione sempre alle stesse dosi dal 5° al 14° giorno, di etinilestradiolo e noretisterone acetato (Primosiston).

3. Polimenorrea (emorragie periodiche molto frequenti)

(Polimenorrea nelle giovani: pag. 146).
Si distinguono due differenti forme di polimenorrea che possono essere riconosciute molto facilmente mediante la registrazione della temperatura basale.

α) *Polimenorrea da accorciamento della fase di maturazione follicolare*

Mentre la fase proliferativa, cioè il tempo necessario per la deiscenza, dura meno di 14 giorni, la fase luteinica è di durata normale. Il disturbo non richiede trattamento alcuno a meno che la emorragia mestruale non sia molto intensa e produca anemia. Non vi è sterilità.
Schema di trattamento: L'ovulazione viene ritardata di alcuni giorni mediante iniezione di 10 mg di benzoato di estradiolo (Progynon B oleoso) tra il 4° ed il 6° giorno del ciclo (fig. 88).
In assenza di desiderio di prole si può somministrare un contraccettivo orale.

β) *Polimenorrea da accorciamento della fase luteinica*

Questa forma possiede importanza pratica poiché quasi sempre, secondo *Knaus,* si accompagna a *sterilità* (pag. 204). Il breve periodo di attività del corpo luteo, dovuto ad una turba correlazionale tra il lobo anteriore dell'ipofisi e le gonadi, può essere messo in evidenza specialmente in base all'andamento della curva della temperatura basale (fig. 89). La ridotta ed abbreviata produzione di progesterone dà origine ad una incompleta trasformazione premestruale dell'endometrio e crea delle condizioni sfavorevoli all'annidamento dell'ovulo fecondato.
Un *trattamento* semplice ed efficace consiste nella somministrazione di gestageni ed estrogeni che deve essere iniziata poco prima della data presunta dell'emorragia. Un'altra metodica, indicata soprattutto nelle donne con desiderio di prole consiste nella somministrazione ripetuta per via iniettiva di HCG. Questo ormone — similmente come nelle prime settimane di gravidanza — è capace di prolungare la durata del corpo luteo anche nelle donne non gravide.

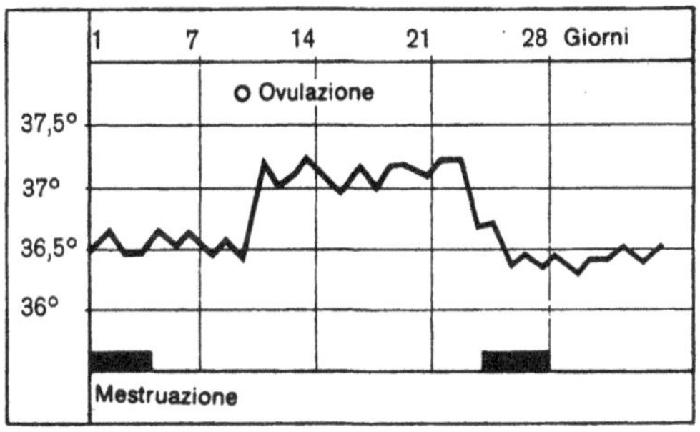

Fig. 87. Fase proliferativa accorciata.

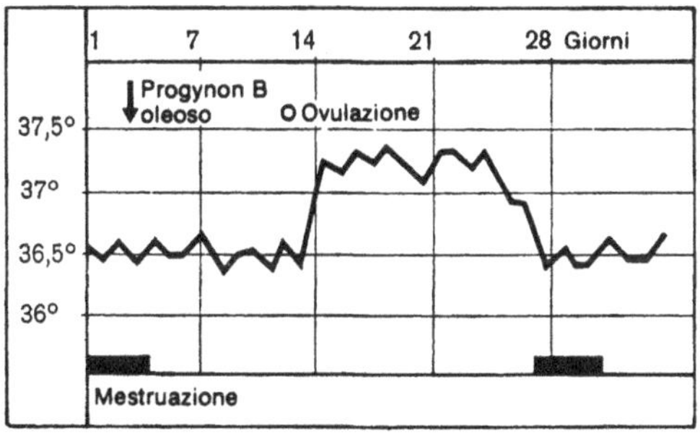

Fig. 88. Schema di trattamento con Progynon B oleoso, allo scopo di ritardare l'ovulazione.

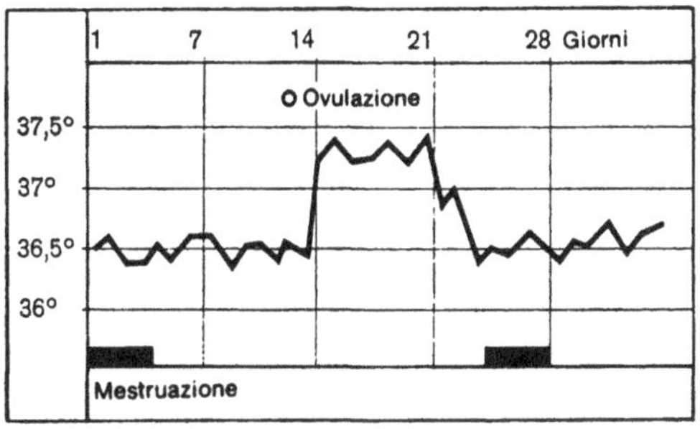

Fig. 89. Fase secretiva accorciata.

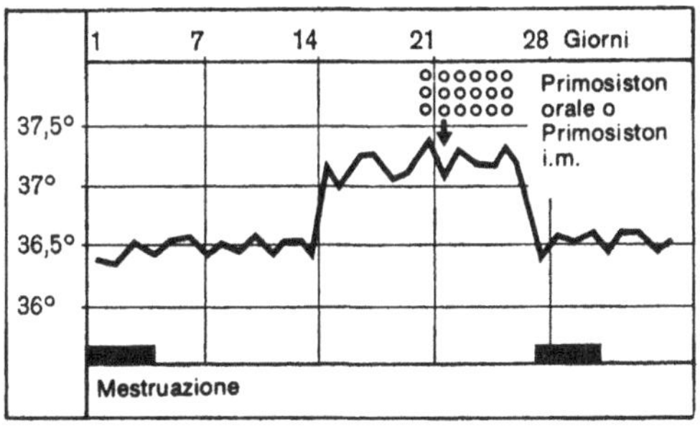

Fig. 90. Schema di trattamento con Primosiston allo scopo di allungare la fase secretiva.

Schema di terapia: 1. Terapia orale con etinilestradiolo e noretisterone acetato (Primosiston) iniziando 3 giorni prima dell'attesa mestruazione.
2. Iniezione combinata di estradiolo valerianato e 17α-idrossiprogesterone caprona-

to (Gravibinan) 5-6 giorni circa dopo l'inizio dell'aumento della temperatura basale. 3. Somministrazione di dosi singole di 5000 UI di HCG (Primogonyl) ogni due giorni, nel periodo che intercorre tra il 20° e il 28° giorno del ciclo.

Differimento della mestruazione: Con la somministrazione dei preparati estroprogestinici per via orale è possibile, anche in cicli normali, differire la mestruazione in casi particolari (sport, viaggio, ecc.). Al fine di ottenere un effetto sicuro è necessario iniziare il trattamento 3-4 giorni prima della probabile data della mestruazione.

Esempio: In una donna con un ciclo di 28 giorni è necessario ritardare di 8 giorni la data dell'emorragia. Si somministra a questo scopo etinilestradiolo assieme a noretisterone acetato (Primosiston) allo stesso dosaggio dal 25° al 34° giorno del ciclo. L'inizio della mestruazione si verifica intorno al 36° giorno del ciclo.

Nel ciclo successivo ovulazione e mestruazione avvengono in linea di massima come di norma.

h) Anomalie dell'emorragia con cicli regolari

1. Emorragia coincidente con l'ovulazione

Mentre le emorragie intermestruali di lunga durata sono, nella maggioranza dei casi, di natura organica (polipi, carcinomi), l'emorragia di breve durata, coincidente con l'ovulazione, riconosce quasi sempre un'origine endocrina. Spesso associata al cosiddetto *Mittelschmerz* (dolore intermestruale, dismenorrea intermestruale), essa rappresenta verosimilmente una emorragia da *privazione estrogenica,* dovuta alla transitoria diminuzione della secrezione di estrogeni.

Nel secreto cervicale si osservano molto frequentemente, in coincidenza con l'ovulazione, tracce di sangue che peraltro non sono considerate patologiche.

Trattamento: L'iniezione di 5 mg di benzoato di estradiolo (Progynon B oleoso), poco prima della prevista emorragia intermedia (approssimativamente al 12° giorno del ciclo), serve a compensare il temporaneo deficit estrogenico e ad impedire l'emorragia (fig. 91). Il processo ovulatorio non viene influenzato.

2. Emorragia premestruale

Una modesta emorragia, che si presenta prima della vera emorragia mestruale e che può durare fino a 10 giorni, è quasi sempre di origine endocrina. Essa non va confusa

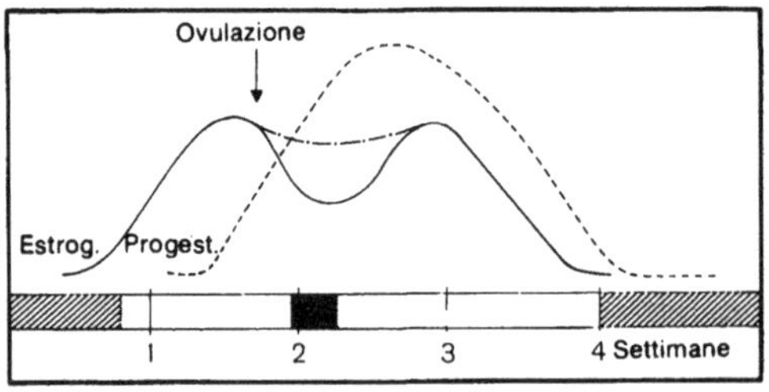

Fig. 91. Rappresentazione schematica della produzione di estrogeni e del progesterone in una paziente con emorragia ovulatoria. La sostituzione del deficit temporaneo di estrogeni si ottiene con una iniezione di 5 mg di estradiolo benzoato ( ) al 12° giorno del ciclo.

con uno dei vari tipi di polimenorrea. La sua origine è rappresentata dalla prematura caduta della produzione di estrogeni mentre il progesterone, in generale, continua ad essere prodotto da un corpo luteo normalmente funzionante. La curva della temperatura basale è bifasica.

Trattamento: La somministrazione premestruale di etinilestradiolo è capace, in genere, di ristabilire l'equilibrio, temporaneamente alterato, tra progesterone ed estrogeni, prevenendo la comparsa di un'emorragia prematura.

Quando la terapia con estrogeni non ha successo è consigliabile la somministrazione di un preparato estro-progestinico.

Schema di terapia: 1. 3 volte al giorno 20 μg di etinilestradiolo (Progynon C) dal 22° al 26° giorno del ciclo.

2. Etinilestradiolo + noretisterone acetato (Primosiston compresse) dal 22° al 26° giorno del ciclo.

3. In premenopausa è indicato un trattamento bifasico con estrogeni e progestinici (Cyclo-Progynova).

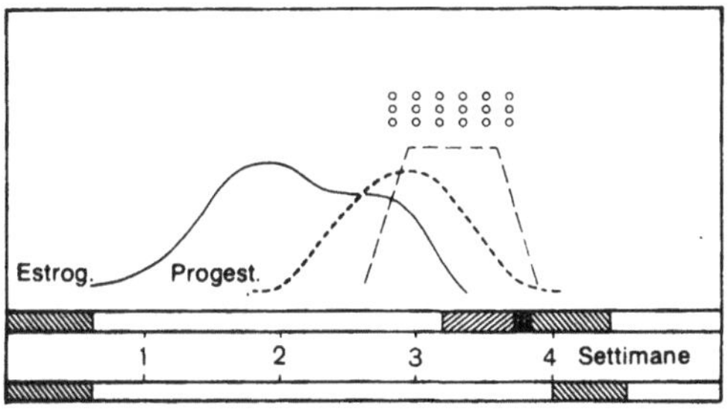

Fig. 92. Rappresentazione schematica della secrezione di estrogeni e di progesterone in un caso di emorragia premestruale. La caduta prematura del tasso di follicolina viene evitata somministrando, fino al 26° giorno del ciclo, 3 compresse al giorno di Progynon C. L'emorragia premestruale non ha luogo.

3. Emorragia postmestruale

Non è raro osservare uno stillicido, sia immediatamente dopo la mestruazione, sia dopo un intervallo di 1 o 2 giorni.

Queste emorragie riconoscono cause diverse:

- Sfaldamento incompleto e ritardato dell'endometrio.
- Carenza di capacità rigenerativa. La normale capacità reattiva della mucosa uterina può essere ridotta nelle donne che abbiano subito numerosi raschiamenti o avuto numerosi parti o nelle pazienti sofferenti di endometrite.
- In caso di isolata comparsa di emorragia postmestruale è possibile si tratti anche di un aborto precoce.

Schema di terapia: A partire dal 2° giorno dell'emorragia si somministra per una settimana, alla dose giornaliera di 20 o 40 μg, etinilestradiolo (Progynon C). Se la terapia non ha successo è indicato eseguire un raschiamento.

4. Ipermenorrea

Emorragie mestruali molto intense, con ciclo bifasico, sono frequentemente causate da miomi, polipi, congestione pelvica (retroflessione) o sclerosi dei vasi. Anche le turbe del sistema emopoietico (trombopenia, tromboastenia) o l'ipertensione possono produrre un'ipermenorrea. Bisogna inoltre tener presente che una insufficiente contrazione del miometrio, non accompagnata da altre gravi lesioni organiche, può causare un'intensa emorragia mestruale. È comprensibile, essendo numerose e diverse le cause dell'ipermenorrea, come la terapia con steroidi sessuali spesso sia senza successo. Le migliori probabilità di successo si ottengono con la somministrazione di un contraccettivo orale ad «impronta progestinica» eventualmente in combinazione con un preparato a base di segale cornuta o con un emostatico.
Schema di terapia: 1. Noretisterone acetato assieme a etinilestradiolo (Anovlar).
2. Nei casi di ipoplasia uterina terapia bifasica con etinilestradiolo e noretisterone acetato (Progylut).

5. Ipomenorrea

Nei cicli regolari con emorragie mestruali abnormemente scarse, raramente può essere evidenziata una turba ovarica. La curva della temperatura basale è bifasica. Nondimeno, in molti casi, non si può escludere completamente l'esistenza d'una causa endocrina giacché è spesso dato di osservare una obesità o una sindrome premestruale. Bisogna pensare, inoltre, a fattori uterini. Può esservi una tubercolosi dell'endometrio o una parziale distruzione della mucosa uterina in seguito a cauterizzazione, a raschiamento troppo radicale, ecc. La biopsia dell'endometrio praticata in fase premestruale evidenzia, in questi casi, una mucosa appiattita e con scarse ghiandole.
L'ipomenorrea è, in generale, refrattaria ad ogni trattamento. Se vi è obesità occorre praticare un trattamento adeguato al fine di ottenere la riduzione del peso corporeo. Quando il raschiamento mette in evidenza una mucosa uterina ipoplasica, è indicato un trattamento ciclico come nel caso dell'ipoplasia uterina (pag. 190).
Schema di terapia: Terapia bifasica con etinilestradiolo (Progynon C) alla dose di 3x20 μg al giorno dal 5° al 25° giorno del ciclo + 1 iniezione di 17α-idrossiprogesterone capronato (Proluton Depot) alla dose di 250 mg al 20° giorno del ciclo.

i) Dismenorrea funzionale

Definizione: Per dismenorrea si intendono dolori che compaiono all'inizio o durante l'emorragia mestruale. Essi sono di solito a tipo crampiforme, a tipo colica e spesso si accompagnano a nausea, vomito o cefalea.
Si fa la distinzione fra «dismenorrea primaria» (inizia con i primi cicli bifasici nelle ragazze) e «dismenorrea secondaria» che compare in seguito. La prima di queste

forme è generalmente di natura funzionale mentre la seconda il più delle volte ha una causa organica e quindi sintomo di malattie come l'endometriosi, miomi sottomucosi ecc., e perciò non rappresenta argomento della nostra trattazione.
La dismenorrea funzionale presuppone un ciclo bifasico. Un ciclo monofasico è quasi sempre indolore.
Patogenesi: Le nostre conoscenze sulla patogenesi della dismenorrea funzionale non hanno basi certe. I fattori di natura psichica, sopravvalutati da molti Autori, sono di sicuro significato primitivo solo in una piccola parte delle pazienti.
È stata molto discussa una eventuale vasocostrizione nell'ambito della muscolatura uterina che provoca contrazioni ischemiche e dolorose dell'utero. Ciò dovrebbe avvenire per un fattore presente nel sangue mestruale. Questa ipotesi, comunque, non soddisfa, anche in quanto non chiarisce perché vengono colpite dalla dismenorrea funzionale in particolar modo le ragazze. Non esistono forme particolari di natura endocrina se si eccettua la dismenorrea presente nei casi di ipoplasia uterina.
Un forma particolare è rappresentata dalla «dismenorrea membranacea» in cui la mucosa uterina viene espulsa a grossi pezzi o in toto sino alla membrana basale.
Terapia: La terapia ormonale è la più seguita nonostante sia improbabile una causa endocrina della dismenorrea.
Questa terapia è in grado, non soltanto nelle forme funzionali, ma anche nell'endometriosi, di risolvere il dolore mestruale.
Schema di trattamento: 1. Contraccettivo per via orale (Novogyn 21, Eugynon) per circa 6 mesi.
2. Nei casi in cui la dismenorrea è accompagnata da ipermenorrea: contraccettivo per via orale con più forte componente gestagena (Anovlar).
3. Dismenorrea con ipoplasia uterina: temporanea soppressione di ovulazioni e di mestruazioni mediante la metodica della «pseudogravidanza» (vedi pag. 191).

k) Sindrome premestruale

Sintomi: Cefalea, fenomeni di stasi, alterazioni dell'umore e tensione mammaria premestruale, sono sintomi che frequentemente si presentano nei giorni precedenti la comparsa dell'emorragia mestruale. È anche noto il peggioramento cui vanno incontro, in tale periodo, alcune malattie che non hanno rapporti diretti con la funzione ovarica, quali per esempio l'emicrania, l'epilessia e i disturbi gastroenterici. Suicidi e l'inizio o la ricomparsa di malattie psichiatriche sono in rapporto generalmente con la fase premestruale.
La sindrome premestruale viene osservata soprattutto in donne con ciclo bifasico.
Patogenesi: Nonostante le numerose ricerche condotte al riguardo, l'origine della sindrome premestruale non è stata ancora esattamente chiarita. Molte osservazioni fanno pensare che nei giorni critici prima dell'inizio della mestruazione la funzione ovarica non sia profondamente alterata. D'altra parte, mediante iniezione di estrogeni, è possibile in molte donne e nell'animale da esperimento, provocare ritenzione

idrosalina, mastodinia ed altri disturbi caratteristici per la sindrome premestruale. La natura di questi sintomi indica una partecipazione predominante del sistema nervoso vegetativo, attraverso il quale i disturbi prenderebbero origine. In alcune donne sofferenti di disturbi psichici (depressione, aggressività), è possibile che nella fase premestruale si abbia una formazione patologica di catecolamine, amine biogene e altre sostanze similari.
In singoli casi il fattore etiologico può essere rappresentato da un'alterazione della funzione epatica. A causa di una ritardata o deficiente inattivazione degli estrogeni, l'equilibrio ormonale può modificarsi (*iperfollicolinismo epatogeno*) e può in tal modo prendere origine, specialmente in periodo premestruale, tutta una serie di disturbi.
Inoltre è stato messo in discussione, spesso, un disturbo nella relazione tra progesterone e aldosterone. Il progesterone blocca l'attività dell'aldosterone e in forti dosi provoca diuresi. Un aumento patologico dell'aldosterone nella fase di trasformazione dell'endometrio potrebbe provocare quel complesso di sintomi che noi vediamo nel premestruo.
Trattamento: 1. 10 mg al giorno di noretisterone acetato (Primolut-Nor) dal 20° al 26° giorno del ciclo.
2. Può essere fatto anche un tentativo con un contraccettivo orale (Novogyn 21).
Altri provvedimenti: adeguato trattamento di un'eventuale malattia epatica. Diminuzione dell'apporto di liquidi nel periodo premestruale. Prescrizione di diuretici e sedativi.

II. Ipogenitalismo — Ipoplasia uterina

Definizione: Si intende per *ipogenitalismo* lo sviluppo inferiore alla norma di tutti quegli organi che sono in dipendenza degli ormoni sessuali. Per *ipoplasia uterina* si intende l'insufficiente sviluppo dell'utero, facilmente diagnosticabile con l'isterometro. L'utero di grandezza normale ha una lunghezza, tra la bocca uterina esterna e il fondo, di 7-9 cm. L'ipoplasia uterina si riscontra non solo nell'ipogenitalismo ma anche in persone che per il resto presentano uno sviluppo normale.
Patogenesi: Nei disturbi della funzione delle gonadi (amenorrea di lunga durata, ipogenesia) bisogna considerare l'ipogenitalismo e l'ipoplasia uterina come un sintomo della insufficiente produzione di steroidi sessuali (v. capitolo Amenorrea con ipogenesia ovarica, pag. 174).
Quando invece si ha un ciclo bifasico, bisogna considerare lo scarso sviluppo degli organi come una «inferiorità di organo». Si ammette che in questi casi siano presenti dei disturbi, ancora non identificati, a livello dei recettori cellulari cosicché gli steroidi, e in particolar modo gli estrogeni, presenti in quantità normali, non sono in grado di produrre uno sviluppo normale dell'organo (v. cap. Organo bersaglio come recettore attivo, pag. 38).

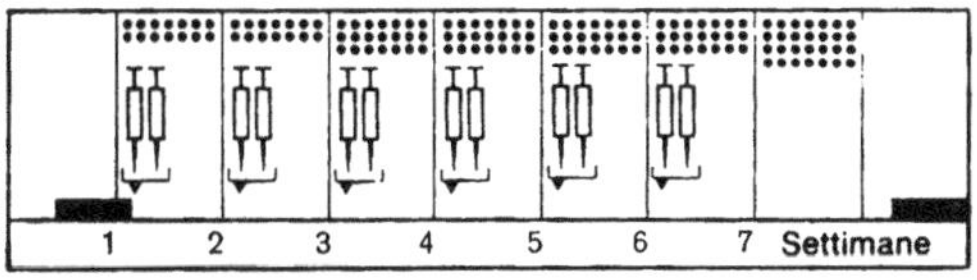

Fig. 93. Schema di terapia dell'ipoplasia uterina con Primolut-Nor e Progynon Depot da 20 mg per 7 settimane.

Nella pratica clinica si ritrovano, tra questi due estremi, molti gradi intermedi con numerose varianti del ciclo, come amenorrea di breve durata, ipomenorrea, oligomenorrea ecc., difficili da catalogare definitivamente in uno dei due gruppi.
Possibilità di trattamento: Lo sviluppo dell'utero è stimolato principalmente dagli estrogeni. Numerose osservazioni dimostrano che i gestageni, associati agli estrogeni in determinate proporzioni, agiscono sul miometrio in maniera sinergica. In base a tali conoscenze il trattamento potrà essere attuato sia in forma ciclica che come terapia continua per realizzare una *pseudogravidanza.*
Principio della pseudogravidanza: La somministrazione continua di estrogeni e di gestageni in dosi crescenti determina un caratteristico stato, simile a quello che si ha nella gravidanza (pseudogravidanza). L'effetto periferico degli ormoni sessuali provoca un aumento di volume dell'utero, mentre il loro effetto inibitore centrale frena il sistema diencefalo-ipofisario. In virtù di questo fatto le ovaie vengono messe a riposo, per cui durante il trattamento mancano sia l'ovulazione che le mestruazioni.
Durante l'ultima settimana di terapia si somministrano solo gestageni. Terminato il trattamento, si produce un'emorragia da privazione di media intensità. Dopo altre sei settimane si verifica la prima autentica mestruazione. Nei casi in cui l'ipogenitalismo è causato da una insufficiente funzione delle ovaie, con la pseudogravidanza si ottiene non soltanto *un aumento di volume* di vari centimetri ed un *rammollimento* dell'utero, ma anche uno *sviluppo dei caratteri sessuali secondari* (mammelle, habitus femminile).
Quando invece la funzione ovarica è normale, la terapia con estrogeni e gestageni ha scarso successo.
Effetto di rimbalzo: Nei primi mesi successivi al trattamento si osserva un *aumento* della *frequenza dei concepimenti.* Si ammette che, in seguito ad una *desensibilizzazione* del *diencefalo,* si determini un *effetto di rimbalzo* (fenomeno rebound) al quale consegue la regolazione del ciclo e, con essa, un aumento della capacità fecondativa.
Due mesi circa dopo il termine del trattamento si osserva una regressione dello sviluppo uterino; a distanza di tempo si può comunque osservare quasi sempre un risultato terapeutico positivo sotto forma di un aumento definitivo del volume dell'utero.
Schemi di trattamento: 1. Trattamento ciclico: Immediatamente dopo l'emorragia mestruale 10 mg di estradiolo valerianato (Progynon Depot). Dopo circa 14 giorni 10 mg di estradiolo valerianato (Progynon Depot) assieme a 250 mg di 17α-idrossiprogesterone capronato (Proluton Depot). Il trattamento va ripetuto varie volte in accordo con il ciclo.

2. Produzione di una «pseudogravidanza» con temporanea inibizione delle mestruazioni: 10-20 mg di estradiolo valerianato (Progynon Depot) alla settimana per un totale di 6-7 iniezioni. Contemporaneamente si somministra noretisterone acetato (Primolut-Nor) nel modo seguente: nelle prime due settimane 10 mg al giorno, 15 mg al giorno nelle successive e, infine, 20 mg al giorno nella 7ª-8ª settimana (fig. 93). Il trattamento con gestageni deve durare una settimana in più del trattamento estrogenico.
3. Applicazione locale, nella cavità uterina o nello spessore del miometrio, di 10-20 mg di una sospensione cristallina di estradiolo ogni 4-6 settimane.
Quando l'ipoplasia interessa soprattutto la vagina, si può tentare un trattamento topico mediante tamponi contenenti una pomata estrogenica due volte alla settimana per parecchio tempo.

III. Intersessualità

Definizione: Il concetto di intersessualità si applica a tutti quei soggetti i quali presentano una contraddizione tra aspetto fisico esterno, sviluppo dei genitali e sesso cromosomico. Se le gonadi o il sesso cromosomico sono di tipo maschile, mentre l'aspetto fisico ed i genitali presentano uno sviluppo prevalentemente femminile, si tratta di uno *pseudoermafroditismo maschile.* I casi opposti prendono il nome di *pseudoermafroditismo femminile.* L'aspetto fisico non è pertanto decisivo ai fini della classificazione dell'ermafrodita. I rari casi di coesistenza di «ovaio-testicolo» vengono definiti con il nome di *ermafroditismo vero.*
Secondo questa definizione, si parla egualmente di intersessualità nel caso di pazienti con manifestazioni caratteristiche del sesso opposto, come ad esempio quando delle donne presentino irsutismo o degli uomini una ginecomastia.
Per quanto riguarda la situazione cromosomica bisogna aggiungere che molti intersessuali presentano atipie come XO, mosaici o traslocazioni, per cui una classificazione in base all'analisi cromosomica presenta delle difficoltà.
Particolare interesse riveste la constatazione che la costellazione YO, contrariamente a quella XO, non è compatibile con la vita.
Diagnosi: L'accurato esame esterno e genitale solo rare volte permette l'esatta classificazione di un ermafrodita. È particolarmente importante praticare, unitamente ad un esame vaginale e rettale, l'endoscopia urologica.
Overzier distingue 5 tipi principali del sistema urogenitale che sono presenti nell'intersessualità (fig. 94).
Un'idea sufficientemente completa riguardo alla genesi delle differenti forme di intersessualità viene fornita dalla determinazione del sesso cromosomico che è un metodo relativamente semplice e può essere eseguito sul sangue o sulla mucosa orale secondo *Barr* (pag. 55).

Tabella 28. Le diverse forme di intersessualità.

	Genitali esterni	Gonadi	Situazione cromosomica	Utero/ vagina	Altri particolari
Ermafroditismo vero	generalmente maschili	tessuti maschili e femminili	variabile	variabili	
Pseudoermafroditismo maschile	femminili variabili	maschili	XY	utero variabile	
Femminilizzazione testicolare	femminili	maschili	XY	utero variabile	manca la peluria al pube e alle ascelle
Sindrome di *Klinefelter*	maschili	maschili	XY XXY	manca	ginecomastia, aumento della secrezione di gonadotropine
Disgenesia gonadica	femminili	femminili	generalmente XO	utero presente	nanismo, malformazioni
Sindrome adrenogenitale	intersessuali	femminili	XX	utero, vagina variabile	malformazioni urogenitali, cute secca
Ermafroditismo indotto	intersessuali	femminili	XX	variabili	virilizzazione intrauterina da androgeni o gestageni

Come già accennato nel capitolo «Fattori che determinano il sesso», allorché si ritrovano i corpiccioli cromatinici, chiamati anche *drumsticks,* nei leucociti e negli epiteli, sono presenti nel corredo cromosomico almeno due cromosomi X. L'aspetto fisico per quanto riguarda l'appartenenza al sesso non è determinante ma può trarre talvolta anche in inganno (*femminilizzazione testicolare*).

In molti casi sarà conveniente praticare una laparotomia, al fine di poter osservare direttamente i genitali interni e stabilire una diagnosi esatta mediante biopsia delle gonadi.

Patogenesi: La determinazione del sesso cromosomico avviene nel momento in cui le cellule germinali maschile e femminile si uniscono in un ovulo fecondato. Le gonadi si differenziano durante le prime settimane di gravidanza; poco tempo dopo si differenziano anche i genitali. Normalmente, il sesso genetico coincide con quello delle gonadi e con quello del tratto genitale. In assenza delle gonadi, quale che sia il sesso cromosomico, si avrà sempre uno sviluppo genitale in senso femminile; ciò avviene probabilmente per l'influenza degli ormoni placentari. Si spiega in tal modo perché individui privi di gonadi nascano e si sviluppino come donne, pur portando i loro cromosomi, spesso, caratteri maschili.

Uno sviluppo genitale di tipo maschile può aver luogo solamente quando siano presenti i testicoli i quali secernono androgeni fin da una fase embrionale molto precoce. Se i testicoli sono già formati, ma il loro sviluppo embrionale viene inibito, si

avrà un ermafrodita con più o meno marcato aspetto fisico di tipo femminile, sebbene provvisto di gonadi maschili (pseudoermafroditismo maschile).
Un particolare caso di ermafroditismo è quello dovuto alla *femminilizzazione testicolare.* Ciò avviene quando, pur essendovi testicoli normalmente formati, lo sviluppo genitale non è influenzato dalla secrezione fetale di androgeni e si svolge in senso femminile. La causa va ricercata in una mancanza di sensibilità degli organi periferici verso gli androgeni in rapporto ad un difetto enzimatico o nell'incapacità di sintetizzare dal testosterone il 5α-diidrotestosterone, il quale agisce perifericamente. Gli organi bersaglio androgeno-dipendenti devono essere dotati di 5α-riduttasi per poter realizzare questa trasformazione.
Un quadro patologico ben studiato è la *sindrome adreno-genitale.* Questa alterazione è dovuta ad una disfunzione della corteccia surrenale: la formazione di cortisolo è diminuita o manca del tutto. Vengono invece increte alte quantità di androgeni. Nelle ragazze colpite da questa sindrome si assiste alla precoce manifestazione di sintomi di virilizzazione ed all'arresto anticipato della crescita staturale (pag. 169). Nei maschi si instaura una pubertà precoce isosessuale, anch'essa collegata ad una precoce maturazione ossea.
Una più marcata ipertricosi del tronco e delle estremità, nel sesso femminile è spesso di origine ovarica (vedi *sindrome di Stein-Leventhal,* pag. 168). Tuttavia spesso si tratta di varianti costituzionali e non sono presenti segni di disfunzione endocrina.
Trattamento: Le possibilità terapeutiche nelle differenti forme di intersessualità sono limitate, in considerazione del fatto che si tratta quasi sempre di una grave alterazione. L'opportunità di un trattamento dipende dal sesso che è stato scelto dopo la nascita e dall'ulteriore sviluppo dell'individuo. Le caratteristiche delle gonadi e dei cromosomi, che assai spesso non coincidono con l'aspetto fisico e con lo sviluppo psichico, non giustificano un tentativo di «cambiamento di sesso» terapeutico.
D'importanza fondamentale dovrebbe essere sempre il comportamento psichico del

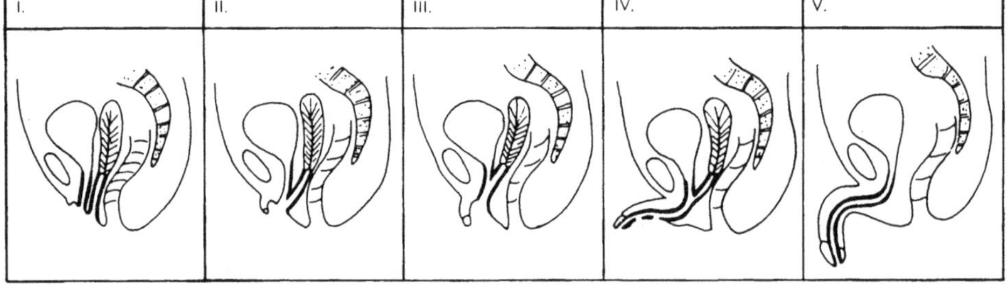

Fig. 94. Tipi fondamentali del sistema urogenitale dalla forma «femminile pura» alla «maschile pura». Questi tipi si trovano nella massima parte diffusi nell'ermafroditismo vero ma anche nello pseudoermafroditismo, nello pseudoermafroditismo indotto e nella sindrome adrenogenitale. La forma in cui si manifesta è in dipendenza dell'intensità e del momento in cui inizia l'azione induttiva sul sistema. All'11ª-13ª settimana i feti femminili lasciano ancora riscontrare chiaramente il Sinus urogenitalis, alla 14ª settimana presentano ancora un unico Orificium externum che però alla 16ª settimana è già separato. Superate queste fasi dello sviluppo, si ha lo stabilirsi del tipo fondamentale (secondo *Overzier, C.:* Acta endocr. (Kbh.) **20**,63 [1953].

paziente. Le tendenze personali talvolta contrarie al sesso codificato allo stato civile, portano spesso a drammi difficili da risolvere.
Un trattamento ormonale è indicato nella sindrome adrenogenitale (pag. 169) e nelle agenesia e disgenesia delle gonadi femminili (pag. 174). Non tratteremo in questa sede degli interventi chirurgici (ablazione di tumori funzionanti, plastica vaginale, asportazione di clitoride ipertrofico).
Nello pseudoermafroditismo maschile con costellazione cromosomica XY sussiste per esperienza il pericolo della degenerazione maligna delle gonadi. Per questo motivo è stata spesso consigliata l'asportazione profilattica delle gonadi.

IV. Irsutismo idiopatico

Definizione: Per irsutismo si intende una pelosità a livello del tronco, delle estremità e del viso più accentuata di quanto si osserva normalmente nella donna. La tendenza all'accentuazione della pelosità diventa evidente nella maggior parte dei casi nei primi anni della maturità sessuale ed ha usualmente carattere progressivo.
Diagnosi: La diagnosi di una forma idiopatica può essere posta soltanto quando sono stati esclusi i seguenti disturbi:
— *sindrome di Stein-Leventhal*
— sindrome adreno-genitale
— tumori della corteccia surrenale
— tumori ovarici androgeno-secernenti.
Patogenesi: L'irsutismo idiopatico sembra potersi realizzare in varia maniera:
Aumentata eliminazione dei 17-chetosteroidi, associata in genere ad un incremento del deidroepiandrosterone, è espressione di un interessamento funzionale della corteccia surrenale.Alti valori di testosterone e di Δ^4-androstendione indicano una compartecipazione delle ovaie.
Altri ricercatori hanno constatato che in caso di irsutismo circolerebbe nel sangue, in primo luogo, un'aumentata quantità di «testosterone libero», non legato alle globuline. Non è da escludere infine una aumentata sensibilità dei recettori periferici verso gli androgeni.
Trattamento: I corticoidi che inibiscono la formazione di androgeni nella corteccia surrenale, e gli inibitori dell'ovulazione che esplicano lo stesso effetto sulle ovaie, non sono in grado di influenzare l'irsutismo. Soltanto una terapia prolungata con antiandrogeni conduce lentamente ad un miglioramento qualitativo e quantitativo della crescita indesiderata dei peli. Durante il trattamento si deve assolutamente fare in modo che venga evitata l'insorgenza di una gravidanza dato che gli antiandrogeni alterano lo sviluppo genitale dei feti di sesso maschile.
L'impiego associato di ciproterone acetato e di etinilestradiolo sotto forma di una terapia bifasica rovesciata secondo *Hammerstein* garantisce una sicura protezione contraccettiva ed assicura un andamento ciclico delle emorragie mestruali, in modo

del tutto analogo a quanto si verifica sotto terapia con contraccettivi orali: Somministrare a partire dal 5° giorno dall'inizio della mestruazione per 20 giorni consecutivi 40 μg di etinilestradiolo = 2 compresse di Progynon C.
Associare dal 5° al 14° giorno del ciclo 100 mg di ciproterone acetato (pari a 2 compresse di Androcur). Durata del trattamento: 8 mesi.

V. Transsessualità

Definizione: Si ha transsessualità allorquando con un habitus normale, sviluppo genitale nel giusto senso e reperto cromatinico normale, esiste il desiderio elementare di cambiare il sesso. Generalmente si tratta di uomini che ad ogni costo, con l'ausilio di interventi chirurgici e di terapie ormonali, desiderano diventare donne.
Patogenesi: L'endocrinologia sperimentale ha dimostrato come in uno stadio preciso della vita fetale, seguente lo sviluppo delle ghiandole sessuali e dei genitali, avvenga la determinazione del futuro comportamento sessuale. Secondo le conoscenze attuali si deve ammettere che uno squilibrio ormonale in questa fase possa essere la causa della futura transsessualità.
La transsessualità comporta problemi difficili dal punto di vista medico e giuridico che però esulano dallo scopo di questo libro (v. capitolo «Intersessualità», pag. 192).
Trattamento: Il cambiamento di sesso con mezzi chirurgici e con seguente terapia ormonale deve essere esaminato a fondo da una équipe di specialisti, tenendo presenti le possibili conseguenze, prima di prendere questi provvedimenti.

VI. Aumento della fertilità nella sterilità di origine endocrina

Definizione: Si parla di *sterilità* quando una donna non diventa gravida dopo almeno due o più anni di normali rapporti sessuali. Per *infertilità* si intende l'impossibilità di mettere al mondo un bambino vitale. La sterilità non è malattia; essa deve essere considerata una situazione alla quale concorrono molteplici cause. Nella donna la sterilità di origine endocrina è forse più frequente di quanto non si pensi. Si possono distinguere cinque gruppi:

1. Sterilità da mancanza di ovulazione
2. Sterilità da insufficienza del corpo luteo (ciclo abbreviato)
3. Sterilità da aborto precoce
4. Sterilità relativa nell'ipoplasia uterina
5. Sterilità relativa con diminuzione del secreto cervicale.

Tabella 29. I processi riproduttivi e le influenze ormonali alle quali sono soggetti. (Modificato da *Nelson, W.C.:* Acta endocr. (Suppl.) **28,** 7 [1956])

	● Formazione e trasporto delle cellule germinali maschili e del liquido seminale
FSH, LH Androgeni	A. Formazione delle cellule germinali 1. Moltiplicazione degli spermatogoni 2. Riduzione aploide degli spermatociti primari 3. Formazione del seme a partire dagli spermatociti 4. Liberazione del seme B. Trasporto degli spermatozoi 1. Trasporto degli spermatozoi dai testicoli all'uretra 2. Maturazione fisiologica degli spermatozoi nell'epididimo
Androgeni	C. Formazione del liquido seminale 1. Secrezione delle vescichette seminali 2. Secrezione prostatica
	● Formazione e trasporto delle cellule germinali femminili e preparazione dell'utero all'annidamento
FSH LH	A. Formazione delle cellule germinali 1. Crescita del follicolo ovarico 2. Maturazione dell'ovulo 3. Ovulazione
Estrogeni Progesterone	B. Preparazione del secreto cervicale al passaggio degli spermatozoi C. Trasporto dell'ovulo 1. Captazione dell'ovulo da parte delle trombe 2. Trasporto dell'ovulo fino alla cavità uterina D. Preparazione dell'endometrio 1. Proliferazione dell'endometrio 2. Secrezione dell'endometrio
	● Processo della fecondazione A. Trasporto degli spermatozoi nel canale genitale femminile 1. Migrazione degli spermatozoi dalla vagina fino al segmento superiore della tromba 2. Maturazione degli spermatozoi nel canale genitale femminile (capacitazione degli spermatozoi) 3. Penetrazione degli spermatozoi nell'ovulo e unione degli elementi nucleari
	● Iniziale sviluppo embrionale ed annidamento
Gonadotropina corionica Progesterone Estrogeni	A. Sviluppo embrionale 1. Divisione dell'ovulo 2. Formazione della blastula 3. Formazione del foglietto germinativo B. Annidamento dell'ovulo 1. Annidamento dell'ovulo nell'endometrio 2. Formazione della placenta

Frequenza delle sterilità femminile e maschile: Ricerche recenti sulle cause della sterilità hanno dimostrato una frequenza di circa il 50% nei due sessi. In ogni caso di assenza di prole è necessario quindi, dopo aver escluso con la visita ginecologica e l'esame della pervietà delle trombe, eventuali malattie organiche, che ambedue i partners vengano sottoposti ad accertamenti specialistici.

Diagnosi: Per la diagnosi della sterilità di natura endocrina nella donna si hanno a disposizione delle metodiche relativamente semplici da eseguire. Spesso, comunque, è necessaria un'osservazione protratta nel tempo prima che sia possibile delineare la causa e inquadrare in maniera precisa la terapia. Durante la terapia è necessario eseguire ulteriori tests di controllo, che sono già stati trattati nel capitolo Amenorrea (pag. 151).

Dato che tutti i tests, che hanno lo scopo di stabilire lo scoppio follicolare, non hanno un valore assoluto, in genere si consiglia di combinare diverse metodiche diagnostiche.

Tabella 30. Alcuni tests dell'ovulazione. I tests segnati con «L» servono a porre diagnosi funzionale del corpo luteo. (Ampliato e modificato, da *Stimmel, B.F.:* Fertil. and Steril. **10,** 91 [1959])

Tests	Grado di sicurezza	Utilità clinica	Precocità	Necessità di ripetizione
1. Gravidanza	++++	(++++)	no	
2. Dolore intermestruale (Mittelschmerz)	++	++	no	
3. Emorragia ovulatoria	++	++	no	
4. Misurazione della temperatura basale	+++L	++++	no	continuativamente
5. Follicolo rotto o corpo luteo recente, messi in evidenza dalla culdoscopia o dalla celioscopia	++++	++	no	
6. Dilatazione ciclica del collo	++	++++	sì	sì
7. Aumento ciclico del secreto cervicale	++	++++	sì	sì
8. Aspetto filante del secreto cervicale	++	++++	sì	sì
9. Test al glucosio nel secreto cervicale	+	++	sì	sì
10. Scomparsa del fenomeno di cristallizzazione a foglie di felce nel periodo premestruale	++	+++	no	
11. Biopsia dell'endometrio nel periodo premestruale	+++L	++++	no	
12. Reazione luteinica dell'epitelio vaginale	++	++	no	sì
13. Aumentata eliminazione di gonadotropine nel periodo ovulatorio (picco di LH)	++	++	?	sì
14. Aumentata eliminazione di estrogeni poco prima del periodo ovulatorio	+	++	sì	sì
15. Aumentata eliminazione di pregnandiolo nel periodo premestruale	++L	+++	no	sì
16. Aumento del progesterone plasmatico nel periodo premestruale	+++L	+++	no	sì

La *misurazione della temperatura basale* (pag. 118) offre una buona visione d'insieme della funzione ovarica, del momento migliore per il concepimento e della durata della fase secretiva del ciclo. Essa dovrà sempre essere praticata prima d'intraprendere un qualsiasi trattamento della sterilità, in quanto ci fornisce dati importanti sull'ovulazione, sui «giorni atti e non atti alla fecondazione» e sulla durata della fase secretiva, la quale riveste un ruolo così importante fra le cause di sterilità. La deiscenza del follicolo precede di 1-3 giorni l'elevazione della temperatura e, in condizioni normali, coincide con i valori più bassi della temperatura stessa. Si ritiene che la fecondazione non sia più possibile dopo che la temperatura basale si è innalzata. Se la fase luteinica dura meno di 14 giorni, si ha sempre sterilità. L'annidamento dell'ovulo avviene 8-10 giorni circa dopo la fecondazione e risulta molto difficile allorquando l'intervallo tra ovulazione ed inizio della mestruazione sia

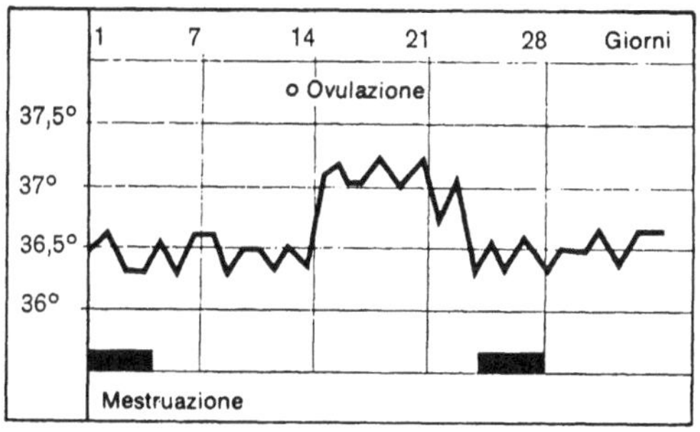

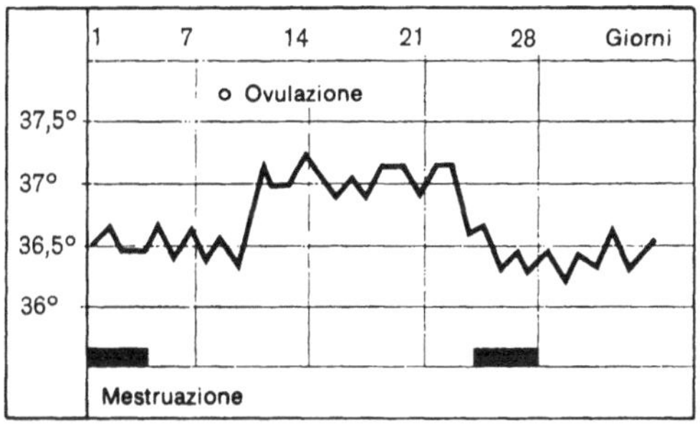

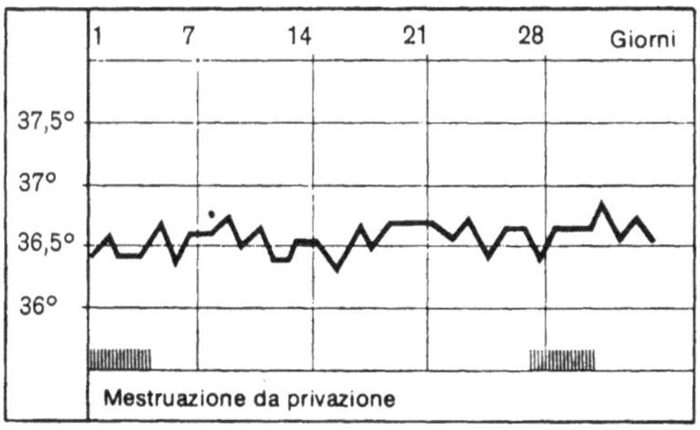

Fig. 95. 3 tipi di curve della temperatura basale
1. Polimenorrea da fase luteinica accorciata. È presente sterilità.
2. Polimenorrea da fase proliferativa accorciata. Non è causa di sterilità.
3. Ciclo anovulatorio. La diagnosi di sterilità è giustificata soltanto in presenza di ripetuti cicli monofasici.

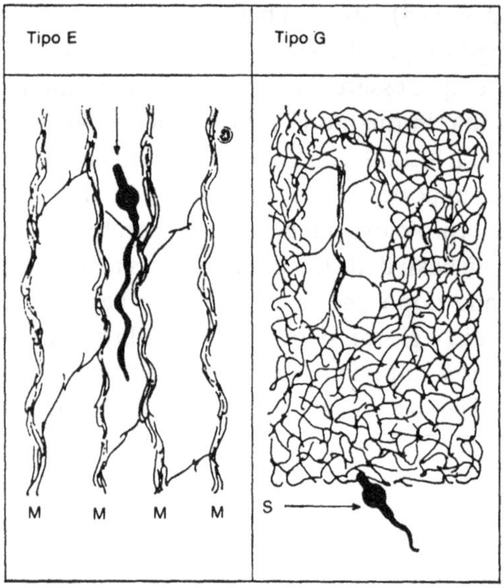

Fig. 96. Disegno schematico della struttura molecolare del secreto cervicale. Al momento dell'ovulazione (tipo E) gli spermatozoi possono penetrare facilmente nel secreto cervicale. Nella fase luteinica (tipo G) ciò non è possibile. (*Odeblad, E.*: Acta Europ. Fertil. **1**, 99 [1969])

accorciato. Se la fase di innalzamento premestruale della temperatura è allungata e si conclude egualmente con una emorragia, occorre pensare alla possibilità che ci si trovi in presenza di un aborto precoce. A volte, nel periodo premestruale, si producono innalzamenti atipici della temperatura che non permettono di stabilire se l'ovulazione ha avuto luogo. Perfino una curva monofasica non esclude la possibilità di una ovulazione. Per tale motivo si consiglia di non attenersi soltanto alla temperatura basale.

La *biopsia esplorativa dell'endometrio* (pag. 123), che deve essere praticata nei giorni immediatamente precedenti l'emorragia mestruale, permette di accertare il grado di sviluppo della mucosa. Un endometrio sottile, con scarse ghiandole e in stadio secretivo imperfetto (tale esame deve essere fatto da un ginecologo dotato di particolare esperienza istologica) non rappresenta un terreno favorevole all'impianto di un ovulo fecondato. L'assenza di trasformazione della mucosa uterina viene considerata prova di mancata ovulazione.

Un terzo metodo semplice, che non necessita del ricorso ad un laboratorio, è l'*osservazione dell'orificio cervicale esterno e del tappo di muco cervicale* (pag.121). Tale metodo presenta il vantaggio, rispetto alla misurazione della temperatura, di annunciare, già durante la fase di avanzata proliferazione, la prossima rottura del follicolo. La secrezione del muco cervicale comincia ad aumentare approssimativamente verso l'ottavo giorno del ciclo. Sullo striscio, il *fenomeno della cristallizzazione a foglie di felce* è positivo e di media intensità. Al 12° giorno del ciclo l'orifizio cervicale è beante; ciò si manifesta con particolare evidenza nelle nullipare. Il muco cervicale diventa in questa fase completamente chiaro, trasparente, abbondante e filante. In seguito, cioè al momento dell'ovulazione, dall'orifizio cervicale scola una secrezione chiara. Il fenomeno della cristallizzazione a foglia di felce è intenso.

	Quantità ▨	Grado di trasparenza □	Dimensioni dell'orificio cervicale esterno ■
4	Molto abbondante	Chiaro	Massima dilatazione
3	Abbondante	Opaco o translucido	Aperto
2	Regolare	Torbido	In fase di apertura
1	Scarsa o assente	Opaco	Chiuso

Fig. 97. Schema chiarificativo della fig. 98: Classificazione delle modifiche cervicali.

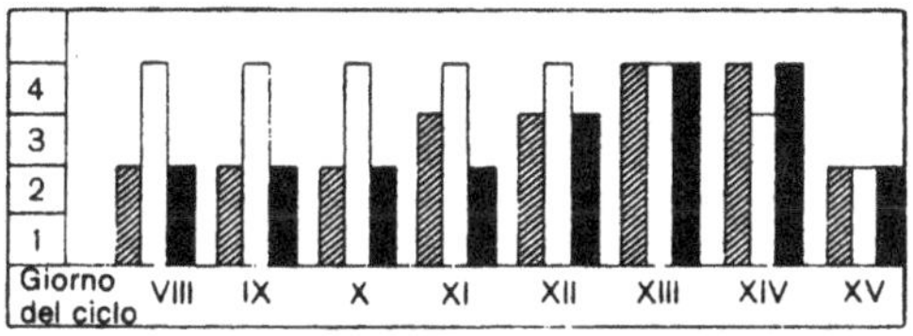

Fig. 98. Quantità e grado di trasparenza del secreto cervicale e dimensioni dell'orificio uterino dall'8° al 15° giorno di un ciclo bifasico di 27 giorni.

Soltanto in questo periodo, e a causa delle sue caratteristiche, il muco cervicale può essere attraversato da un maggior numero di spermatozoi (*test di Sims-Huhner* positivo).

Tra il 18° e il 20° giorno del ciclo, cioè nella fase secretiva che segue la rottura del follicolo, la quantità del muco cervicale si riduce considerevolmente, l'orifizio cervicale esterno appare quasi chiuso ed il fenomeno della cristallizzazione a foglia di felce è appena distinguibile sullo striscio. Inoltre, in questa fase, non è più possibile stirare il secreto cervicale tra due anse di platino. Questi segni non si presentano in caso di mancata ovulazione o, se presenti, non sono molto pronunciati. Il passaggio degli spermatozoi è difficoltoso. L'esame dell'orificio esterno, effettuato con lo speculum e ripetuto a brevi intervalli di tempo, permette spesso al medico esperto di affermare o di escludere che l'ovulazione avrà luogo. I fenomeni osservati corrispondono agli schemi riprodotti nelle figure 96,97 e 98 (*Rauscher*).

La sicurezza di diagnosi dell'ovulazione mediante osservazione del fattore cervicale, nonostante i giudizi generalmente positivi, non deve essere sopravvalutata, e ciò per i seguenti motivi:

1. Il processo riproduttivo è molto facile che venga disturbato nella fase preovulatoria. Spesso si osservano le tipiche alterazioni del fattore cervicale senza che si abbia in seguito un'ovulazione.
2. Mediante clomifene (Clomid), e in modo meno pronunciato mediante ciclofenile (Fertodur), vengono inibite le modificazioni del fattore cervicale. Successivamente si possono avere delle ovulazioni senza la comparsa di chiare modificazioni del fattore cervicale.

La capacità di penetrazione degli spermatozoi la si può stabilire in maniera semplice

al momento dell'ovulazione con la metodica di *Sims-Huhner.* Circa 4-6 ore dopo il rapporto sessuale viene prelevato del secreto cervicale ed esaminato al microscopio per accertare la presenza di spermatozoi vivi. Numerosi spermatozoi mobili stanno ad indicare non solo uno stato fisiologico di penetrabilità del secreto cervicale ma anche un reperto normale del liquido seminale del partner maschile. È superfluo precisare che il test dà risultati attendibili solo al momento dell'ovulazione.
Nel caso che il *test di Sims-Huhner* dia un risultato negativo, nonostante l'ovulazione e un reperto normale del secreto cervicale, allora bisogna sospettare un danno grave a carico degli spermatozoi oppure una incompatibilità del secreto cervicale nei confronti dello sperma.
Con l'ausilio della *prova crociata secondo Kurzrok-Miller* è possibile chiarire questo quesito. A questo scopo si osserva al microscopio il secreto cervicale della paziente in esame assieme allo sperma di un altro uomo sicuramente fertile. Inoltre si mette a contatto lo sperma del marito con il secreto cervicale di un'altra donna al momento dell'ovulazione. A seconda dei risultati delle due prove si deciderà l'ulteriore terapia.
Meno adatta per la diagnosi di ovulazione è la *citologia vaginale* che mette in evidenza l'aumento o la diminuzione dell'attività estrogenica (pag. 125).
Per quanto riguarda le *determinazioni ormonali* atte a rivelare il momento dell'ovulazione citiamo le seguenti:

1. Determinazione continua degli estrogeni fino al momento dello scoppio del follicolo. Questa metodica molto dispendiosa viene consigliata nel corso di un trattamento con HMG e HCG.
2. Determinazione ripetuta dell'LH allo scopo di cogliere il picco dell'LH.

Dopo l'avvenuta ovulazione sono indicate le seguenti determinazioni ormonali:

1. Progesterone plasmatico
2. Pregnandiolo nelle urine delle 24 ore.

È necessario ridimensionare l'importanza delle determinazioni ormonali in quanto in genere possono essere omesse. Solo avendo la collaborazione di un laboratorio specializzato i dosaggi ormonali acquisiscono un interesse preminente per casi particolari.
Trattamento (Generalità): Dopo aver raccolto l'anamnesi ed aver praticato i necessari esami specialistici, si dovrà informare la paziente che il trattamento sarà lungo e spesso incerto. Indipendentemente dalla terapia specifica, si consigliano un cambiamento di clima, la separazione temporanea dei coniugi, delle cure balneolutoterapiche, ecc.
Un fattore importante è l'assistenza psichica da parte del medico.

a) Sterilità da mancanza di ovulazione (vedi anche pag. 181)

La diagnosi di sterilità da mancanza di ovulazione è giustificata solo quando si siano osservati almeno 3-6 cicli anovulari consecutivi.

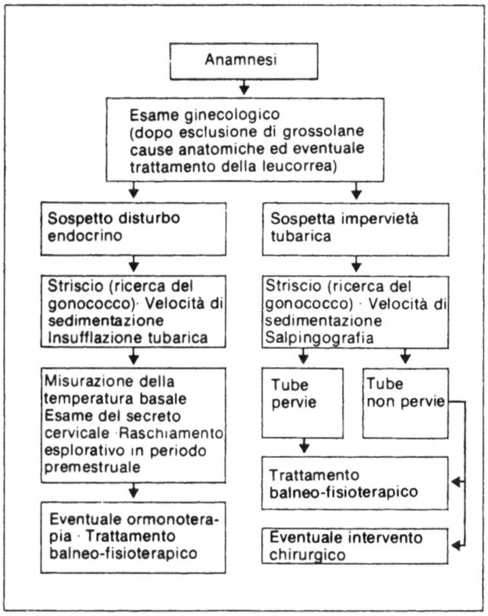

Fig. 99. Condotta da seguire in caso di sterilità femminile.

Il *trattamento* sarà in funzione dell'etiologia. Possono essere presi in considerazione il miglioramento delle condizioni di vita e l'adozione di pratiche balneoterapiche e fisioterapiche. Il trattamento ormonale con farmaci che stimolano l'ovulazione, come già descritto in numerosi capitoli (Amenorrea, ciclo anovulare, pag. 181), deve essere seguito per numerosi cicli.

Misurando la temperatura basale e controllando il fattore cervicale, la cui attività non è tanto evidente come nel corso di un ciclo spontaneo, si riesce nel 30% dei casi ad ottenere una gravidanza. Uno svantaggio è rappresentato dalla dispersione del momento dell'ovulazione e dal frequente accorciamento della fase luteinica.

Un trattamento con HMG e HCG è indicato nei seguenti casi:

1. Insuccesso della terapia con clomifene (Clomid) o con ciclofenile (Fertodur).
2. Quando le gonadotropine nel plasma e nelle urine non sono elevate.
3. Presenza delle premesse per un accurato controllo della paziente (vedi Diagnosi e terapia dell'amenorrea, pag. 152).

Un trattamento con LH-RH ha poche probabilità di successo. Risultati favorevoli sono stati descritti mediante infusione continua di LH-RH.

Se esistono manifestazioni di virilizzazione, si darà la preferenza ai glicocorticoidi.

La *prognosi* della sterilità da mancanza di ovulazione dipende da vari fattori, tra i quali lo stato delle gonadi ha un'importanza determinante. In presenza di alterazioni organiche, quali l'esaurimento dei follicoli primordiali (climaterio precoce) o un deficit di sviluppo (ipogenesia ovarica), è impossibile ottenere un ciclo bifasico o al massimo questo è realizzabile in via del tutto transitoria.

Schema di trattamento: 1. In donne con ciclo monofasico:

Somministrazione giornaliera dal 5° al 9° giorno del ciclo di 50-100 mg di clomifene (Clomid) o di 3x200 mg di ciclofenile (Fertodur). L'ovulazione avviene in media al 20° giorno del ciclo. Ambedue i preparati possono essere somministrati anche per 10 giorni, nei casi in cui l'ovulazione non avviene.

2. In caso di insufficiente attività del fattore cervicale:

Somministrare 20 µg di etinilestradiolo (Progynon C) al giorno per 14 giorni (fino all'aumento della temperatura basale), iniziando immediatamente dopo la sospensione del clomifene (Clomid) o del ciclofenile (Fertodur).

3. In donne con amenorrea: vedi il capitolo al riguardo (pag. 152).

b) Sterilità da insufficienza del corpo luteo (ciclo abbreviato)

La misurazione della temperatura basale, il raschiamento esplorativo durante la fase premestruale, come pure le ripetute determinazioni del pregnandiolo urinario e del progesterone plasmatico permettono di stabilire se la durata e la quantità della increzione del progesterone sono sufficienti a permettere l'annidamento di un ovulo fecondato. Dal punto di vista clinico, l'insufficienza del corpo luteo si traduce il più delle volte in una *polimenorrea.* Un trattamento sostitutivo con gestageni ed estrogeni associati, in fase premestruale, provoca un ritardo nella comparsa della mestruazione (pag. 185) e migliora la trasformazione spesso incompleta dell'endometrio. In questo modo l'uovo fecondato guadagna più tempo ai fini del suo annidamento nella mucosa uterina. I gestageni, favorendo la trasformazione secretoria,

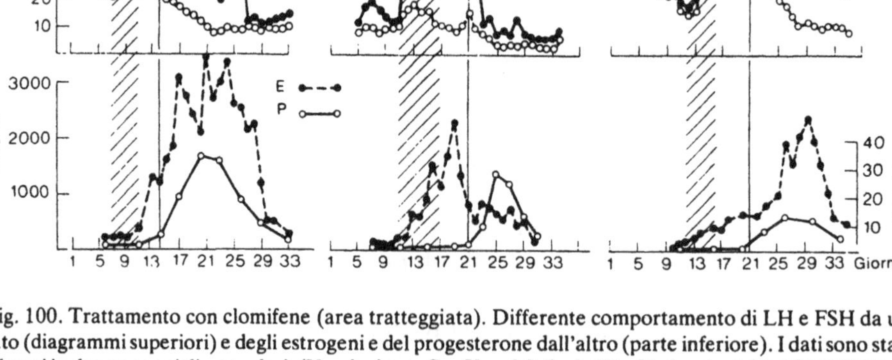

Fig. 100. Trattamento con clomifene (area tratteggiata). Differente comportamento di LH e FSH da un lato (diagrammi superiori) e degli estrogeni e del progesterone dall'altro (parte inferiore). I dati sono stati rilevati in donne con cicli anovulari. (*Vandenberg, G.* e *Yen, I.S.C.:* J. Clin. Endocrinol. **37,** 356 [1973])

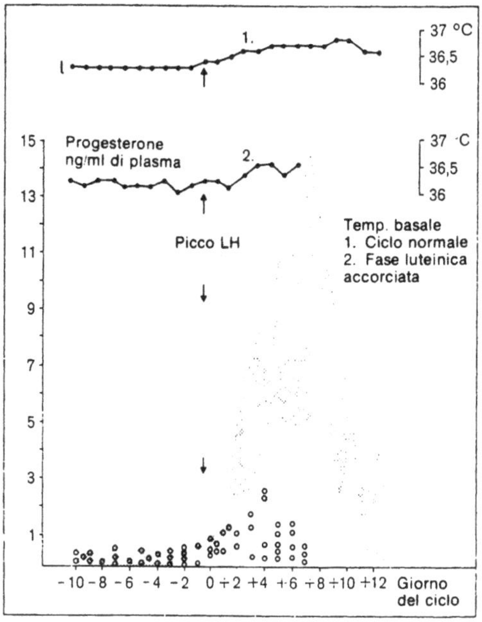

Fig. 101. Temperatura basale e tassi di progesterone plasmatico in donne con fase luteinica normale (tratteggiato in grigio) e con insufficienza del corpo luteo. (*Strott, C. A.*, e Coll.: J. Clin. Endocr. **30,** 246 [1970])

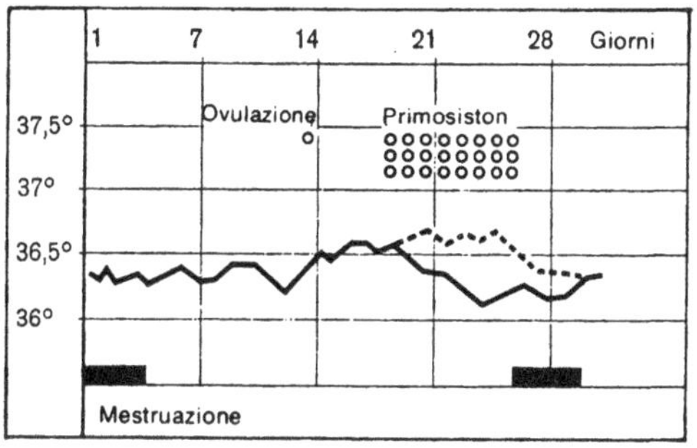

Fig. 102. Curva della temperatura basale in un caso di insufficienza luteinica. — Curva della temperatura in corso di trattamento con 3 compresse al giorno di Primosiston, dal 19° al 26° giorno del ciclo.

forniscono all'uovo fecondato le sostanze nutritive necessarie al suo sviluppo fisiologico.

Un altro metodo di trattamento, preferito da molti specialisti, consiste nell'iniezione ripetuta di HCG che migliora la funzione e la persistenza del corpo luteo.

Schemi di trattamento: 1. Somministrazione dal 19° al 26° gorno del ciclo di etinilestradiolo + noretisterone acetato (Primosiston).

2. Iniezione al 19° giorno del ciclo di un prodotto di combinazione di estradiolo valerianato + 17α-idrossiprogesterone capronato (Gravibinan). Nel caso che la temperatura basale permanga ad un livello di 37° più a lungo di 14 giorni, si possono ripetere le iniezioni ad intervalli di 8-10 giorni, fino a quando è dato diagnosticare o no una gravidanza.

3. A partire dal 3° giorno dopo la salita della temperatura basale iniettare ogni 3 giorni 5000 UI di HCG (Primogonyl), fino ad un totale di 3-4 iniezioni.

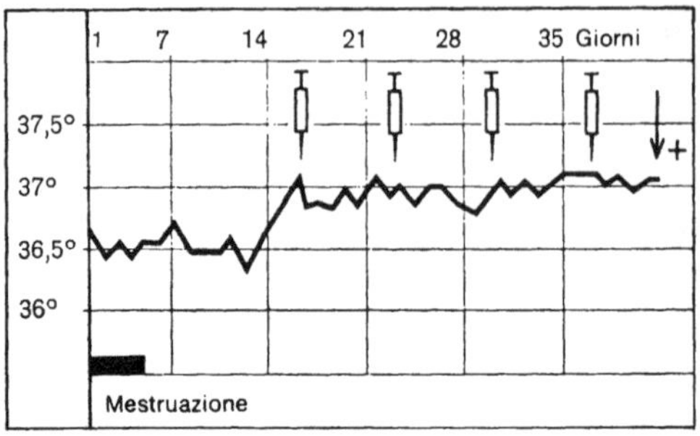

Fig. 103. Trattamento con Gravibinan nella tendenza all'aborto precoce. La curva della temperatura basale segnala l'inizio di una gravidanza (+ = test di gravidanza positivo).

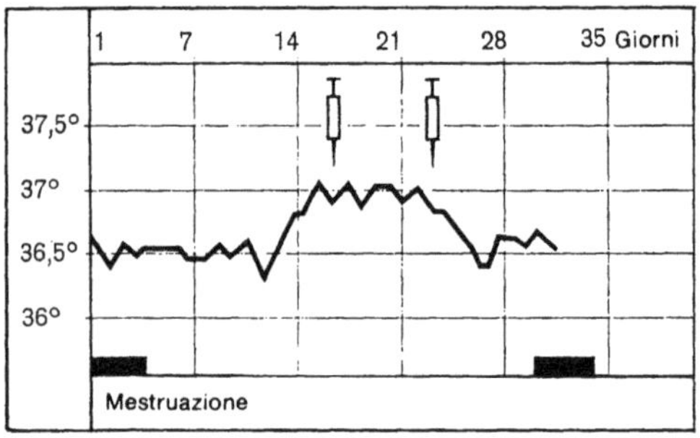

Fig. 104. Trattamento uguale a quello della fig. 103. Nonostante la somministrazione di Gravibinan, la temperatura basale verso il 28° giorno del ciclo si abbassa. La prosecuzione del trattamento è inutile. L'emorragia mestruale compare con qualche giorno di ritardo.

c) Sterilità da aborto precoce

Un gran numero di gravidanze si interrompono nelle prime settimane a causa dell'esistenza di *ovuli abortivi* o *in degenerazione molare*. La morte dell'ovulo è spesso talmente precoce che la sua espulsione passa inosservata e viene scambiata per un'emorragia mestruale ritardata. L'impianto dell'uovo fecondato costituisce un processo notevolmente complicato che dipende da numerosi fattori, sia germinativi che materni. La morte dell'ovulo non solo può riconoscere cause genetiche che non è possibile influenzare, ma in molti casi è sicuramente la conseguenza di un impianto difettoso o di un'incompleta trasformazione deciduale dell'endometrio.

Se si considera che l'embrione necessita, proporzionalmente alle sue dimensioni, di grandi quantità di ossigeno e di sostanze nutritive che devono essergli fornite dall'endometrio, è facile comprendere quale decisiva importanza rivestano la trasformazione pregravidica della mucosa uterina e la costituzione della decidua.

Dal punto di vista diagnostico destano sospetto il ripetersi di un ritardo della comparsa della mestruazione e contemporaneamente una curva della temperatura basale elevata di durata superiore a 14 giorni e un'aumentata escrezione di pregnandiolo.

Le condizioni di annidamento e di nutrizione dell'uovo possono in questi casi essere migliorate con una terapia profilattica con gestageni ed estrogeni che deve essere iniziata poco dopo l'ovulazione.

Schema di trattamento: Dopo aver determinato la data approssimativa dell'ovulazione ed aver consigliato dei rapporti sessuali in corrispondenza di tale periodo, si

somministra, ogni settimana, un prodotto di combinazione di estradiolo valerianato + 17α-idrossiprogesterone capronato (Gravibinan). Tale trattamento deve essere iniziato 2 o 3 giorni dopo la presunta data dell'ovulazione.
La misurazione della temperatura basale permette di rivelare precocemente la presenza di una gravidanza, poiché il 17α-idrossiprogesterone capronato possiede scarsissimo effetto termogenetico. Se la temperatura basale si abbassa, è inutile proseguire il trattamento (v. fig. 104).

d) Sterilità relativa nell'ipoplasia uterina

L'ipoplasia uterina non è sintomo di sterilità; in molti casi però vi è una difficoltà al concepimento. Inoltre non raramente sfocia in un aborto precoce la prima gravidanza tanto desiderata.
Con una terapia combinata con estrogeni e gestageni si riesce in molti casi non solo a provocare un aumento di sviluppo dell'utero, ma anche ad ottenere un aumento delle probabilità di concezione. Circa quattro mesi dopo la fine della terapia si ha una diminuzione del volume dell'utero e contemporaneamente diminuiscono le possibilità di concezione.
Schema di trattamento: V. capitolo relativo (pag. 191).

e) Sterilità relativa in caso di carenza di secreto cervicale

Come conseguenza di malattie della cervice uterina si può avere che le modificazioni fisiologiche del secreto cervicale, nonostante la bifasicità del ciclo, siano assenti o insufficienti.
A questo proposito vedi anche lo schema di trattamento n. 2: trattamento collaterale mediante estrogeni in caso di insufficiente attività del fattore cervicale in seguito ad una terapia con induttori dell'ovulazione.
La penetrazione degli spermatozoi, come già detto, è in dipendenza di queste modificazioni. La diagnosi è facile da porsi con l'esame dello striscio del secreto cervicale essiccato all'aria nel periodo dell'ovulazione controllando la sua filamentosità, la trasparenza, la quantità ed il fenomeno della cristallizzazione.
Una forma anatomicamente molto evidente di sterilità cervicale è la stenosi dell'orificio uterino o cervicale. Essa è facilmente riconoscibile.
Trattamento: 1. Somministrazione di estrogeni a debole attività antigonadotropa, ad es. 1 mg di estradiolo valerianato (Progynova) al giorno per 5 giorni di seguito da iniziare 4-5 giorni prima della sospettata ovulazione.
2. In caso di stenosi cervicale si effettua intensa dilatazione del canale cervicale e successivamente terapia con estrogeni.

f) Sterilità relativa dovuta a presenza di anticorpi nel secreto cervicale

Talvolta si riscontrano dopo il coito soltanto pochi spermatozoi vivi nel secreto cervicale (*Sims-Huhner*) ed assenza di spermatozoi nell'utero nonostante il secreto

cervicale stesso presenti tutti i criteri di una attività ovulatoria e lo spermiogramma sia perfettamente normale. In questi casi si consiglia di procedere nel seguente modo:
Test di Kurzrok-Miller: Controllo della vitalità degli spermatozoi di un altro uomo nel secreto cervicale della paziente. In caso di differente comportamento in vitro dello sperma del marito e dello sperma di un altro uomo è possibile che si tratti di «sterilità da anticorpi».
Trattamento: Ripetuta inseminazione artificiale nel periodo dell'ovulazione.

VII. Turbe della gravidanza e del puerperio

a) Aborto

Definizione: Viene chiamato aborto l'interruzione della gravidanza prima della fine della 28ª settimana. L'aborto spontaneo riconosce diverse fasi (aborto imminente, incipiente, incompleto, completo) che non fanno alcun riferimento alla causa.
Si parla di aborto abituale quando la paziente ha avuto tre aborti spontanei.
Frequenza: Ricerche statistiche hanno messo in evidenza che circa il 10% delle gravidanze terminano con un aborto. Probabilmente la frequenza è più alta. Ciò perché nella ricerca statistica indubbiamente non vengono compresi tutti gli aborti precoci, in quanto le donne li ritengono frequentemente solo ritardi mestruali.
Patogenesi: Sono necessari numerosi meccanismi per rendere possibili la fecondazione, il trasporto dell'ovulo, l'annidamento ed il nutrimento. Questi sono trattati nel capitolo sullo stadio prenatale (pag. 52).
Alla stessa maniera numerosi sono i fattori che portano a morte l'embrione. Spesso, nei casi singoli, non è possibile determinarli con esattezza.
Cause ovulari di aborto:
- Fattori letali a causa di anomalie cromosomiche
- Annidamento in sede anomala
- Anomalie della placenta o del funicolo ombelicale.

Numerose ricerche hanno evidenziato che in molti casi la morte precoce dell'embrione è la conseguenza di *malformazioni.* Le malformazioni, a loro volta, insorgono sulla base di *anomalie cromosomiche,* evidenziabili mediante speciali tecniche di esame. Quanto più grave si presenta l'aberrazione cromosomica, tanto più rapidamente insorge l'aborto. Per l'insorgenza delle anomalie cromosomiche sono chiamati in causa i seguenti fattori: ereditarietà, ipermaturità dell'ovulo al momento della fecondazione, gravidanze indotte con terapie ormonali (25% aborto spontaneo), età della paziente, oligospermia, astenospermia, ecc.
È bene precisare che i fattori letali da aberrazione cromosomica hanno una notevole importanza anche nell'aborto abituale. Anomalie cromosomiche ereditarie presenti in uno o ambedue i partners, si possono evidenziare nel prodotto del concepimento e

rendere impossibile il normale sviluppo dell'embrione.
Esempi della morte dell'embrione a causa di *annidamento anomalo* sono le gravidanze extrauterine o l'annidamento nelle vicinanze della cervice uterina che non solo può portare al quadro della *placenta praevia,* ma anche spesso all'aborto.
In molti casi di aborto si ritrovano *anomalie della placenta.* Spesso si tratta di una degenerazione dei villi; difficile però da definire se ciò sia un fenomeno primitivo o secondario alla morte dell'embrione.
Cause materne di aborto senza interessamento incretorio:

- Modificazioni organiche nell'ambito dei genitali (insufficienza cervicale, anomalie di posizione, ipoplasia uterina, malformazioni dell'utero, tumori)
- Condizioni di nutrizione deficitarie per il trofoblasto per scarso sviluppo dell'endometrio
- Turbe di carattere generale (malattie infettive, incompatibilità del gruppo sanguigno, traumi psichici, stati cachettici, carenza grave di vitamine)
- Sostanze specifiche embriotossiche che, assunte dalla madre, passano all'embrione (citostatici, talidomide ecc.).

Cause materne di aborto con interessamento incretorio:
Da quanto finora esposto sulla patogenesi bisogna ritenere che solo una parte della totalità degli aborti riconosce una causa endocrina. La frequenza, comunque, dell'aborto da causa endocrina primitiva è sinora difficile da determinare. Sono riconosciute quattro forme.

- Aborto precoce dovuto ad insufficiente trasformazione e decidualizzazione dell'endometrio

Negli stadi iniziali del suo sviluppo l'embrione necessita sia della presenza di abbondante glicogeno, come sostanza nutritiva, sia di un sufficiente apporto di ossigeno. Un difettoso annidamento dell'uovo e le anomalie placentari, che ne derivano, vengono considerati come la conseguenza di una insufficiente trasformazione dell'endometrio. L'insufficiente sviluppo pregravidico dell'endometrio è frequentemente legato ad un deficit funzionale delle ovaie e in particolar modo del corpo luteo (pag. 64). Spesso non è possibile escludere con certezza una insufficienza della mucosa uterina che non sia di natura ormonale, ma costituzionale od acquisita.

- Aborto per insufficiente sviluppo dell'utero (ipoplasia)

Si ha in questi casi una disparità tra la crescita del prodotto del concepimento e l'incapacità ad accrescersi dell'utero, che non è in grado di mantenere il passo. A causa della pressione interna abnormemente elevata che l'embrione esercita nel corso del suo sviluppo sull'utero che lo contiene, si producono turbe circolatorie e nutritive, e, in un secondo tempo, contrazioni uterine.

- Aborto per insufficiente produzione di HCG

Come è già stato descritto nel capitolo sulla gravidanza (pag. 70), si ha, nelle prime settimane di gravidanza, un rapido aumento della produzione di HCG. Soltanto a questa maniera rimane funzionante il corpo luteo il quale produce nella quantità

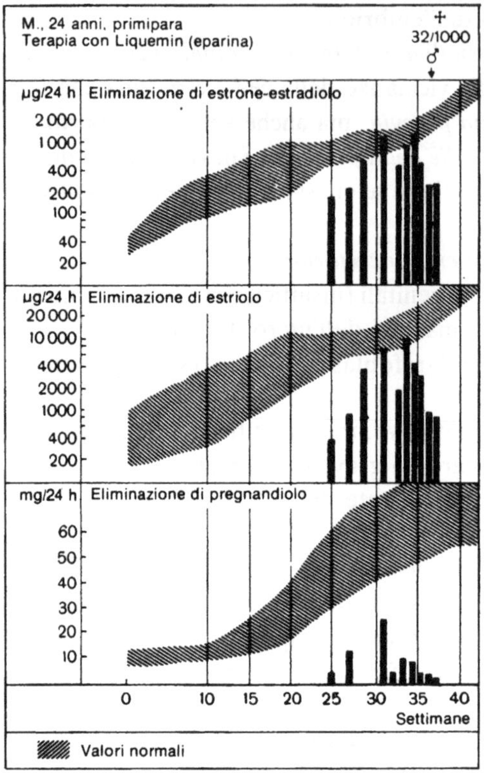

Fig. 105. Escrezione ormonale in una primipara di 24 anni con morte endouterina del feto alla 25ª settimana. L'espulsione del feto (↓) è avvenuta alla 37ª settimana. (*Wenner, R.* e Coll.: Gynaecologia **143,** 182 [1957])

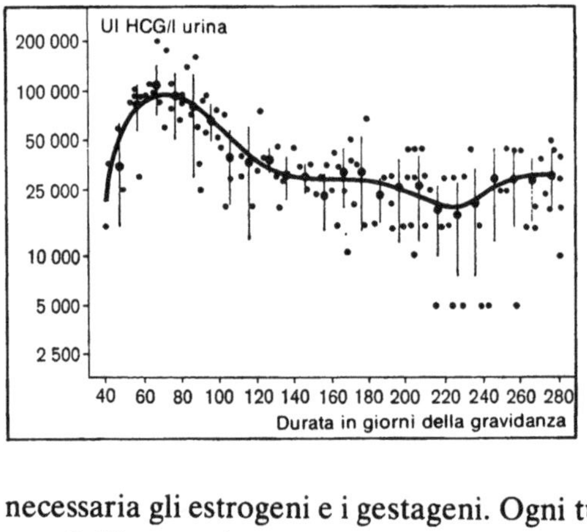

Fig. 106. Determinazione immunologica dell'escrezione di HCG in 142 campioni di urina di donne con gravidanza normale. Sono rappresentati per intervalli di 10 giorni i valori medi con le deviazioni standard. (*Nieder, J.* e *Kapitza, W.*: Zbl. Gynäk. **92,** 721 [1970])

necessaria gli estrogeni e i gestageni. Ogni turba della produzione di HCG provoca perciò l'interruzione per motivi ormonali della gravidanza nelle prime settimane dopo l'annidamento.

● Aborto causato da insufficiente produzione di steroidi sessuali

A partire dal terzo mese di gravidanza una insufficiente funzione della placenta può mettere in pericolo lo sviluppo embrionale. Certamente questa insufficienza non influenza solamente i fenomeni nutritivi e gli scambi gassosi, ma anche la produzione

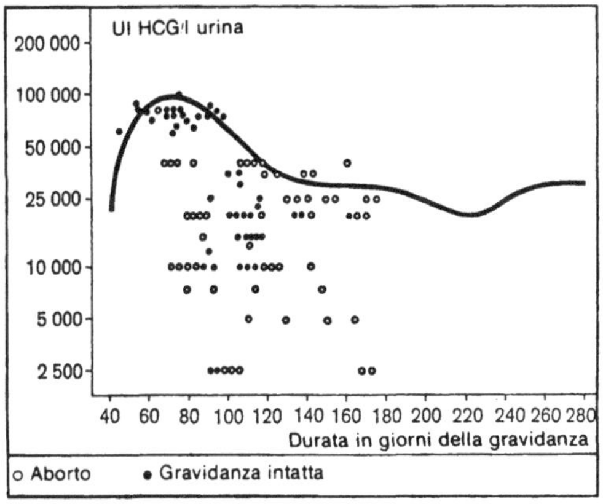

Fig. 107. Determinazioni immunologiche di HCG nelle urine di donne con minaccia di aborto. La linea continua corrisponde alla curva media della figura precedente. (*Nieder, J.* e *Kapitza, W.*: Zbl. Gynäk. **92,** 721 [1970])

degli ormoni placentari. Non si sa se ambedue le funzioni si estinguano simultaneamente o in tempi successivi. Numerosi studi sull'argomento hanno dimostrato che la secrezione di pregnandiolo e di estrogeni è spesso diminuita già prima che si produca l'aborto o il parto prematuro.

Tests ormonali nella minaccia di aborto: Con l'ausilio della determinazione immunologica di HCG (v. Diagnostica) è possibile chiarire facilmente se sussiste una gravidanza. Molto più difficile, invece, è stabilire una prognosi esatta quoad vitam del prodotto del concepimento. Spesso si è tentato di trarre delle conclusioni in proposito con determinazioni singole di HCG o di metaboliti degli steroidi nelle urine delle 24 ore, non tenendo presente però che le variazioni fisiologiche di questi tassi, in gravidanza, sono notevoli.

Valori in diminuzione di HCG nel primo trimestre, parlano per un prossimo aborto. Valori normali di HCG, invece, non provano assolutamente la presenza di una gravidanza normale. Essi non escludono né una gravidanza extrauterina né un embrione malformato con placenta normalmente funzionante.

Dopo la morte del frutto del concepimento il test della gravidanza può rimanere per qualche tempo positivo quale conseguenza della persistenza di tessuto placentare integro. L'esempio classico di questa situazione è rappresentato dalla *mola vescicolare,* caratterizzata dalla assenza completa dell'embrione, che probabilmente è stato riassorbito, con persistenza della placenta.

La riduzione della escrezione del pregnandiolo, come indice della formazione di progesterone, può essere continua o transitoria. Si ammette che l'aborto avvenga allorché i valori sono inferiori a 5 mg giornalieri durante i primi tre mesi della gestazione. La prognosi è egualmente sfavorevole quando la pregnandioluria rimane nei limiti bassi, nonostante un trattamento con adeguate dosi di gestageni.

Il *dosaggio degli estrogeni* ha scarsa importanza durante il primo trimestre della gravidanza giacché normalmente i valori non sono molto elevati (pag. 71).

La misurazione della temperatura basale nella gravidanza iniziale è un metodo semplice ma non molto preciso. L'aumento della temperatura nella fase luteinica

rimane, nel primo trimestre di gravidanza, costante. Una caduta della temperatura ci indica una diminuzione della produzione di progesterone e quindi una minaccia di aborto.
Durante la gravidanza normale, sotto l'effetto del progesterone e degli estrogeni, si riscontra un *quadro colpocitologico tipico* (pag. 77). Le cellule dell'epitelio vaginale sono grandi e con bordi accartocciati. I nuclei presentano vacuoli e basofilia. Se la vita dell'embrione è minacciata e la secrezione di progesterone è deficitaria, il numero delle cellule acidofile a nucleo picnotico oltrepassa abitualmente il 30%. Appare pertanto una reazione di tipo estrogenico, in precedenza assente.
Durante la gravidanza normale il *muco cervicale* non presenta il fenomeno della cristallizzazione a foglie di felce a causa di un'azione combinata di estrogeni e progesterone (pag. 77). Quando tale reazione permane a lungo positiva, bisogna pensare ad una riduzione della secrezione progesteronica e alla morte dell'embrione per insufficienza placentare.
Né lo striscio vaginale né il secreto cervicale presentano alcuna reazione alla somministrazione di alte dosi di estrogeni in presenza di una gravidanza normale.

b) Terapia ormonale

Possibilità e valore dell'ormonoterapia: Il valore dell'ormonoterapia nella minaccia di aborto è limitato per i seguenti motivi:

- È difficile determinare, all'inizio del trattamento, se il feto è vitale.
- Possono esistere altre cause di aborto non ormonali.
- In caso di insufficienza secretoria placentare non sembra possibile porre in atto una terapia ormonale adeguata, a causa della complessità dei metodi diagnostici.

La maggior parte delle volte si pratica una ormonoterapia senza avere la certezza che sussista una causa ormonale dell'aborto. In queste condizioni, gli insuccessi non devono stupire. Con l'ormonoterapia si può al massimo ritardare l'espulsione di un uovo alterato nel suo sviluppo, ma non evitarla. In caso di aborto imminente, se non si riesce a bloccare l'emorragia entro 8 giorni, esistono poche possibilità di mantenere la gravidanza.
Premesse per la terapia ormonale: La terapia ormonale dovrebbe essere instaurata soltanto se esiste un sicuro indizio che l'embrione è in vita. Eccone alcuni criteri di valutazione:

- Reperto palpatorio ginecologico corrispondente all'anamnesi e tale da escludere un aborto incompleto
- Test di gravidanza positivo
- Dimostrazione di vita fetale mediante l'ausilio dell'ecografia a partire dal 3° mese di gravidanza.

Meccanismo d'azione della terapia ormonale: L'indiscussa importanza di progesterone, estrogeni e HCG per il mantenimento della gravidanza, ha indotto già da

Fattori che l'attivano	Estrogeni. Ossitocina. Prostaglandine. Fattore X
Fattori che lo diminuiscono	Progesterone. Ossitocinasi. Fattore Y

Fig. 108. Alcuni fattori che influenzano il tono di base dell'utero gravido.

tempo molti ricercatori ad interventi terapeutici su base ormonale.

● Raro è l'uso in terapia di *HCG,* sebbene nella gravidanza iniziale, come già descritto, non è possibile pensare ad un'attivazione del corpo luteo senza questo ormone. Le dosi giornaliere di 3000 UI usualmente somministrate sono molto probabilmente troppo basse per coprire un eventuale deficit di HCG.

● Il *progesterone* ed i gestageni ad azione similare hanno il vantaggio di esplicare la loro azione antiabortiva direttamente sull'endometrio e sul miometrio. Questa azione consiste preminentemente in un effetto sedativo sulla muscolatura uterina che diventa così insensibile all'ossitocina secreta dal lobo posteriore dell'ipofisi.

L'azione sedativa dei gestageni sulla muscolatura uterina è limitata, però, per i seguenti motivi:

Il tono di base del miometrio dipende da molti fattori.

È difficile riuscire ad ottenere la concentrazione ottimale di una sostanza nell'organo bersaglio.

Rispetto ad altri gestageni, il progesterone si presta meno bene ai fini terapeutici in quanto, se somministrato per os, risulta inattivo. Inoltre, se somministrato per via intramuscolare, può essere iniettato solo in quantità limitata, data la sua scarsa solubilità. Oltre a tutto, la sua vita media è molto breve.

I gestageni attivi per via orale, sono in grado, quasi nella generalità, di turbare lo sviluppo genitale dei feti di sesso femminile e sono perciò controindicati.

Tenendo presente quanto sopra, rimangono solo poche sostanze adatte per la terapia.

Essendo la produzione giornaliera di progesterone elevata, il dosaggio deve essere alto.

● Gli *estrogeni* favoriscono l'azione del progesterone sull'utero. Essi sono inoltre gli iniziatori dell'aumento di volume dell'utero. Nei vecchi lavori si parla soprattutto della somministrazione di stilbestrolo e di etinilestradiolo ad alte dosi (vedi a pag. 215 per quanto riguarda gli effetti collaterali dopo terapia con stilbestrolo).

Gli estrogeni naturali estradiolo ed estrone ed i loro esteri, sono stati adoperati più raramente. I risultati sono variabili.

● *Terapia combinata con estrogeni e gestageni*

L'aumento lento della secrezione di progesterone e di estrogeni, unitamente al già citato sinergismo sul miometrio e sull'endometrio, giustificano la terapia combinata. Da lavori sperimentali su animali si può dedurre che il rapporto tra i due ormoni ha notevole influenza sull'effetto terapeutico. Nei casi in cui si ha un utero piccolo e rigido (ipoplasia uterina) la terapia combinata è da preferire in ogni caso.

I risultati dell'ormonoterapia, statisticamente poco assodati, sono molto variabili.

Troppo spesso essi includono casi di aborti artificialmente provocati all'insaputa del medico. Quando l'embrione viene espulso nelle 48 ore che seguono l'inizio del trattamento ormonale, si può ammettere la morte dell'embrione come avvenuta anteriormente. I fallimenti di questo genere inficiano in parte il valore di queste statistiche. In caso di minaccia d'aborto un trattamento precoce, appropriato e protratto per tutto il tempo richiesto, assicura la continuazione della gravidanza nel 70-80% dei casi.

Per le gravide che abbiano avuto più di tre aborti spontanei (*tendenza all'aborto abituale*), le prospettive sono meno brillanti. Probabilmente in questi casi si hanno più spesso degli embrioni con danni genetici di tipo ereditario. Si ammette inoltre una maggior frequenza di malformazioni dell'utero. Si riesce tuttavia a far proseguire la gravidanza nel 40-70% di questi casi. Ogni trattamento deve essere proseguito per parecchie settimane, dopo che sia stato superato il periodo pericoloso per la sopravvivenza dell'embrione. Nei casi con tendenza all'aborto abituale o con pregressi parti prematuri, si raccomanda di continuare il trattamento fino all'epoca in cui il feto è vitale. Naturalmente, durante la gravidanza debbono essere somministrati solamente *quegli steroidi che non influenzano lo sviluppo dei genitali del feto* e che sono privi di effetti secondari (pag. 58).

Trattamento: 1. Aborto imminente

Terapia gestagena con 500 mg di 17α-idrossiprogesterone capronato (Proluton Depot) al giorno. Dopo quattro giorni si riduce la dose a 250 mg al giorno. La terapia viene proseguita come nell'aborto abituale.

2. Aborto abituale

Somministrazione di 250-500 mg di 17α-idrossiprogesterone capronato (Proluton Depot) alla settimana. L'inizio della terapia deve essere quanto più precoce in rapporto alla mancanza mestruale.

3. Minaccia d'aborto nell'ipoplasia uterina

Somministrazione settimanale di 250-500 mg di 17α-idrossiprogesterone capronato (Proluton Depot) e di 20 mg di estradiolo valerianato (Progynon Depot) o di un preparato di combinazione già pronto (Gravibinan 2 ml). È necessario un inizio precoce della terapia.

4. Aborto precoce (pag. 206)

5. Terapia ormonale protettiva della gravidanza in caso di intervento chirurgico (v. pag. 273).

Possibilmente somministrare, due-tre giorni prima del previsto intervento, in unica somministrazione, 500 mg di 17α-idrossiprogesterone capronato (Proluton Depot). Continuare la terapia come al paragrafo 1.

c) Effetti collaterali della terapia ormonale in gravidanza

La terapia ormonale indicata nel capitolo precedente non provoca alcun effetto collaterale durante la gravidanza. Una eccezione facilmente spiegabile è rappresentata dalla ritenzione di un embrione già morto, fatto che si realizza attraverso la sedazione uterina.

Sindrome post-stilbestrolo: La terapia con stilbestrolo ad alte dosi, in passato molto seguita, altera evidentemente lo sviluppo genitale dei feti di sesso femminile. Questa alterazione si manifesta soltanto al momento della pubertà. Si hanno modificazioni a carico della cervice uterina che si esprimono microscopicamente con una imponente fibrosi. Nei lavori americani si parla di «vaginal hood», «strawberry cervix» o «cock's comb». In rari casi si sviluppano adenocarcinomi.

d) Tossicosi del primo trimestre (iperemesi)

La comparsa di una gravidanza significa per la donna una trasformazione psichica e fisica. Secondo le antiche concezioni, il vomito gravidico è dovuto alla formazione, da parte del feto, di metaboliti che agiscono sulla madre, producendo un effetto tossico. Le ricerche ormonali di questi ultimi anni hanno dimostrato che, nelle donne sofferenti di vomiti gravidici, l'escrezione urinaria dei corticosteroidi surrenalici, è diminuita. Esiste dunque uno stato ipofunzionale della corteccia surrenale che ricorda quello del *morbo di Addison.* Certamente esistono, dal punto di vista

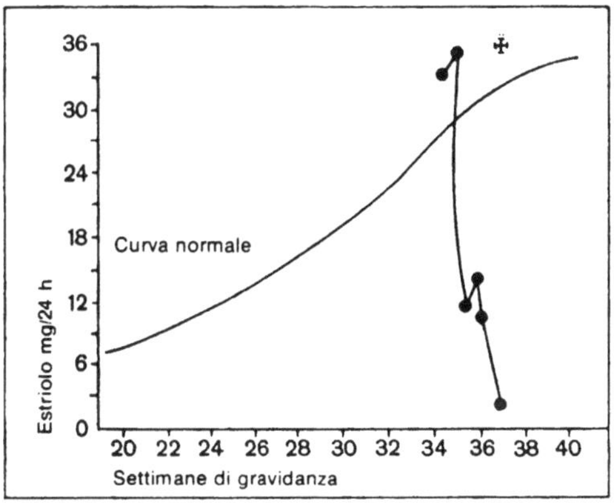

Fig. 109. Caduta estrogenica precedente di poco la morte endouterina dell'embrione. (*Lauritzen, C.:* Deutsch. med. J. **14,** 644 [1963])

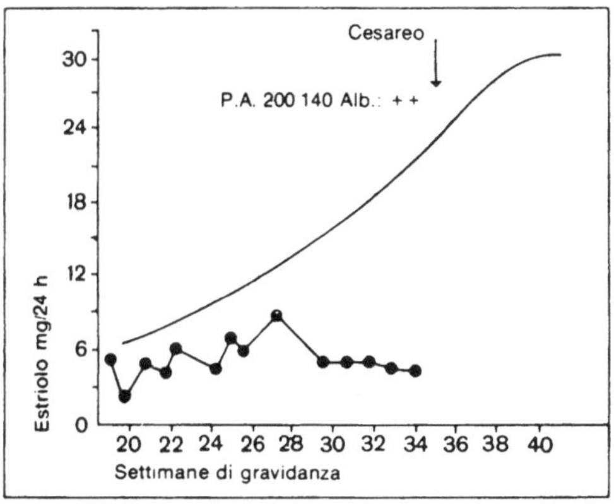

Fig. 110. Bassa eliminazione di estrogeni in un caso di grave tossicosi gravidica con pericolo per la vita del feto. Quest'ultimo venne salvato mediante cesareo. (*Lauritzen, C.:* Deutsch. med. J. **14,** 644 [1963])

sintomatologico, alcune altre analogie tra il *morbo di Addison* e le tossicosi precoci, quali l'adinamia, l'ipotensione e le alterazioni del metabolismo elettrolitico. Tuttavia, non sembra dimostrato che la tossicosi precoce o del primo trimestre possa essere addebitata ad uno scompenso della funzione della corteccia surrenale. È più probabile, invece, che l'insufficienza funzionale della corteccia surrenale sia piuttosto una conseguenza del vomito gravidico. A conferma di questa supposizione, sta il fatto che nelle donne affette da iperemesi la somministrazione di ACTH accresce l'escrezione di corticosteroidi in maniera analoga come nella donna sana.
Trattamento: Tutte le recenti acquisizioni non hanno apportato alcun contributo veramente nuovo al problema delle tossicosi precoci. Oltre alla psicoterapia ed eventualmente, nei casi gravi, all'isolamento della paziente, occorre soprattutto compensare le perdite di liquidi e di elettroliti e attuare un trattamento sedativo. Come terapia coadiuvante è indicata l'iniezione quotidiana di 5-10 mg di acetato di desossicorticosterone (Cortiron).

e) Gravidanza del terzo trimestre — Tests ormonali

Test agli estrogeni: Nell'ultimo trimestre della gravidanza, come già descritto nel capitolo «Gravidanza», *l'escrezione di estrogeni* nelle urine è molto alta. Contrariamente all'escrezione, egualmente molto elevata, di pregnandiolo, quella degli estrogeni riveste un importante significato diagnostico.
Come test degli estrogeni è in genere sufficiente in gravidanza la determinazione dell'estriolo secondo *Ittrich* nelle urine delle 24 ore. Quando si ha un abbassamento a livello di 10-6 mg nelle urine delle 24 ore (valori normali intorno a 30 mg), sussiste, per esperienza, pericolo per la vita del feto. Probabilmente si tratta di un'insufficienza placentare. Valori giornalieri di 5 mg o inferiori indicano un danno irreversibile della placenta. È indicato in questi casi concludere la gravidanza celermente quando il feto ha capacità di sopravvivenza.
La prova dell'estriolo ha lo svantaggio che passa molto tempo prezioso tra la raccolta delle urine, la loro elaborazione ed il risultato. Soltanto la ripetuta dimostrazione di valori ridotti dell'estriolo è allarmante. Risultati utili si ottengono soltanto a partire dalla 16ª-18ª settimana di gravidanza.
Test con il deidroepiandrosterone solfato (DEAS): Secondo *Lauritzen* è possibile esaminare le capacità funzionali della placenta nei casi limite, somministrando 20 mg di deidroepiandrosterone solfato. Se la placenta è integra, essa sintetizza estrogeni (v. gravidanza) da questo steroide. Un aumento di questo gruppo di steroidi nelle urine ha un significato positivo. Una escrezione, invece, immodificata, sta ad indicare un pericolo per la vita del prodotto del concepimento.
Anencefalia: Se vi è una carenza di DEAS nell'organismo materno, l'escrezione degli estrogeni è bassa. Questo è il caso dell'*anencefalia,* dove si ha una insufficienza corticosurrenale. Tassi bassi di estrogeni possono indicare, nella gravidanza a termine, quindi, non solo un pericolo per il feto ma anche una malformazione.

Riassumendo, nei casi in cui il tasso di escrezione degli estrogeni è basso, è necessario:

- Chiarire se si tratta di un feto anencefalo o di un feto senza malformazioni.
- Se il feto sembra normale ed è già arrivato ad un grado sufficiente di maturità bisogna far sì che nasca al più presto.

Prova dell'HPL: Un'altra prova di controllo consiste nella ripetuta determinazione del lattogeno placentare (HPL). Nei casi di insufficienza placentare a partire dalla 7ª-8ª settimana di gravidanza l'HPL risulta diminuito. Un'insufficienza placentare si instaura in caso di incompatibilità Rh, gestosi tardiva e distrofia placentare.

f) Tossicosi del terzo trimestre (preeclampsia)

La tossicosi tardiva è caratterizzata da ritenzione idrosalina, ipertensione e, talvolta, albuminuria. Il rischio di tossicosi aumenta con il progredire della gravidanza. La minaccia di eclampsia mette in pericolo la vita della madre.
Ma il pericolo esiste anche per la vita del feto, poiché la tossicosi determina alterazioni circolatorie placentari e uterine nonché stati di anormale tensione all'interno dell'utero.
Lo *studio del metabolismo ormonale nelle pazienti affette da tossicosi* ha dato i seguenti risultati:

1. L'escrezione di *gonadotropina corionica* è per lo più aumentata. Come conseguenza di questo aumento si riscontrano segni di iperstimolazione delle ovaie della neonata.
2. L'escrezione di *estrogeni* è spesso diminuita. Una riduzione molto accentuata dell'estriolo sta ad indicare che le possibilità di vitalità del feto sono compromesse.
3. L'escrezione di *corticosteroidi* da parte della corteccia surrenale è più elevata di quanto normalmente non sia in questa epoca della gravidanza.
4. L'escrezione di *aldosterone* è spesso diminuita rispetto alle gestanti sane (pag. 76). I valori corrispondono, approssimativamente, a quelli delle donne non gravide.

Questi risultati parlano in favore di un intervento di fattori endocrini nella genesi della tossicosi del terzo trimestre. Essi vengono così interpretati:
1. Non è chiaro il meccanismo della ipersecrezione di gonadotropina corionica da parte della placenta danneggiata. In esperimenti su animali si è riusciti a provocare, mediante somministrazione di HCG, lesioni epatiche ed alterazioni del quadro siero-proteico analoghe a quelle che si riscontrano nelle pazienti affette da tossicosi. È dunque possibile che questo ormone placentare, sul cui ruolo in gravidanza ben poco noi sappiamo, produca esso stesso la intossicazione gravidica.
2. Vedi cap. «Gravidanza a termine — Tests ormonali» (pag. 216).
3. Nel corso della gravidanza l'eliminazione dei corticoidi totali varia considerevolmente. A partire dal 7° mese se ne trovano grandi quantità nell'urina della gestante

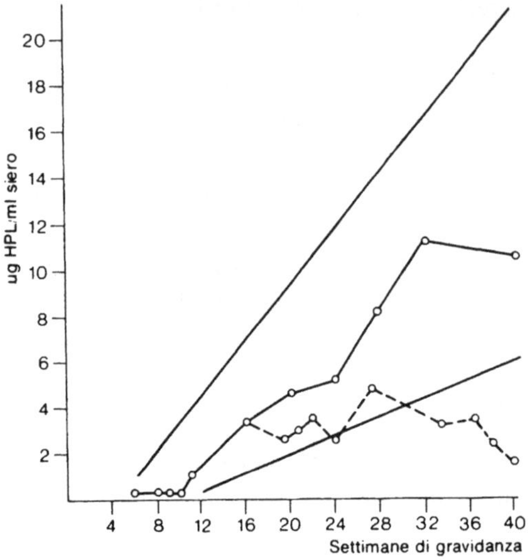

Fig. 111. L'HPL nella gravidanza normale (valori normali e limiti fiduciali al 95%) o——o e nella gestosi o- - - -o. (*Gitsch, E.* e Coll.: Wien. Klin. Wschr. **85,** 585 [1973])

normale. Nei casi di tossicosi tardiva i valori sono molto più elevati. I metaboliti corticoidi possono provenire tanto dalla corteccia surrenale materna ipertrofica quanto dai corrispondenti organi del feto, che sono anch'essi relativamente grandi. Inoltre è possibile che la placenta produca degli steroidi che vengono eliminati sotto forma di corticoidi. La presenza di quantità eccessive di ormoni di questo tipo, come ad esempio si verifica nel *morbo di Cushing,* è certamente in grado di provocare ritenzione idrosalina, ipertensione e, se la loro azione si protrae nel tempo, alterazioni del quadro proteico. Particolarmente sfavorevole è l'aumento del tasso di aldosterone che è il più attivo fra tutti gli ormoni mineralcorticoidi.

4. Una diminuzione del tasso di aldosterone, associata ad un aumento dei corticoidi, sta ad indicare l'esistenza di una disfunzione surrenalica. Occorre tuttavia tener presente che le quantità di corticoidi escrete non riflettono in maniera diretta la loro produzione da parte della corteccia surrenale.

Alcuni interessanti dati permettono di attribuire la *genesi della tossicosi gravidica ad un'ischemia placentare.* L'alterata circolazione placentare, conseguenza di un infarto o di un aumentato tono uterino, provocherebbe la formazione di una sostanza la quale, indipendentemente dallo stato funzionale dei reni, determinerebbe l'aumento della pressione arteriosa.

Trattamento: In ogni caso di tossicosi si rende necessario un accurato controllo della madre e del feto con i metodi normalmente a disposizione. Nell'ambito della profilassi prenatale, si è dimostrata valida la determinazione ripetuta degli estrogeni totali. Una diminuzione dell'escrezione di estrogeni nelle urine delle 24 ore a valori oscillanti tra i 6 ed i 10 mg viene considerata come situazione di pericolo per il feto. Valori intorno ai 5 mg rendono necessario un intervento immediato, qualora il feto sia vitale.

g) Tossicosi gravidica e diabete

Dopo l'introduzione della terapia insulinica, il miglior controllo del metabolismo glicidico nelle diabetiche ha fatto sì che le gravidanze si riscontrano con maggior frequenza in queste pazienti. Nel 50% circa dei casi la situazione metabolica peggiora durante la gravidanza. La comparsa di gravi squilibri metabolici con tossicosi negli ultimi mesi della gestazione è frequentemente causa di complicazioni che possono provocare la morte endouterina del feto. Per contro, la vita della madre è raramente minacciata. Secondo *White,* le complicazioni gravidiche sono precedute da una *disregolazione ormonale,* che consiste in un *aumento della increzione di gonadotropine corioniche* e nella *diminuzione del metabolismo degli estrogeni* determinabile con il dosaggio quantitativo dell'estriolo nelle urine delle 24 ore (vedi «Tossicosi del terzo trimestre»). Le determinazioni ripetute del lattogeno placentare non hanno fornito alcun indizio certo in merito alla compartecipazione di questo ormone alla disregolazione ormonale. La prova dell'HPL non è di alcun aiuto nella tossicosi diabetogena. L'alterazione del metabolismo dei carboidrati e le sue sequele esplicano particolarmente negli ultimi mesi della gravidanza un'influenza sfavorevole sul nascituro. Questo risulta spesso ipersviluppato. L'aumento del peso è, secondo l'opinione comune, in rapporto con l'elevazione della glicemia materna. La placenta, che, a causa di alterazioni vascolari, va incontro a precoce invecchiamento, non sempre è capace, nelle ultime settimane della gravidanza, di sopperire all'accresciuto fabbisogno del feto in sostanze nutritive e in ossigeno.

Trattamento: È ovvio che occorre cercare di eliminare il rischio di tossicosi gravidica mediante la regolazione del metabolismo glicidico della madre. In caso di maturità precoce del feto si procederà all'interruzione della gravidanza mediante taglio cesareo. Specificamente, sono da raccomandare i seguenti provvedimenti terapeutici:

- Compensare al più presto gli squilibri metabolici per evitare l'acidosi.
- Eliminare ogni eventuale infezione.
- Evitare la tossicosi gravidica, l'idramnios, l'insufficienza renale.
- Osservazione clinica del feto con le metodiche diagnostiche perinatali. Di queste fa parte il dosaggio degli estrogeni (v. Tossicosi del 3° trimestre).
- Scegliere il momento più favorevole ed il metodo più facile per provocare il parto.
- Controllare accuratamente il neonato.

Si discute intorno al valore del trattamento con estrogeni raccomandato in passato. Si pensa che le prospettive di salvare la vita del feto siano buone, anche al di fuori del trattamento estrogenico, purché si pratichi un'attenta sorveglianza della gravida diabetica, si attuino una appropriata terapia insulinica ed un regime dietetico adeguato e si provochi prematuramente il parto alla 36ª o 37ª settimana.

N.B.: Secondo i dati statistici, in tutti i casi in cui il feto presenta uno sviluppo eccessivo alla fine della gravidanza, bisogna sospettare nella madre la presenza di un diabete che spesso si manifesterà solo negli anni successivi. L'iperglicemia transitoria nel corso dell'ultimo trimestre della gravidanza è considerato un sintomo precoce.

h) Eritroblastosi

L'escrezione di estriolo nell'ultimo trimestre di gravidanza è un criterio per stabilire un disturbo della funzione placentare. Allorché a causa di incompatibilità Rh avviene la formazione di anticorpi, si hanno delle modificazioni morfologiche della placenta (edemi, degenerazione fibrinoide) e contemporaneamente turbe funzionali. Da ciò deriva una situazione di pericolo per il feto e, come negli altri tipi di gestosi, una diminuzione della biosintesi ormonale nella placenta. Valori di escrezione di estriolo nelle urine delle 24 ore al di sotto di 5 mg sono, come in tutte le gestosi, segno di allarme di una situazione di pericolo acuto per la vita del feto.
Se prima del compimento della 34ª settimana di gravidanza non è possibile espletare il parto per l'immaturità del feto, si ricorre, di ripiego, alla exanguino-trasfusione intrauterina. A questa maniera si riesce a mantenere in vita il feto fino a che non raggiunge un grado di maturità. *Mandelbaum* e Coll. sono riusciti ad evidenziare un aumento della escrezione di estriolo sino a valori normali o subnormali dopo una riuscita exanguino-trasfusione.
Si può, quindi, consigliare in questi casi il dosaggio ripetuto degli estrogeni.

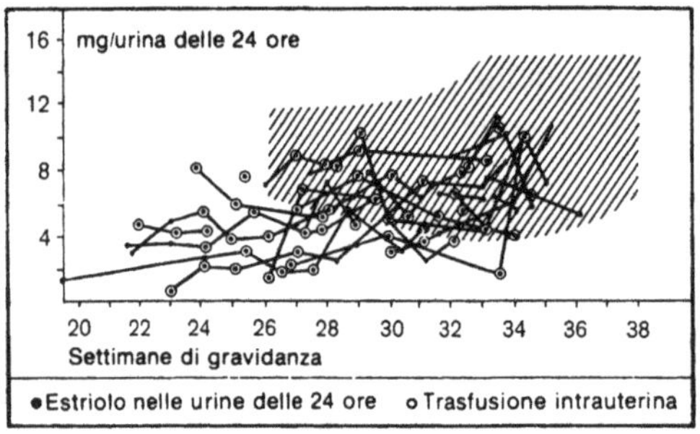

Fig. 112. Dosaggi continui di estriolo in 18 gravidanze terminate con il parto di feti vivi in cui, a causa di eritroblastosi, sono state eseguite exanguinotrasfusioni intrauterine. In tutti i casi si è avuto un aumento dell'escrezione urinaria dell'estriolo. (*Mandelbaum,* B., e Coll.: Obst. Gynaec. **35,** 571 [1970])

i) Gravidanza extrauterina

Nei casi di gravidanza ectopica si ha di solito, all'inizio, il medesimo quadro ormonale che si osserva nella gravidanza normale. Il corpo luteo gravidico produce gestageni ed estrogeni ed il giovane trofoblasto gonadotropina corionica. Manca la mestruazione e l'endometrio subisce la trasformazione deciduale.
Le condizioni sfavorevoli all'impianto provocano rapidamente la morte del giovane embrione. Come prima conseguenza si ha una diminuzione della formazione di gonadotropina corionica. Il test della rana, che non è molto sensibile, diviene

rapidamente negativo. Non sembra tuttavia che il trofoblasto cessi totalmente di produrre gonadotropine. Con l'ausilio delle reazioni immunologiche di gravidanza si può dimostrare, anche molto tempo dopo la morte dell'embrione, la presenza di HCG.
A questo scopo è indicato il dosaggio semiquantitativo di HCG nelle urine con serie di diluizioni. La diminuzione degli stimoli coriogeni frena a sua volta la produzione di gestageni e di estrogeni da parte del corpo luteo. A causa di ciò si produce una emorragia endometriale, che costituisce il primo segno clinico dell'esistenza di una gravidanza ectopica.
Trattamento: In caso di gravidanza ectopica il trattamento ormonale è inutile.

k) Mola vescicolare

Definizione: Si intende come mola vescicolare il rigonfiamento edematoso dei villi, accompagnato a notevoli manifestazioni in senso proliferativo del trofoblasto. Queste manifestazioni, al contrario del corionepitelioma, sono di carattere benigno. Interessanti sono le ricerche di *Westerhout* e altri che sostengono che circa il 90% delle mole vescicolari presentano 2 cromosomi X, nonostante la placenta, che funge da matrice per la formazione della mola vescicolare, sia di origine fetale.
Decorso: La degenerazione vescicolare della placenta, che si produce generalmente entro il 3°-4° mese di gravidanza, conduce, qualora interessi la maggior parte della placenta stessa, alla morte e al riassorbimento dell'embrione. Come criteri diagnostici ci si basa, oltre che sul troppo rapido accrescimento di un utero di consistenza molle e sull'eliminazione di vescicole attraverso il canale cervicale, anche sull'*aumentata eliminazione di gonadotropine corioniche.* Valori elevati, constatati a più riprese e che tali si mantengano anche dopo il 4° mese di gravidanza, mentre invece in condizioni normali si osserverebbe una diminuzione, costituiscono elemento a favore di questa diagnosi. Sede di produzione della gonadotropina corionica sono le cellule di *Langhans* della placenta. Se esiste mola vescicolare, queste cellule proliferano attivamente, il che fornisce la spiegazione, sul piano morfologico, dell'aumentata produzione di HCG.
Trattamento: Un trattamento ormonale non è possibile. L'asportazione operatoria della mola benigna è necessaria. A causa della possibilità che alcuni residui di mola vescicolare possano subire la trasformazione in corionepitelioma, è necessario eseguire, ad intervalli di alcune settimane, ripetuti dosaggi dell'HCG nelle urine.

l) Corionepitelioma

Definizione: Mentre nella mola vescicolare si assiste ad una semplice degenerazione idropica, il trofoblasto maligno invade il miometrio, provoca necrosi e metastasi a distanza e la sua struttura villosa è in larga misura atipica.
Interessante è il fatto, finora non spiegabile, che nei paesi asiatici il corionepitelioma è notevolmente più frequente che in Europa.

Decorso: Al contrario della mola vescicolare, che si manifesta nel corso della gravidanza, il corionepitelioma si produce dopo un parto o un aborto. Questa forma tumorale si instaura specialmente dopo l'asportazione di una mola vescicolare, nel 5-17% dei casi.

Il grado di *malignità* del corionepitelioma è molto variabile. Nei casi maligni, chiamati *corionepitelioma maligno o corioncarcinoma,* il tumore è sede di emorragie e di infarti, e non solo invade la parete uterina, ma dà anche rapidamente metastasi polmonari. Non è possibile evitare l'esito fatale. La diffusione della malattia coincide con un'aumentata produzione ed eliminazione di HCG. Non sono rari i tassi di ormone di 100.000 UI ed anche più per litro di urina, che vengono considerati come indicativi della attività biologica e dalla malignità del processo.

I casi benigni non possono essere differenziati istologicamente dalle forme maligne, ma il potere invasivo del tumore è, in questi casi, minimo. Esiste anche, per essi, la possibilità di una regressione spontanea e di una guarigione completa. In quest'ultimo caso si considera come segno favorevole la riduzione dell'eliminazione di HCG. La forma benigna di questa malattia è denominata da alcuni Autori *corionepiteliosi.*

Le ripetute determinazioni quantitative dell'HCG hanno una grande importanza, non solo dal punto di vista diagnostico, ma anche sotto il profilo prognostico. I valori decrescenti vengono considerati un segno favorevole; quelli crescenti un segno sfavorevole.

A volte sono stati trovati, nelle urine di pazienti con corionepitelioma, quantità aumentate di estrogeni e di pregnandiolo; il significato diagnostico di questi dati è peraltro relativamente scarso.

Trattamento: La terapia del corionepitelioma maligno consiste nell'intervento chirurgico radicale e nell'irradiazione.

Diversi Autori hanno riferito casi di guarigione o di miglioramento, sotto l'azione di una terapia con estrogeni o con androgeni a dosi elevate. Anche i cosiddetti inibitori ipofisari, come gli estrogeni deboli ed il paraossipropiofenone, sono stati impiegati talvolta con successo. Si era sperato che, frenando la produzione di HCG nel corionepitelioma, fosse possibile inibire non soltanto l'attività biologica, ma anche il progressivo accrescimento del tumore. Ad eccezione di alcuni casi, appartenenti forse al gruppo delle corionepiteliosi, non sono stati tuttavia segnalati esiti favorevoli. Ciò nonostante, un trattamento con anabolizzanti ed androgeni può essere raccomandato quale cura palliativa, come in presenza di un carcinoma genitale incurabile (pag. 265). La terapia messa in auge dagli Americani con il metotrexate esula dal nostro campo.

m) Influenza degli ormoni sessuali sulla contrazione uterina

Durante la gravidanza, il progesterone e gli estrogeni provocano l'accrescimento e la messa a riposo dell'utero. Sperimentalmente è stato possibile dimostrare, già in epoca relativamente lontana, l'azione inibitrice del progesterone sulle contrazioni,

ma per lungo tempo si è pensato che gli estrogeni potessero provocare le contrazioni uterine. È stato persino sostenuto che la follicolina possedeva proprietà abortive. Questa affermazione si è dimostrata errata, se si prescinde dall'impiego postovulatorio degli estrogeni al momento dell'annidamento (vedi anche il capitolo «Contraccettivi»).
Non è possibile, durante la gravidanza normale, provocare delle contrazioni uterine per mezzo di ormoni.
Nelle ultime settimane precedenti il parto, in special modo quando si tratta di *gravidanza protratta,* si assiste ad una variazione del rapporto tra estriolo ed estrone nelle urine delle 24 ore a vantaggio dell'estrone. Questo fenomeno richiede ancora chiarimenti. *Alla fine della gravidanza* la produzione di ormoni cessa solamente quando, a causa del parto, si è avuta una interruzione degli scambi utero-placentari di sostanze e di liquidi. L'interruzione dell'afflusso ormonale non è dunque un fenomeno primario, bensì secondario.
Alcuni Autori ritengono che la *somministrazione di estrogeni* al termine della gravidanza, ed anche oltre il termine, sia in grado di provocare contrazioni uterine. I risultati sono in proposito contraddittori. Si attribuisce inoltre agli estrogeni il potere di accelerare il parto. La secrezione estremamente abbondante di estrogeni nel corso del terzo trimestre della gravidanza ed il loro ruolo nel corso della gestazione (pag. 72) non depongono, però, in favore della possibilità di indurre, mediante la loro somministrazione, un travaglio di parto, nei casi in cui questo tardi ad insorgere. Sarebbe auspicabile che venissero effettuate ricerche più approfondite. L'inizio del travaglio di parto è indubbiamente un processo assai complesso, il cui intimo meccanismo non è ben noto.
Si è proposto di influire indirettamente sul meccanismo del parto favorendo il rilassamento delle parti molli con una *terapia gestagena* attuata nell'ultimo trimestre della gravidanza. A tal fine sono stati somministrati progesterone o 17α-idrossiprogesterone capronato (250 mg di Proluton Depot ogni due settimane) insieme a vitamina E durante gli ultimi due trimestri della gravidanza. La sofficità delle parti molli sarebbe allora notevole ed il parto potrebbe svolgersi con rapidità, praticamente senza dolore e complicazioni. Questa proposta richiede però conferma.

n) Induzione dell'aborto mediante prostaglandine

L'impiego delle prostaglandine (PG) per l'induzione farmacologica dell'aborto si basa sulla loro azione stimolante la contrattilità uterina. Lo stato di rilasciamento dell'utero gravido, difficilmente aggredibile con altri farmaci nei primi mesi della gravidanza, viene superato con le prostaglandine. Date però le attività collaterali di cui sono dotate le sostanze appartenenti a questa classe, si manifestano evidentemente effetti secondari a carico di altri organi. È stato dimostrato che la somministrazione orale e quella endovenosa sono seguite da successo solo se si impiegano dosi molto elevate. Gli effetti collaterali sono di conseguenza relativamente pesanti.

Queste esperienze hanno condotto allo sviluppo della tecnica di impiego sia extra-che intraamniale.

Somministrazione extraamniale: Instillazione di una soluzione sterile nella cavità uterina alta mediante introduzione di un catetere flessibile attraverso la cervice. Questo metodo può essere impiegato già a partire dal 2° mese di gravidanza e viene denominato *prostaglandin-impact*. Poche ore dopo l'instillazione si abbassano i valori plasmatici degli estrogeni e del progesterone. Dopo 10 ore circa viene espulso il frutto del concepimento.

Posologia: 5 mg di $PGF_{2\alpha}$ oppure 1 mg di PGE_2, preceduti da una somministrazione di antalgici.

Somministrazione intraamniale: Puntura del sacco amniotico attraverso la parete addominale, dopo avere precedentemente svuotata la vescica, ed iniezione unica oppure infusione protratta di una soluzione acquosa di prostaglandina.

Questo metodo può essere applicato soltanto a partire dal 4° mese di gravidanza. Se richiesto può essere iniettata successivamente ossitocina ai fini di accelerare l'espletamento dell'aborto.

Posologia: 25 - 50 mg di PGF_2. Gli effetti collaterali tipo diarrea, nausea e disturbi cardiocircolatori si mantengono entro limiti accettabili.

Instillazione intrauterina di PG in seguito alla mancata comparsa della mestruazione: In molti casi di sospetto di una gravidanza indesiderata non si attenderà l'accertamento diagnostico, ma si cercherà di impiegare profilatticamente le prostaglandine. Con l'ausilio di un introduttore in materiale sintetico è possibile inserire nella cavità uterina una compressa contenente PG. Poche ore dopo la introduzione si manifesta una emorragia similmestruale. Più semplice è l'introduzione di un ovulo di PG in vicinanza della portio: anche in questo caso si manifesterà un flusso.

o) Influenza sulla lattazione

È possibile regolare la lattazione per mezzo di ormoni, modificando ed influenzando il nuovo equilibrio endocrino che viene a crearsi durante il puerperio, in seguito alla cessazione della funzione placentare (secrezione di prolattina da parte del lobo anteriore dell'ipofisi, assenza di ormoni sessuali femminili, pag. 79).

La somministrazione di *prolattina* dovrebbe determinare una *stimolazione della secrezione lattea.*

La prolattina umana però non è disponibile per ricerche clinico-terapeutiche atte a chiarire questo quesito; fino ad oggi questa sostanza è stata prodotta in piccolissime quantità e con grande spesa soltanto a scopo diagnostico. È anche poco probabile che una ghiandola, il cui sviluppo è insufficiente nonostante la preparazione ormonale subita durante la gravidanza, possa essere stimolata mediante una terapia ormonale, al punto di mettersi a secernere in maniera adeguata nel giro di pochi giorni.

In alcune specie animali, gli *estrogeni* a piccole dosi possono, seppur transitoriamen-

te, stimolare la lattogenesi. Nella specia umana non sono stati ottenuti risultati soddisfacenti. Un modesto aumento della secrezione lattea sembra potersi conseguire con la somministrazione di *ossitocina* (pag. 79) la quale stimolerebbe la liberazione di prolattina.
L'apporto abbondante di liquidi, lo svuotamento completo del seno ad intervalli regolari e, in particolare, la stimolazione fisiologica provocata in via riflessa neuro-ormonale dalla suzione (pag. 79), sono i fattori di maggiore importanza nella produzione di una secrezione lattea ottimale.
Una *inibizione della secrezione lattea* è realizzabile mediante ormoni sessuali a dosi elevate. Gli steroidi più attivi da questo punto di vista sono gli estrogeni. I preparati a base di testosterone agiscono nel medesimo senso, ma meno efficacemente. Possono egualmente utilizzarsi il progesterone e le associazioni ormonali. Quanto più precocemente si darà inizio al trattamento, tanto più esso sarà efficace.
Probabilmente con la somministrazione combinata di estrogeni e gestageni si ottiene un impedimento della fase secretiva della mammella, che è causata dalla brusca interruzione della produzione ormonale da parte della placenta.
Particolarmente attiva è l'iniezione di un preparato di combinazione di estrogeni, gestageni e androgeni, da somministrare durante o subito dopo il parto.
Schemi di trattamento per l'inibizione della lattazione: 1. 10 mg al dì di benzoato di estradiolo (Progynon B oleoso) i.m. per 2-4 giorni consecutivi.
2. Una compressa due volte al giorno di etinilestradiolo a forti dosi (Progynon M) per due-quattro giorni.
3. Una fiala i.m. di un preparato di associazione di estrogeni, gestageni e androgeni (Ablacton).
La *soppressione rapida di una lattazione già in atto* è notevolmente difficile. Nelle donne con abbondante secrezione lattea è possibile ottenere risultati soddisfacenti soltanto se si mettono in atto tutti i metodi simultaneamente: restrizione dell'apporto di liquidi e immobilizzazione e bendaggio umido del seno. Si somministreranno gli ormoni sessuali alle medesime dosi impiegate per la inibizione della lattazione o a dosi più elevate.
A volte si riscontrano difficoltà per bloccare una *lattazione prolungata.* Se non si riesce ad ottenere la soppressione della secrezione lattea per mezzo di misure applicate sistematicamente e se esiste contemporaneamente un'amenorrea, occorre pensare allora ad una lesione organica del lobo anteriore dell'ipofisi (vedi «Forme cliniche aventi l'amenorrea come sintomo collaterale», pag. 166).

p) Endometrite post-partum e post-abortum

Tanto dopo gli aborti quanto dopo i parti normali esiste, durante la fase di deficit della secrezione estrogenica, il pericolo di un'infezione endometriale. Questa infezione evolve generalmente in maniera relativamente paucisintomatica. I suoi segni tipici sono: una modica e continua perdita ematica, una modesta dolenzia alla

pressione dell'utero e un lieve aumento della temperatura. Gli estrogeni proteggono l'utero dalla propagazione dell'infezione, provocando un'*iperemia* e stimolando la *rigenerazione dell'endometrio.*
L'ormonoterapia ha probabilità di successo quando l'infezione è localizzata all'endometrio. I casi acuti, ad evoluzione violenta e con temperatura elevata, debbono essere trattati con antibiotici.
Schema di trattamento: 5 mg al dì di benzoato di estradiolo (Progynon B oleoso) per 2-3 giorni consecutivi.
Qualora i sintomi, e specialmente l'emorragia, non regrediscano, bisogna pensare all'esistenza di polipi placentari o di una annessite, che impediscono la guarigione delle lesioni endometriali. Nelle donne che allattano è da prevedersi una transitoria riduzione della secrezione lattea in seguito ad un trattamento con estrogeni.

VIII. Affezioni organiche

a) Miomatosi

Lo sviluppo e l'accrescimento di miomi uterini si verifica soltanto durante il periodo della maturità sessuale. Dopo la comparsa della menopausa o in seguito a castrazione, non solo questo particolare tipo di tumore cessa di svilupparsi ma, nella maggioranza dei casi, si assiste addirittura ad una sua regressione. In certe specie animali è possibile provocare sperimentalmente, mediante somministrazione di estrogeni, la comparsa di miomi. Questi fatti dimostrano che l'accrescimento dei miomi è favorito dagli estrogeni. Probabilmente, però, le cause scatenanti sono di altra natura e a noi ignote.
Un *trattamento conservativo dei miomi* può essere raggiunto con impiego di gestageni o androgeni.
I *gestageni* hanno un'attività *antifibromatosa.* Mediante la loro attività antigonadotropa inibiscono la formazione di estrogeni nell'ovaio. È anche possibile una loro azione diretta sul miometrio dal momento che i gestageni, a determinate posologie, esplicano attività antagonista. Gli androgeni sono meno attivi e non si prestano per il trattamento della miomatosi a causa degli effetti collaterali tipici di ogni terapia androgena.
È assai controversa la scelta del metodo di trattamento migliore: quando, cioè, preferire al classico metodo dell'exeresi chirurgica dei miomi la soppressione delle gonadi mediante castrazione oppure mediante somministrazione di ormoni?
Dato il modesto rischio operatorio e conoscendo i buoni e duraturi risultati dopo l'intervento, il trattamento conservativo viene impiegato scarsamente.
Particolarmente quando la paziente è desiderosa di prole, si deve accordare la preferenza alla chirurgia conservatrice, vale a dire alla enucleazione del mioma.
Nei seguenti gruppi di pazienti è indicato un trattamento ormonale: Pazienti attempa-

te nella quali la menopausa è prossima.
Pazienti inadatte a sopportare l'intervento chirurgico a causa di obesità, ipertensione, vizi cardiaci, ecc.
Pazienti inadatte a sopportare l'intervento chirurgico a causa di un'intensa anemia, secondaria ad emorragie dovute al mioma. L'ormonoterapia avrà in questi casi un ruolo temporaneo, fino a quando non si renderà possibile praticare l'intervento chirurgico.
Schemi di trattamento: 1. Somministrazione giornaliera dal 16° al 26° giorno del ciclo di 15 mg di noretisterone acetato (Primolut-Nor).
2. Trattamento continuo con noretisterone acetato (Primolut-Nor) alla dose di 10-15 mg come nell'endometriosi.
3. In caso di ipermenorrea: trattamento ciclico con un inibitore dell'ovulazione ad «impronta progestinica» (Anovlar).
4. Differimento della mestruazione di 1-2 settimane (preparazione all'intervento o nei casi di anemia): somministrazione giornaliera di noretisterone acetato unitamente a etinilestradiolo (Primosiston) come nella terapia della polimenorrea. La terapia deve essere eseguita per 8 giorni cominciando 3 giorni prima della prevista mestruazione.

b) Endometriosi

Definizione: Si intende per endometriosi la presenza di endometrio al di fuori del cavo uterino.
Sintomi: I focolai di endometriosi endouterina (endometriosi interna) ed extrauterina (endometriosi esterna) subiscono, al pari della mucosa uterina, una stimolazione proliferativa dovuta alla secrezione ciclica degli ormoni ovarici. Aumento di volume doloroso e stati congestizi delle zone affette, sono la diretta conseguenza durante la fase premestruale dell'azione ormonale, che si accentua lentamente sino a questa fase del ciclo. Particolarmente evidente è la colorazione rosso-bluastra che assumono le lesioni visibili (endometrosi vaginale e cervicale). Verificatasi la mestruazione, si può spesso constatare alla palpazione che i focolai di endometriosi sono diminuiti di volume. In questo momento la secrezione degli estrogeni da parte dell'ovaio è cessata.
Terapia: La terapia ormonale è indicata allorché non è possibile l'asportazione chirurgica del focolaio o quando il rischio operatorio è alto. Questo è frequentemente il caso nelle recidive.
Il testosterone, che veniva impiegato a scopo terapeutico fino a poco tempo fa, produce un miglioramento transitorio di questa affezione, in virtù del suo potere antigonadotropo e vasocostrittore. Attualmente esso è stato sostituito dalla *terapia con gestageni,* per mezzo della quale si ottiene la rapida soppressione dei dolori e finanche la guarigione di queste lesioni ribelli. Tale tipo di trattamento si basa sulla osservazione che la malattia spesso migliora e guarisce completamente nel corso della gravidanza. Ricerche istologiche hanno dimostrato che nei focolai di endome-

triosi si produce una reazione deciduale e, successivamente, la formazione di edema; più tardi si ha la scomparsa degli elementi tessutali specifici dell'endometriosi, che vengono sostituiti da connettivo.

Si può attuare un trattamento sia ciclico che continuo. In ambedue i casi l'ovulazione viene soppressa. La durata del trattamento deve essere di circa 6 mesi, sebbene focolai di piccole dimensioni regrediscano prima di questo termine. Subito dopo la sospensione della terapia si vedono comparire cicli bifasici.

Schema di trattamento: 1. Terapia continuata con noretisterone acetato (Primolut-Nor) alla dose di 10-15 mg pro die; allorché si hanno delle emorragie, aumentare la dose temporaneamente sino a 20 mg.

2. Terapia ciclica con un contraccettivo per via orale (Eugynon, Novogyn 21, Anovlar), dal 5° al 25° giorno del ciclo.

c) Mastodinia

Definizione: Si intende per mastodinia l'aumento ciclico di volume delle mammelle, accompagnato da dolori, ma senza importanti lesioni organiche.

Questi disturbi compaiono solamente nel momento della massima attività ormonale, cioè nella *fase premestruale,* e sono accompagnati il più delle volte da altri sintomi (pag. 189). Dopo la cessazione della funzione ovarica, non si osservano praticamente più fenomeni dolorosi, in assenza di lesioni organiche. In genere, la somministrazione di estrogeni in periodo premestruale accentua tale sintomatologia.

Patogenesi: Esiste senza dubbio uno stretto rapporto tra la funzione ovarica e lo stato di congestione delle mammelle, che recidiva per molti anni e la cui natura non è stata ancora completamente chiarita. La causa supposta ma non dimostrata sarebbe costituita da una condizione di *iperfollicolinismo premestruale,* il quale può essere dovuto sia ad una iperproduzione di estrogeni, sia ad una turba dell'equilibrio ormonale con prevalenza della follicolina, sia ancora ad una degradazione anomala o insufficiente di questi ormoni. Alcuni Autori affermano che le donne che soffrono di mastodinia vanno incontro più frequentemente ad una carcinoma mammario. Questa opinione non sembra peraltro confermata. (Per i rapporti tra ormoni follicolari e sviluppo del cancro, vedasi pag. 106).

Schema di trattamento: Somministrazione di 10-15 mg pro die di noretisterone acetato (Primolut-Nor) dal 18° al 26° giorno del ciclo.

d) Mastopatia cistica cronica

Definizione: Con il nome di *mastopatia cistica cronica* si definiscono quelle neoformazioni che si presentano sotto forma di noduli piccoli o grandi, per lo più dovuti ad una proliferazione benigna e alla formazione di cisti dei dotti ghiandolari. A volte dalla mammella scola una secrezione acquosa o sanguinolenta.

Patogenesi: Anche in questa forma morbosa sono in causa le medesime turbe ormonali già descritte a proposito della mastodinia, per quanto sia egualmente

possibile l'intervento di altri fattori. In ogni caso, la sintomatologia dolorosa aumenta in fase premestruale e dopo somministrazione di estrogeni.
Dopo la menopausa diminuiscono i disturbi soggettivi; anche lo stato oggettivo scompare gradualmente.
In caso di mastopatia si deve escludere la presenza di un carcinoma mammario per cui in tutti i casi, specialmente quando si trovano delle formazioni nodulari circoscritte, si rende necessaria una diagnosi esatta con la mammografia ed eventualmente con la biopsia.
Le forme a piccoli noduli e le forme diffuse con micronoduli multipli del seno, che sono causa di fastidiosi disturbi soprattutto nel periodo premestruale, possono essere trattate con gestageni come la mastodinia.
Terapia con estrogeni in pazienti con mastopatia in postmenopausa: Se una donna con disturbi della postmenopausa presenta un reperto o un'anamnesi di mastopatia, si procederà mal volentieri all'attuazione della usuale terapia con estrogeni; la mastopatia, infatti, che tende a scomparire spontaneamente in questi anni, verrebbe artificialmente mantenuta in attività dalla somministrazione ormonale.
Trattamento: Come nella mastodinia.

e) Ipoplasia ed iperplasia mammaria

L'ipoplasia mammaria si riscontra sia in donne con infantilismo generale, che in soggetti con sviluppo genitale normale. Le possibilità di aumentare il volume della ghiandola mammaria mediante un *trattamento estrogenico* sono scarse. Bisogna tener presente che la mammella della donna non è costituita solamente di tessuto ghiandolare, ma anche da tessuto adiposo, il quale non risponde al trattamento ormonale. Allorché il peso corporeo è insufficiente, bisogna adoperarsi per farlo aumentare.
Schemi di trattamento: 1. Nelle donne con apparato genitale normale e con cicli mestruali regolari si applicherà quotidianamente sulla cute del seno una pomata a base di estrogeni, frizionando delicatamente. Si dovranno escludere il capezzolo e l'areola, a causa della loro tendenza alla pigmentazione.
2. Nei casi di ipogenitalismo generale si riesce spesso ad ottenere un limitato aumento del volume della mammella realizzando una «pseudogravidanza» terapeutica (pag. 191).
L'aumento anormale di volume della mammella della donna è dovuto principalmente ad un aumento del tessuto adiposo. La terapia ormonale non ha alcuna probabilità di successo. Solamente con metodi chirurgici è possibile ottenere la riduzione del volume della mammella.

f) Flogosi annessiali

I processi infiammatori gravi degli annessi provocano sempre essudazione, proliferazione ed infiltrazione nel territorio interessato e nelle zone circostanti. Anche

dopo la regolazione del processo flogistico, nella regione annessiale e parametriale possono residuare indurimenti che regrediscono con molta difficoltà. La nozione che i *glicocorticoidi* sono dotati di *effetto antiflogistico* ed inibiscono quelle reazioni mesenchimali eccessive, suscettibili di compromettere la guarigione delle lesioni, giustifica l'impiego di queste sostanze nel trattamento delle annessiti.
Nelle flogosi acute e subacute febbrili degli annessi e dei parametri, è indispensabile attuare contemporaneamente un trattamento antibiotico. I corticoidi da soli sono in grado di impedire la reazione fisiopatologica organica consistente in essudazione, infiltrazione e proliferazione, ma se non si instaura nel contempo un trattamento con antibiotici, si rischia la progressiva diffusione dell'agente infettivo.
Con la riduzione dei processi infiammatori si ottiene quasi sempre una rapida diminuzione della temperatura. Anche la tumefazione degli annessi e dei parametri regredisce. Infiltrati ed indurimenti di notevole volume scompaiono di norma completamente e con relativa rapidità. Spesso si riesce non soltanto ad eliminare l'infiammazione, ma anche ad evitare l'occlusione delle trombe e a salvaguardarne in tal modo la funzione. Qualora la paziente presenti un'ulcera o un diabete mellito nell'anamnesi, i corticoidi dovranno essere impiegati soltanto dopo essersi consultato con lo specialista.
Trattamento: 1. Nelle flogosi acute e subacute:
Trattamento preventivo, fin dal 1° giorno con un antibiotico ad ampio spettro, alle dosi usuali.
A partire dal 2° giorno 50-70 mg di fluocortolone (Ultralan orale) compresse ed un antibiotico.
Continuazione del trattamento associato per 10-14 giorni, riducendo il dosaggio del corticoide di 5 mg al giorno.
Dopo la sospensione del corticoide, somministrare 20 UI di ACTH per tre giorni consecutivi. Durante questo periodo il trattamento antibiotico deve essere continuato.
2. Trattamento dei processi cronici: 10-15 mg al giorno di fluocortolone (Ultralan orale) compresse, fino alla comparsa di un miglioramento clinico. Se si manifesta un'attivazione della flogosi, prosecuzione del trattamento come nelle annessiti acute.

IX. Blocco della fertilità con steroidi sessuali

a) Introduzione

È singolare l'impiego di farmaci in persone sane allo scopo di impedire un fenomeno fisiologico: la gravidanza. Questo atto non rientra in nessuna categoria degli usuali provvedimenti terapeutici del medico. Data questa sua posizione singolare si spiega l'analisi critica particolarmente profonda a cui sono stati sottoposti la giustificazione, il meccanismo d'azione ed in modo speciale gli effetti collaterali conseguenti a questo atto medico.

La soppressione temporanea della fertilità femminile con la somministrazione di steroidi sessuali, allo scopo di evitare gravidanze indesiderate, fu ottenuta da *Pincus* nel 1956. Egli somministrò una combinazione di un gestageno attivo per via orale e di un estrogeno alla stessa dose dal 5° al 24° giorno del ciclo. A questa maniera gli riuscì di sopprimere l'ovulazione e di ottenere metrorragie cicliche e cioè uno pseudo-ciclo. Precursori sono stati l'*Haberland*, il quale riuscì ad impedire temporaneamente la fertilità in animali di sesso femminile con l'impianto di corpi lutei, e *Bickenbach* il quale ottenne per la prima volta, nella specie umana, cicli anovulari con l'iniezione di progesterone.
La prima associazione estro-progestinica di *Pincus* e Coll. ebbe il nome Enovid. Questo prodotto era mal tollerato, dava facilmente nausea e persino vomito e provocava gonfiore mammario. Date queste circostanze sorse allora il dubbio se un simile preparato avesse mai potuto trovare un'ampia schiera di consumatrici.
Nettamente più favorevoli erano i risultati con il primo prodotto europeo, denominato Anovlar (*Ufer*) contenente meno della metà in estrogeno pari a soli 50 µg di etinilestradiolo al giorno. Molti anni dopo questa dose è stata accettata su scala internazionale in quanto si è dimostrato con metodi statistici che tutte le associazioni con maggiore contenuto estrogenico fanno aumentare il rischio tromboembolico.
Dopo la scoperta di *Pincus* c'è stata tutta una serie di ulteriori metodi per la contraccezione ormonale, in ragione dell'osservazione che la *pillola di Pincus* dava una notevole sicurezza ma aveva i seguenti lati negativi:
- Scarsa possibilità di somministrazione nei Paesi in via di sviluppo
- Effetti collaterali dovuti all'interferenza su alcune funzioni metaboliche ed in particolare sul meccanismo della coagulazione e sulla funzione epatica.

Gli effetti collaterali causati dai contraccettivi sono stati oggetto di numerose discussioni. Il metro con cui vengono valutati deve essere particolarmente rigoroso, poiché questi preparati vengono somministrati a persone sane e per lungo tempo. Per la relativa discussione vedere il paragrafo d).

b) Forme di applicazione — Meccanismo di azione

1. *Pillola di Pincus*

Un'associazione di gestageni e di estrogeni attivi per via orale, similmente a quanto avviene all'inizio della gravidanza, raggiunge un effetto di blocco sul sistema diencefalo-ipofisario, che provoca una *inibizione della produzione di gonadotropine.* Essenzialmente si osserva l'abolizione del caratteristico picco di LH, che è viceversa costante al momento dell'ovulazione. Come conseguenza della *assenza* degli impulsi vengono a mancare nelle ovaie la maturazione *follicolare* e la *formazione del corpo luteo.* La funzione endocrina delle gonadi non è però completamente spenta. La increzione degli estrogeni non è più ciclica ma continua, mantenuta ad un livello di circa un terzo della quantità fisiologica reperibile in un ciclo normale.

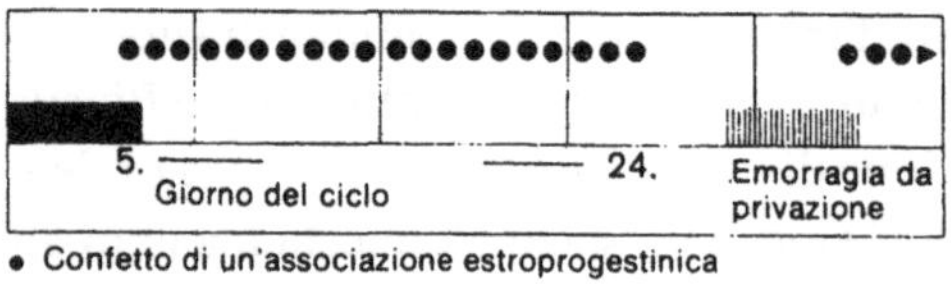

Fig. 113. Schema di trattamento secondo *Pincus*.

La somministrazione della pillola contenente estrogeni e gestageni avviene per 3 settimane. Nella 4° settimana si ha una emorragia similmestruale.
Analogamente alla mestruazione quest'emorragia viene considerata come perdita emorragica da privazione.
La sicurezza contraccettiva di questo gruppo di preparati è estremamente alta avendo un indice di *Pearl* pari a 0,1 (0,1 gravidanze per 100 anni-donna). Essa è dovuta non soltanto all'inibizione dell'ovulazione, ma anche ad altri fattori. Nel *secreto cervicale* vengono a mancare quelle modificazioni chimico-fisiche che rendono possibile la penetrazione degli spermatozoi al momento dell'ovulazione. Nell'endometrio vengono a mancare la proliferazione fisiologica e la trasformazione caratteristica della fase luteinica.
Nei giorni in cui teoricamente dovrebbe avvenire l'annidamento, le ghiandole sono notevolmente ridotte. Contemporaneamente si ha un edema dello stroma.
A livello dell'*epitelio vaginale,* che rappresenta un organo particolarmente sensibile agli estrogeni, si evidenzia un effetto antiproliferativo durante il trattamento con *pillole Pincus* (fig. 118). I reperti corrispondono a quanto osservato a carico dell'endometrio. Le modificazioni vengono considerate come dovute ad un «difetto di proliferazione».

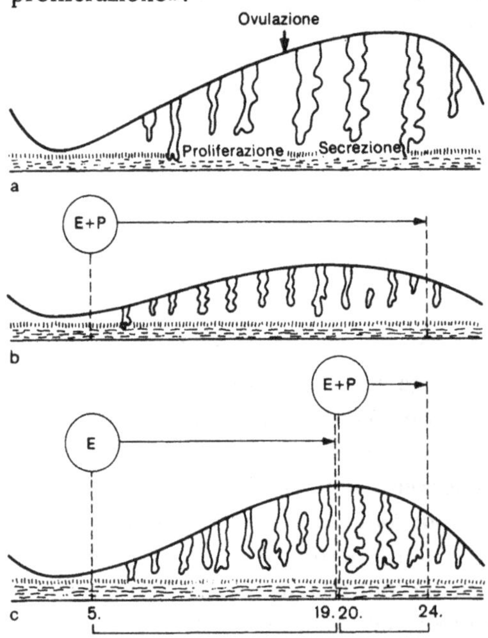

Fig. 114 a—c. Rappresentazione schematica del comportamento dell'endometrio: a) nel ciclo ovulatorio non trattato; b) durante la terapia monofasica prolungata e c) sotto l'influenza del metodo bifasico. (*Haller, J.:* Ovulationshemmung durch Hormone, Thieme-Verlag, 1968)

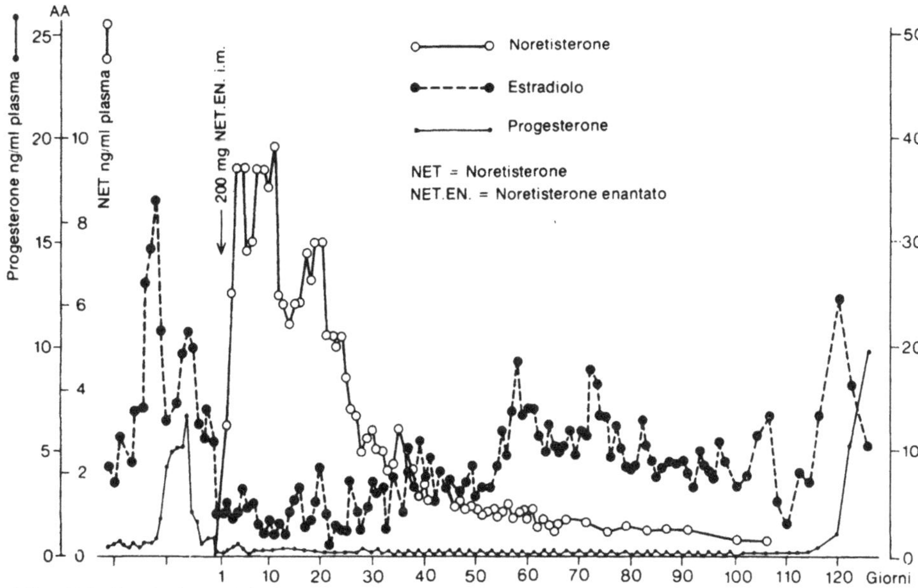

Fig. 115. Tassi plasmatici di noretisterone, estradiolo e progesterone dopo iniezione di 200 mg di noretisterone enantato per via i.m. Intorno al 115° giorno dopo la iniezione si è verificata una ovulazione. Il tasso di progesterone, basso fino a quel momento, comincia a salire: ciò è espressione della presenza di un corpo luteo funzionante. (*Weiner, E.* e *Johansson, E.D.B.*: Contraception **11,** 4, 419-425 [1975])

Tabella 31. Influenza di diversi contraccettivi ormonali sulle funzioni genitali.

	Blocco del fattore cervicale	Sopressione della ovulazione	Influenza sul trasporto dell'uovo	Influenza sull'endometrio	Blocco di produzione dei gestageni
Combinazioni estro-progestiniche secondo *Pincus*	+	+	+	+	+
Terapia sequenziale (*Goldzieher, Kaiser*)	–	+	+	(+)	+
Minipillola (*Martinez-Manautou*)	– (+)	– (+)	+	(+)	– (+)
Pillola postcoitale	–	–	+	– (+)	–
Iniezione mensile (combinaz. estro-progestinica)	+	+	+	+	+
Progestinici deposito come contraccettivi depot	+	+	+	+	+
Gestageni in capsule di silicone	(+)	–	+	(+)	–
Gestageni ad alte dosi nella fase luteinica	–	–	+	+	+

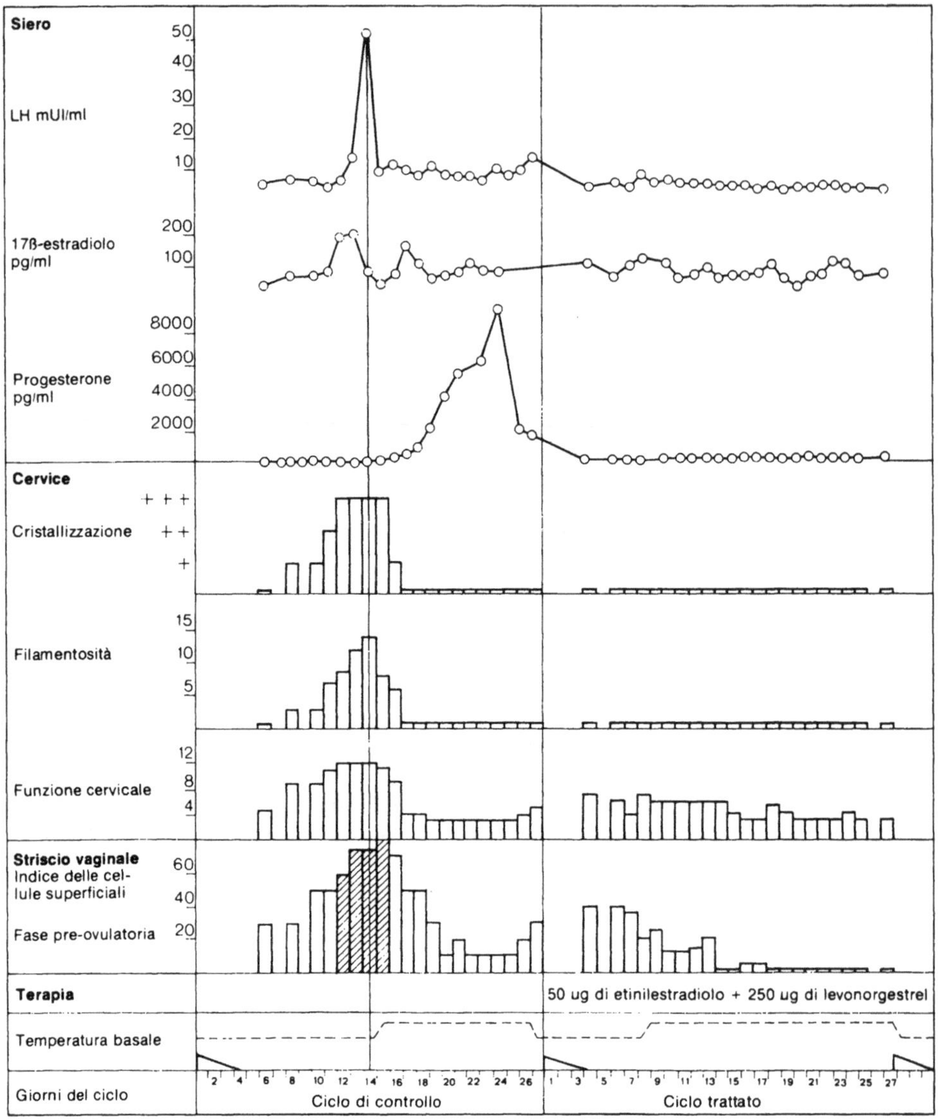

Fig. 116. Comportamento dell'LH, estradiolo e progesterone nel plasma nonché del secreto cervicale e della temperatura basale nel ciclo di controllo non trattato e sotto trattamento con Novogyn 21 dal 5° al 25° giorno del ciclo. (*Schneider, W.* e Coll.: Contraception **9,** 81 [1974])

Ricerche su animali da esperimento lasciano supporre che combinazioni estroprogestiniche del tipo di quella della *pillola Pincus,* influenzino anche il *trasporto dell'ovulo*, che avviene secondo un programma fisiologico. L'ovulo non arriverebbe all'utero nel momento favorevole all'annidamento, anche nel caso si dovesse verificare l'ovulazione.

Da questi risultati si può concludere che i contraccettivi orali secondo *Pincus*

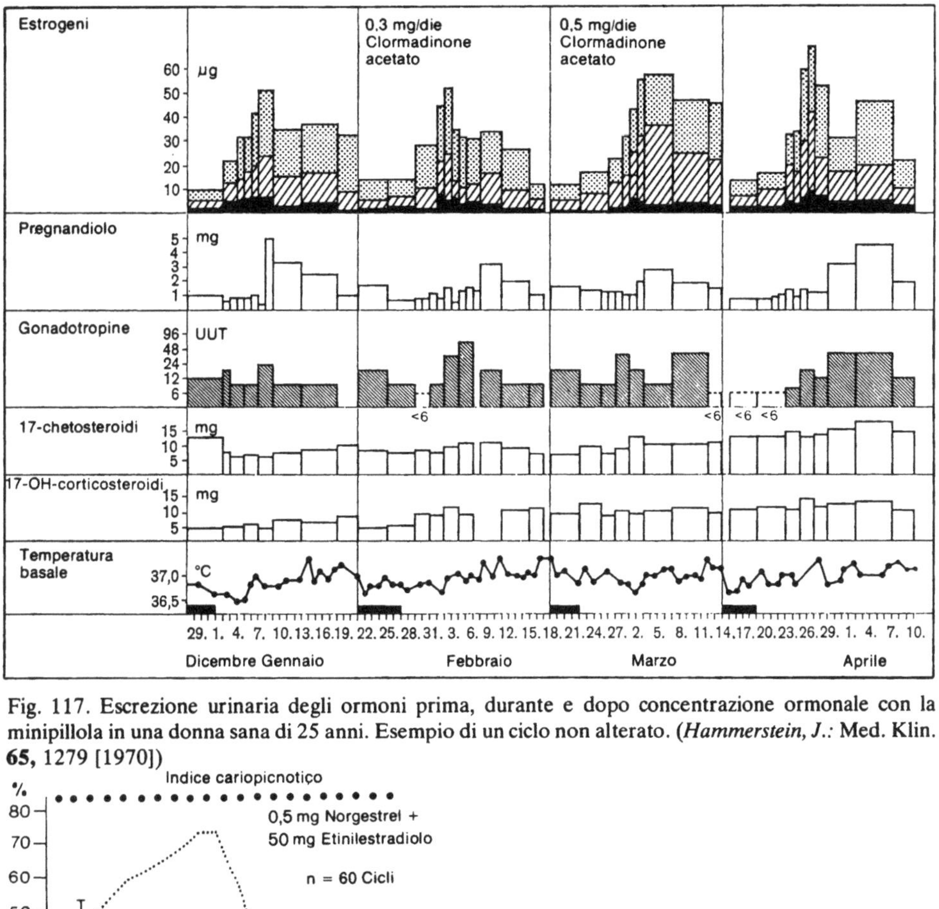

Fig. 117. Escrezione urinaria degli ormoni prima, durante e dopo concentrazione ormonale con la minipillola in una donna sana di 25 anni. Esempio di un ciclo non alterato. (*Hammerstein, J.:* Med. Klin. **65,** 1279 [1970])

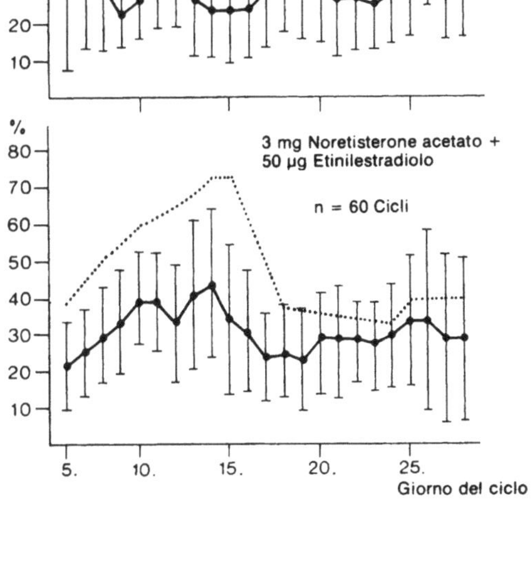

Fig. 118. Indice cariopicnotico medio a livello dell'epitelio vaginale durante il trattamento con norgestrel ed etinilestradiolo (Eugynon) e risp. noretisterone acetato ed etinilestradiolo (Gynovlar). (*Kaiser, R.:* Geburtsh. und Frauenhk. **33,** 23 [1973])
... = cicli non trattati

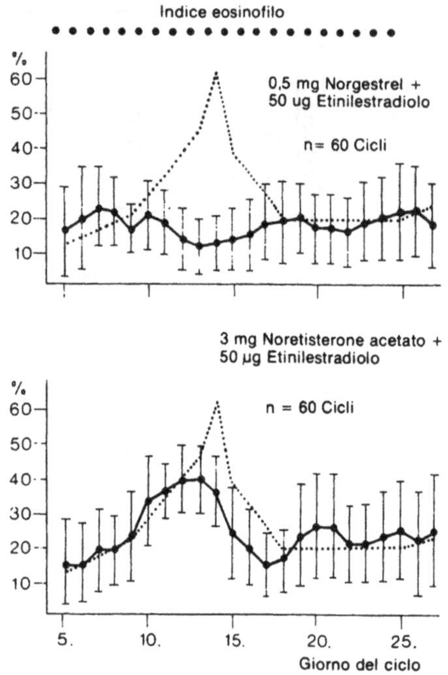

Fig. 119. Indice esinofilo medio a livello dell'epitelio vaginale durante il trattamento con norgestrel ed etinilestradiolo (Eugynon) e risp. noretisterone acetato ed etinilestradiolo (Gynovlar). (*Kaiser, R.:* Geburtsh. und Frauenhk. **33,** 23 [1973])
... = cicli non trattati

dispongono di un meccanismo multiplo che li esenta dall'insuccesso:

- sicurezza assoluta per blocco dell'ovulazione
- sicurezza relativa per la barriera costituita dal secreto cervicale
- sicurezza relativa per la mancanza di trasformazione dell'endometrio
- sicurezza relativa per influenza sul trasporto attraverso la tromba.

I lati negativi della terapia sono descritti nel cap. d)

2. *Terapia sequenziale*

Questa terapia, detta anche *terapia bifasica,* consiste nella somministrazione di compresse contenenti estrogeni dal 5° al 19° giorno del ciclo. Quindi vengono somministrate, dal 20° al 25° giorno, delle compresse a contenuto estroprogestinico.

I lati *positivi* di questa metodica nel confronto della *pillola Pincus* sono:

- tipo di terapia più fisiologica, con imitazione del ciclo normale
- modificazioni dell'endometrio simili a quelle del ciclo normale
- numero inferiore di effetti collaterali.

Come *lati negativi* si sono rivelati i seguenti:

- i prodotti sequenziali danno una sicurezza contraccettiva inferiore alla *pillola Pincus*
- gli insuccessi probabilmente avvengono per la mancanza della barriera costituita dal secreto cervicale e dall'endometrio pronto all'annidamento. Non si ha, inoltre,

sempre la possibilità di bloccare l'ovulazione soltanto con gli estrogeni (vedi «Azione degli ormoni» - escape-phenomenon, pag. 39)

- un ulteriore lato negativo è costituito dall'alto dosaggio degli estrogeni che aumenta il rischio di trombosi.

3. Varianti (terapia sequenziale graduata)

Con l'intento di mantenere la sicurezza della *pillola Pincus* e di ottenere contemporaneamente un andamento relativamente fisiologico dello pseudociclo, sono stati sviluppati preparati sequenziali con contenuto progestinico relativamente basso nella prima fase e più alto nella seconda. In genere il contenuto estrogeno è stato mantenuto costante, talvolta è stato variato.

- *Vantaggi:* Questo gruppo di prodotti agisce in modo analogo alla *pillola Pincus* sul sistema ipotalamo-ipofisario e sul fattore cervicale, ma esplica una azione inibitoria meno intensa sull'endometrio.

4. Minipillola

Con questo nome si designa la terapia continuativa con compresse che contengono gestageni attivi per via orale in dosi che non influenzano particolarmente il ciclo. Il gestageno ideale per questa terapia deve possedere, accanto ad un'azione scarsa o addirittura assente in senso anti-ovulatorio, un effetto progestinico notevole sul secreto cervicale, sull'endometrio e sulla motilità della tromba. Una sostanza di questo tipo, attiva per via orale, non è ancora a nostra disposizione.

Le comunicazioni sino ad ora avute ci mostrano i seguenti *lati positivi e negativi:*

- la minipillola provoca più raramente effetti collaterali rispetto alla *pillola Pincus* o ai preparati sequenziali
- la sicurezza non corrisponde a quella della *pillola Pincus*
- il decorso del ciclo è peggiore rispetto ai preparati sopra citati; spesso si hanno delle emorragie intermestruali
- per l'assenza della componente estrogena sembra che venga ridotto il rischio di trombosi.

5. Pillola postcoitale

Di grande interesse sono i tentativi fatti per impiegare *progestinici* come pillola postcoitale. Non è noto il meccanismo di azione di questo metodo di somministrazione (assunzione unica di una compressa di progestinico entro 3 ore dopo il coito). Dal momento che gli spermatozoi passano rapidamente il collo uterino si può escludere un'influenza sul fattore cervicale. Il processo di fecondazione viene probabilmente disturbato a causa dell'effetto del progestinico sulla capacitazione spermatica oppure sul trasporto dell'uovo nel senso di una alterazione della motilità tubarica.

In base ai risultati finora acquisiti la pillola postcoitale può essere presa in considerazione soltanto per le donne con scarsi rapporti sessuali: la dose di progestinico infatti è molto elevata e perciò non si può escludere l'insorgenza di disturbi del ciclo.

- *Vantaggi:* il numero delle compresse da assumere è rapportato a quello dei coiti. Non c'è aumento del rischio di trombosi.

6. *Contraccezione mediante induzione di una emorragia*

Un'altra forma di pillola postcoitale consiste nell'inibizione della formazione di progesterone nel corpo luteo mediante ormoni sessuali. Questo effetto può essere prodotto somministrando per vari giorni nella fase luteinica dosi molto elevate di un *progestinico* attivo per via orale. Il significato pratico di questo metodo è molto limitato.

Un effetto analogo si può ottenere mediante somministrazione di *estrogeni* nella fase luteinica. Sono necessarie dosi estremamente elevate, vale a dire 3-5 mg di etinilestradiolo oppure 30-50 mg di dietilstilbestrolo, somministrati per 5 giorni consecutivi, per impedire l'impianto di un uovo fecondato. Anche questo metodo possiede poche probabilità di potersi diffondere su larga scala, essendo gravato di notevoli effetti collaterali durante l'assunzione e di disturbi emorragici successivi al trattamento.

Ai fini dell'induzione di un'emorragia in caso di sospetto di gravidanza si prestano inoltre le *prostaglandine.* Il metodo, denominato «prostaglandin-impact», consiste nell'instillazione intrauterina di 5 mg di $PGF_{2\alpha}$ in soluzione oppure in forma solida (candelette). La quota di successo si aggirerebbe sul 97%. È inutile ricordare che in caso di insuccesso deve essere effettuato un raschiamento essendosi prodotta con grande probabilità una lesione dell'embrione.

7. *Iniezione mensile*

Con la somministrazione di un gestageno deposito assieme a un estrogeno deposito si riesce, in maniera simile al metodo *Pincus,* ad ottenere un blocco della fertilità. Prerogativa di un preparato ottimale è la sincronicità dell'azione, metabolismo e farmacocinetica dei due steroidi.

Si hanno modificazioni simili a quelle ottenute con la *pillola di Pincus.* L'emorragia similmestruale avviene dopo il decadimento dell'azione degli ormoni. Essa è spesso notevole e di lunga durata.

Lati positivi:

- In questi preparati per via iniettiva vengono a mancare la nausea e il vomito provocati talvolta dai contraccettivi orali.
- Diventa superflua la somministrazione continua delle compresse.

Lati negativi:

- La necessità di recarsi dal medico per l'iniezione che deve essere praticata verso il 5°-6° giorno del ciclo.

● La quantità dell'emorragia e la sua durata variano notevolmente nella terapia di lunga durata.

8. Progestinici deposito come contraccettivi

La somministrazione di gestageni dotati di una notevole durata nel meccanismo di azione, ha dimostrato che è possibile ottenere, con una sola iniezione, un'azione contraccettiva della durata di 2,3 o più mesi.
Per ottenere questo effetto bisogna tuttavia iniettare una quantità relativamente grande di gestageni. Le ricerche sulle donne così trattate hanno dimostrato il blocco dell'ovulazione. Le gonadi continuano a possedere un certo ritmo nella produzione degli estrogeni cosicché nella maggior parte dei casi si hanno delle emorragie similmestruali. Spesso si hanno però dei casi di amenorrea, di emorragie di lunga durata o di ipermenorrea.
Compare inoltre un'intensa azione di freno a carico del fattore cervicale con conseguente inibizione della penetrazione degli spermatozoi attraverso il canale cervicale. Ricerche approfondite condotte con il noretisterone enantato hanno messo in evidenza che l'effetto sul muco cervicale persiste più a lungo dell'effetto inibente la ovulazione.
Mancando l'aggiunta estrogenica l'endometrio presenta una scarsa tendenza proliferativa. Le ghiandole risultano piccole e ridotte se si somministrano progestinici deposito per lungo tempo. Le manifestazioni sia a livello dell'epitelio vaginale che quelle a livello dell'endometrio sono entrambe reversibili. Le amenorree tuttavia possono persistere più a lungo anche dopo la sospensione del trattamento.
Lati positivi:
● Lunghi intervalli tra una iniezione e l'altra, motivo per il quale questa metodica è particolarmente indicata nei Paesi in via di sviluppo.
● Buona tollerabilità.
Lati negativi:
● Emorragie irregolari.

9. Progestinici in capsule di silicone

L'impianto di gestageni sotto forma di compresse fornisce, come è risaputo da esperienze più antiche, un'azione variabile giacché il riassorbimento, a causa della reazione da corpo estraneo, molte volte viene reso difficile o inibito. Le capsule di silicone invece danno luogo raramente ad una reazione da corpo estraneo e favoriscono la diffusione dei gestageni nei tessuti.
Lati positivi:
● Durata di azione molto lunga. Per questo motivo questi impianti sono indicati nei Paesi in via di sviluppo.
Lati negativi:
● Un piccolo intervento chirurgico per l'impianto e l'asportazione della capsula.

10. Progestinici contenuti in anelli vaginali di materiale sintetico

Con questo metodo si spera di ottenere una inibizione locale del fattore cervicale e di conseguenza sulla capacitazione spermatica senza avere effetti sistemici degni di nota.

Lati positivi:

- Effetto contraccettivo prolungato che può essere interrotto in qualsiasi momento
- Esclusione di intervento chirurgico.

Lati negativi:

- Sicurezza ridotta rispetto alla *pillola Pincus.*

11. Immunizzazione contro l'HCG

Mediante formazione di anticorpi anti-HCG è possibile ottenere una protezione contraccettiva.

Lati positivi:

- Decorso inalterato del ciclo fisiologico
- L'azione contraccettiva si instaurerebbe soltanto nel momento in cui l'uovo fecondato inizia a produrre HCG per mantenere in vita il corpo luteo.

Lati negativi:

- Dubbia reversibilità del processo.

12. Contraccezione per mezzo di prostaglandine

La somministrazione unica di prostaglandine nella fase luteinica avanzata oppure nei primi giorni dopo la mancata comparsa della emorragia mestruale induce una perdita emorragica similmestruale. L'emorragia sembra verificarsi sia nella donna non gravida sia in quella che si trova nei primi giorni della gravidanza. Forse sarà possibile mediante somministrazione locale ridurre fino ad un livello accettabile gli effetti collaterali conseguenti all'impiego delle prostaglandine.

c) Sicurezza dell'effetto contraccettivo

L'ampia sperimentazione degli steroidi sessuali a scopo contraccettivo ha messo in evidenza un grado di sicurezza molto elevato, come non era stato previsto in passato. La *pillola Pincus,* dotata di molteplici fattori di garanzia, presenta un indice di *Pearl* (numero di gravidanze per 100 anni-donna) di circa 0,1. Lievemente superiori sono le quote di insuccesso dei preparati sequenziali e dei progestinici deposito.
Per la minipillola è stato calcolato un indice di *Pearl* pari a 1,0.

d) Effetti collaterali

Si può fare una distinzione tra effetti collaterali oggettivi e sintomi soggettivi. Nel giudizio sull'effetto collaterale bisogna tener presente i seguenti punti:

● La somministrazione di questo gruppo di preparati in donne giovani sane e per lunghi periodi ha reso possibile, come difficilmente è avvenuto per altri medicamenti, una analisi molto precisa degli effetti collaterali.
● Tutti i medicamenti realmente attivi determinano effetti collaterali.
● Nel soppesare i danni contro i benefici è necessario tenere presenti i rischi che deriverebbero da una gravidanza, specialmente se indesiderata.

Fegato: È stato già detto nel capitolo «Uso terapeutico degli ormoni» (pag. 105) che gli steroidi sessuali attivi per via orale con un gruppo alchilico in posizione 17 possono provocare manifestazioni di intolleranza epatica in soggetti predisposti. Tra questi steroidi vanno compresi sia gli estrogeni, quali l'etinilestradiolo e il mestranolo, adoperati di norma per questi preparati, come pure la maggior parte dei gestageni attivi per via orale. L'esame critico della letteratura in proposito mostra in donne con epatite non perfettamente guarita o che hanno avuto manifestazioni di ittero durante la gravidanza, l'insorgenza di malattie del fegato di tipo colostatico.

Coagulazione del sangue: L'esame dei contraccettivi per quanto riguarda la loro influenza sulla coagulazione ha dimostrato che si hanno delle modificazioni di alcuni fattori (fibrinogeno I, antitrombina III, protrombina II, proaccelerina V, proconvertina VII). L'alterazione di attività di questi singoli fattori, non dimostra che la coagulazione si è modificata. A questo proposito è necessario esaminare il sistema della coagulazione con i cosiddetti metodi globali. È necessario inoltre eseguire misure sulla circolazione sanguigna e sulle modificazioni vasali, quando si vuol postulare un aumentato rischio di trombosi.

Le ricerche eseguite hanno dimostrato che di norma non si arriva a quelle modificazioni che si hanno in stato di gravidanza; in ogni caso le alterazioni sono più accentuate se si impiegano prodotti ad alto contenuto ormonale.

Ricerche statistiche dimostrano che i contraccettivi per via orale (tipo 1 e 2) con un contenuto di etinilestradiolo o mestranolo superiore ai 50 μg, provocano un effetto sfavorevole. Per questo motivo questi preparati dovrebbero essere evitati. In alcuni paesi sono stati proibiti. Ricerche statistiche su scala internazionale hanno messo in evidenza che il rischio di andare incontro ad una trombosi od una embolia nel corso di trattamento con contraccettivi a base di associazioni estro-progestiniche, è cinque volte superiore rispetto alla paziente non trattata. Nella maggioranza dei casi si trattava di prodotti con alto contenuto estrogenico che sono statisticamente gravati di maggiore rischio. È stata discussa inoltre l'insorgenza di trombosi cerebrale che è una complicazione rara, ma grave ed importante. In base ad un accordo internazionale i contraccettivi orali sono in ogni caso controindicati in tutte le donne che hanno avuto in passato una trombosi delle vene profonde oppure un'embolia.

Metabolismo lipidico: L'influenza dei contraccettivi ormonali sul metabolismo lipidico è limitata. Occasionalmente è stato osservato un aumento dei trigliceridi, del colesterolo oppure dei lipidi totali. Rappresentano un'eccezione le donne affette da iperlipemia ereditaria, in quanto possono andare incontro ad un notevole peggioramento della situazione metabolica che si esprime con una aumentata tendenza alla

trombosi. In ogni caso di trombosi si dovrebbe pensare come causa anche alla presenza di un'eventuale iperlipemia.
Ipertensione: In casi rari si sviluppa sotto trattamento con contraccettivi orali una ipertensione. Per questo motivo si consiglia di controllare la pressione nell'ambito della sorveglianza medica generale. La patogenesi della ipertensione è probabilmente collegata al sistema angiotensina-renina-aldosterone.
Carcinogenesi: Sia i gestageni che gli estrogeni sono in grado, se somministrati in alte dosi e per lungo tempo, di provocare nell'animale da laboratorio tumori benigni e maligni. In genere si hanno questi risultati in collettività di animali in cattività, che presentano già una tara tumorale ereditaria, per cui i risultati non possono essere trasferiti su altre specie animali. Oltre alla alta posologia non si tiene molte volte conto della diversità del metabolismo e della farmacocinetica.
Esperienze decennali con steroidi sessuali hanno dimostrato che i risultati riguardanti gli effetti collaterali e la tossicologia, per quanto riguarda la carcinogenesi sull'animale, non sono rapportabili alla specie umana. Non è dimostrato che i contraccettivi per via orale possano essere responsabili della insorgenza di carcinoma nell'uomo.
Si discute circa le seguenti relazioni tra contraccettivi orali e carcinogenesi:
Carcinoma mammario: Certi gestageni (clormadinone acetato e anagestone acetato) producono nei cani Beagle carcinomi mammari e tumori misti. Queste sostanze sono state temporaneamente ritirate dal commercio nonostante reperti analoghi non siano stati riscontrati nella specie umana. In generale non è stato evidenziato un aumento di frequenza dei tumori mammari, ma anzi una tendenza alla riduzione.
Carcinoma dell'endometrio: I gestageni sembrano proteggere dall'insorgenza di un carcinoma dell'endometrio. Le gravidanze ed i cicli ovulatori impediscono il suo manifestarsi. I gestageni frenano la crescita di un carcinoma endometriale già esistente. Non si conosce alcun effetto carcinogenetico dei contraccettivi; la sua esistenza è anzi improbabile.
Carcinoma del collo uterino: Durante l'assunzione dei contraccettivi orali inibenti l'ovulazione si verifica una riduzione dell'indice cariopicnotico a livello dell'epitelio vaginale. Questo reperto sta ad indicare una diminuzione della attività estrogenica a livello dell'organo bersaglio periferico. Ripetutamente si è discusso sui possibili rapporti tra displasie e contraccettivi orali. Tali rapporti sono poco dimostrativi e controversi, anche perché i fattori displasiogenetici sono numerosi ed intricati. Non sono stati trovati finora indizi sicuri per un'azione favorente lo sviluppo di carcinomi cervicali dei contraccettivi ormonali.
Colpite: Da alcune pubblicazioni si può ricavare che talvolta nelle donne cui vengono somministrati steroidi come contraccettivi, compare una colpite da monilia. Questa manifestazione è da considerare parallela a ciò che avviene in stato di gravidanza.
Metabolismo degli idrati di carbonio: Nelle donne con predisposizione ereditaria si verifica non raramente in gravidanza una glicosuria o addirittura diabete manifesto.

È stato indagato se anche gli steroidi usati come contraccettivi possono provocare le stesse turbe del metabolismo degli idrati di carbonio. È stata segnalata molte volte una diminuita tolleranza agli zuccheri. La comparsa però di un diabete vero sembra essere un evento molto raro. Un diabete manifesto non deve essere considerato come una controindicazione nella somministrazione di questi preparati.
Effetti collaterali soggettivi: Vampate di calore, cefalee, diminuzione della libido, adinamia, depressione, dolori alle gambe, costituiscono un insieme di sintomi soggettivi che, nella maggior parte dei casi, dopo somministrazione per alcuni mesi dei contraccettivi per via orale diminuiscono o scompaiono.
Una eccezione è costituita da intense cefalee del tipo dell'emicrania che dovrebbero indurre all'interruzione della terapia.
Effetti collaterali in rapporto al tipo di preparato: Sono stati fatti ripetuti tentativi di mettere in relazione gli effetti collaterali di più frequente osservazione con vari tipi di pillola ai fini di ottenere poi, in base a questi elenchi, utili direttive per la scelta del preparato ideale. Per maggiori dettagli vedasi la fig. 120. In linea generale si dovrebbe cambiare pillola non prima di almeno 3 mesi di impiego: molti degli effetti collaterali iniziali infatti scompaiono spontaneamente in questo lasso di tempo. Un cambio del preparato è necessario relativamente spesso quando si impiega un contraccettivo depot e se la paziente non è stata adeguatamente istruita in merito ai vantaggi e svantaggi del preparato.

Effetti collaterali	Contraccettivi ad impronta progestinica	Contraccettivi ad impronta estrogena	Minipillola	Contraccettivi depot
Varici		+		
Trombosi		+		
Aumento di peso		+		
Ritenzione idrica		+		
Mastopatia		+		
Leucorrea		+		
Cloasma		+		
Nervosismo		+		
Cefalea		+		
Riduzione della libido	+			
Depressione	+			
Ipomenorrea	+			+
Amenorrea	+			+
Polimenorrea			+	+
Ipermenorrea			+	+
Irsutismo	+			
Colpite, moniliasi	+			
Emorragie da rottura			+	+

Fig. 120. Relazione tra effetti collaterali e tipo di pillola.

e) Durata del trattamento

1. Maturità sessuale

Non esistono ostacoli ad un impiego continuo dei contraccettivi ormonali in donne con ciclo normale o in donne che, anche se affette da anomalie del ritmo, desiderano una protezione contraccettiva per un tempo prolungato. Se non esiste desiderio di prole a lunga distanza non è nemmeno necessario osservare degli intervalli terapeutici. Il pericolo di alterazioni della coagulazione diminuisce nel corso di un impiego prolungato.
Se permane ancora desiderio di prole sarà opportuno osservare un intervallo terapeutico dopo periodi di trattamento della durata di 1-2 anni. Il ritorno della funzione ovarica è facilmente controllabile mediante osservazione del muco cervicale e misurazione della temperatura basale.

2. Impiego nei primi anni dopo la pubertà

I contraccettivi orali possono essere prescritti non appena terminato l'accrescimento ed in presenza di un ciclo bifasico. Si dovrebbe dare la preferenza a preparati bifasici (Sequilar) oppure alla minipillola (Microlut). Devono essere intercalati intervalli terapeutici.

3. Impiego in premenopausa

In assenza di effetti collaterali non è necessario osservare intervalli terapeutici.
I controlli della pressione arteriosa, della funzionalità epatica, della coagulazione, del metabolismo lipidico e glicidico e del reperto ginecologico devono essere adeguati ai casi individuali.

f) Aumento o diminuzione della fertilità alla sospensione di una terapia con contraccettivi

In alcune pubblicazioni, tra l'altro anche di *Pincus,* è stato postulato che alla conclusione di una terapia con contraccettivi per via orale segue una fase di aumentata fertilità nei primi 3-4 mesi (vedi Terapia dell'ipoplasia uterina).
La maggior parte degli Autori che si sono occupati di ciò non ha potuto dimostrare l'esattezza di questo postulato.
Di norma la prima ovulazione dopo l'interruzione della somministrazione dei contraccettivi orali non avviene tra il 12° e il 14° giorno del ciclo, ma alcuni giorni dopo o addirittura nel II o nel III ciclo.
Raramente compaiono amenorree del tipo ipogonadotropo. Una terapia dovrebbe essere condotta, quando è trascorso un certo periodo, seguendo lo schema descritto nel Cap. «Amenorrea da trattamento con contraccettivi ormonali», con farmaci che provocano l'ovulazione (pag. 165).

g) Influenza di altri farmaci sull'effetto contraccettivo

In base ad alcune osservazioni cliniche e ricerche sperimentali si deduce che l'intensità e la durata d'azione dei contraccettivi orali può essere influenzata da altri farmaci.
Esempi: Durante un trattamento di lunga durata con barbiturici, come deve essere spesso effettuata in pazienti affette da epilessia, può avvenire un concepimento nonostante la regolarità di assunzione del contraccettivo.
La rifampicina, farmaco antitubercolare, sembra aumentare il metabolismo degli steroidi nel fegato. Di conseguenza si manifestano più frequentemente emorragie intermestruali, amenorree, ecc.

h) Controindicazioni

La lista dei possibili effetti collaterali ha portato alla compilazione di un catalogo che illustra i casi in cui la *pillola Pincus* o i preparati di tipo sequenziale sono controindicati. Le stesse controindicazioni sono valide anche per i prodotti di combinazione estro-progestinici nella forma iniettiva di 1 volta al mese. Esse sono le seguenti:

- malattie epatiche acute o gravi epatopatie croniche (in particolare cirrosi epatica biliare primaria); ittero gravidico idiopatico e grave prurito gravidico nell'anamnesi; *sindrome di Dubin-Johnson; sindrome di Rotor*
- processi trombo-embolici pregressi o in atto
- anemia drepanocitica
- carcinoma mammario o uterino in atto o precedentemente trattato
- disturbi del metabolismo lipidico
- Herpes gestationis nell'anamnesi
- otosclerosi peggiorata in pregressa gravidanza
- adolescenti con accrescimento staturale ancora in atto
- adolescenti con ciclo monofasico.

i) Avvertenze

Nel «Deutsches Ärzteblatt, 1975» sono state pubblicate raccomandazioni da seguire nella prescrizione dei contraccettivi orali. In quell'articolo compaiono, accanto alle controindicazioni, anche alcune malattie che talvolta possono aggravarsi durante l'assunzione dei contraccettivi (pag. 247).

k) Scelta del preparato

Il numero dei contraccettivi orali disponibili è molto grande. Da varie parti si è cercato di approfondire la questione se fosse possibile enucleare determinati gruppi di donne a cui mettere a disposizione un contraccettivo ottimale.
Pillola Pincus — preparato sequenziale: Dato l'aumentato rischio trombotico non si

dovrebbero prescrivere preparati contenenti per confetto più di 50 µg di etinilestradiolo o mestranolo.
Donne che presentano manifestazioni di virilizzazione dovrebbero prendere un prodotto contenente un progestinico neutro o con caratteristiche antiandrogene.
Alle donne con intense emorragie mestruali è opportuno somministrare un prodotto ad impronta progestinica.
Donne con ipoplasia uterina vengono preferibilmente trattate con un preparato sequenziale.
Minipillola: L'impiego di piccole dosi di progestinico sotto forma di minipillola verrà preso in considerazione nelle ragazze giovani e nelle donne con tendenza all'amenorrea ed all'anovulatorietà. La minipillola va anche scelta preferenzialmente per le donne che intendono allattare per un tempo prolungato.
I seguenti effetti collaterali suggeriscono di passare ad un preparato con basso contenuto estrogenico:
nausea, cefalea, sindrome degli arti inferiori, edemi, cloasma, mastodinia e mastopatia.
Il passaggio ad un preparato con più alto contenuto estrogenico è indicato nei seguenti casi:
mancanza di emorragie cicliche, depressione, vampate di calore, secchezza vaginale, emorragie intermestruali e ipoplasia uterina.
Iniezione deposito: La somministrazione di preparati deposito deve esser tenuta presente nelle seguenti situazioni:

- notevoli effetti collaterali dei contraccettivi per via orale
- basso standard di vita (Paesi in via di sviluppo)
- pazienti con malattie psichiche nelle quali non è possibile assicurare l'assunzione regolare della pillola tradizionale.

l) Impiego dei contraccettivi a scopo terapeutico

I contraccettivi orali ed in particolare le associazioni estro-progestiniche di tipo *Pincus* vengono frequentemente impiegati a scopo terapeutico. L'assenza dei «picchi di estrogeni» e la mancanza di produzione di progesterone comportanto l'instaurarsi di un equilibrio ormonale costante che esplica un'influenza favorevole su alcuni disturbi, quali per esempio la sindrome premestruale, la dismenorrea, mammopatie diffuse (mastodinia, mastopatia), l'acne e l'endometriosi. Per maggiori dettagli vedasi nei capitoli specifici.

Raccomandazioni per la prescrizione dei contraccettivi per via orale

da «Deutsches Ärzteblatt, 1975»

1. Gli ormoni sono sostanze altamente attive che devono essere prescritte dal medico ed essere assunte sotto il controllo medico.
2. La preparazione medica necessita di una valutazione dei probabili effetti collaterali rispetto agli effetti desiderati. Questo è valido in particolar modo nella somministrazione dei contraccettivi ormonali a donne sane.
3. Prima di prescrivere un contraccettivo orale si dovrebbe sempre tenere presente che gli inibitori dell'ovulazione non sono gli unici contraccettivi disponibili. L'informazione sui metodi contraccettivi idonei deve essere comunque condotta in modo individuale.
4. Lo stato attuale delle conoscenze scientifiche impone all'Ordine dei Medici di dare i seguenti consigli nella prescrizione di questi farmaci:

A. Prima dell'inizio della terapia
- esclusione delle controindicazioni con una anamnesi precisa e con una visita medica generica
- controllo palpatorio degli organi pelvici, esame con lo speculum della portio e striscio oncologico
- palpazione delle mammelle
- esame dell'urina (glicosuria)
- misurazione della pressione arteriosa

B. Durante la terapia
- ogni 6 mesi:
  controllo palpatorio degli organi pelvici
  esame con lo speculum della portio ed esame palpatorio delle mammelle
  ricerca di glucosio nell'urina
  controllo della pressione arteriosa
- una volta all'anno:
  controllo citologico
  test funzionale del fegato nel sospetto di danno epatico

C. Controindicazioni:
- pregressi fenomeni tromboembolici
- anemia a cellule falciformi
- tumori maligni ormono-dipendenti
- gravidanza
- danni epatici
- malattie infettive acute del fegato
- ittero gravidico nella anamnesi
- anamnesi familiare di turbe della secrezione della bile, congenite o postnatali - come la sindrome di Dubin-Johnson e di Rotor

D. Particolare attenzione è richiesta in caso di:
- tromboflebite nella anamnesi
- varicosi accentuata
- epilessia
- otosclerosi
- fibromiomi dell'utero
- ipertensione con cardiopatia
- diabete
- tetania
- porfiria

E. Motivi che inducono a sospendere la pillola:
- comparsa di cefalea intensa e non usuale
- disturbi visivi acuti
- manifestazioni epilettiformi
- sintomatologia trombo-embolica acuta
- comparsa di ittero
- forte incremento della pressione arteriosa
- incremento di miomi
- immobilizzazione prolungata (ad es. dopo infortuni, prima o dopo interventi chirurgici di una certa importanza, in caso di altre malattie con lunga degenza a letto)

F. Consigli per la prescrizione di inibitori dell'ovulazione ad adolescenti:
- il più delle volte si richiede che l'accrescimento staturale sia terminato. Tuttavia, alcune recenti acquisizioni scientifiche starebbero ad indicare che le quantità di ormoni contenuti negli inibitori dell'ovulazione non siano in grado di frenare l'accrescimento staturale. Nonostante ciò esiste un valido motivo per attenersi a questo criterio: all'arresto dell'accrescimento staturale che avviene intorno ai 15 anni e mezzo, si accompagna il raggiungimento di un minimum di maturità fisica e psichica
- il ciclo dovrebbe presentare possibilmente caratteri normali. Le ragazze labili sotto questo aspetto presentano frequentemente un «oversuppression syndrome» (amenorrea prolungata dopo sospensione della pillola). La funzionalità ovarica dovrebbe essere controllata possibilmente mediante misurazione della temperatura basale
- rispettare l'obbligo di una corretta informazione: gli effetti collaterali ed i rischi hanno un peso maggiore nelle ragazze giovani rispetto alle donne adulte
- sono da preferire i prodotti bifasici in quanto la «oversuppression syndrome» risulta

più rara durante l'impiego di questi prodotti rispetto alle associazioni tradizionali

- potendo contare su una assunzione precisa si dovrebbe pensare alla prescrizione di una minipillola che non influisce sul meccanismo di regolazione centrale del ciclo
- è necessario ricordare alla giovane paziente che dopo sei mesi di uso deve essere osservata una pausa. In base alla lunghezza del ciclo si possono individuare le pazienti con ciclo labile che sono poi quelle con tendenza all'«oversuppression syndrome». Durante l'intervallo senza pillola si devono suggerire altri metodi contraccettivi.

G. Prevedibili situazioni di insuccesso degli inibitori dell'ovulazione

- una riduzione della sicurezza contraccettiva indotta farmacologicamente è stata descritta in corso di contemporaneo impiego della rifampicina, un farmaco antitubercolare
- lo stesso fenomeno si verifica verosimilmente in corso di trattamento continuo di forme epilettiche con barbiturici ed idantoinici
- in questi casi si deve fare ricorso ad altri metodi contraccettivi.

5. L'Ordine dei Medici osserva attentamente gli ulteriori sviluppi delle ricerche nel campo dei contraccettivi ormonali. Esso renderà note le conseguenze di maggiore importanza derivanti dalle nuove acquisizioni scientifiche.

O. Turbe nel climaterio

I. Generalità

Come è già stato descritto nel cap. «Fisiologia degli ormoni» (pag. 81), si è pervenuti ad un accordo nella suddivisione del climaterio in *premenopausa, menopausa* e *postmenopausa.* La terapia è diversa se viene applicata prima o dopo la comparsa della menopausa. Diversi sono anche i sintomi che rendono necessaria la terapia.
Frequentemente il climaterio trascorre senza alcun sintomo particolare. Le emorragie mestruali si succedono con regolarità fino a che, cessata d'improvviso l'ovulazione e diminuita la produzione di ormone follicolare, ha inizio la menopausa. Un organismo sano si adatta rapidamente a questa nuova situazione, sì che difficilmente si presentano manifestazioni carenziali.
Più frequenti sono, tuttavia, i casi con disturbi prima e dopo la menopausa. La maggior parte di essi sono dovuti alla lenta e progressiva scomparsa della funzione ovarica (fig. 22) e necessitano di un trattamento.
Possiamo distinguere i disturbi che sono la conseguenza immediata della insufficienza ovarica dovuta all'età, dalle malattie secondarie che acquistano sempre maggiore importanza in ragione del prolungamento della durata della vita.
La vita media delle donne dell'attuale generazione si aggira intorno ai 60-70 anni. Grazie al progresso dell'igiene e della medicina essa è aumentata rispetto ai secoli precedenti. La funzione ovarica non va di pari passo con il prolungamento della vita, poiché cessa entro la quarta o la quinta decade della vita. Questa sproporzione ha una conseguenza talvolta tragica e non sufficientemente valutata in tutta la sua importanza: la donna *vive per un periodo relativamente importante della sua vita senza la funzione ovarica.* Tutta una serie di disturbi vegetativi e di complicazioni psichiche e fisiche costituisce la risultante di questa disarmonia alla quale il medico spesso non accordava la dovuta attenzione.

II. Turbe della premenopausa

Le turbe del ciclo, come oligomenorrea (pag. 183), polimenorrea (pag. 184) ed ipermenorrea (pag. 188), sono relativamente frequenti. Esse hanno inizio generalmente con la scomparsa della ovulazione (cessazione della funzione generativa). La necessità di istituire un trattamento non si pone sempre. La regolazione del ciclo è facile da ottenersi con un contraccettivo per via orale o con un preparato bifasico se ciò dovesse rendersi necessario.

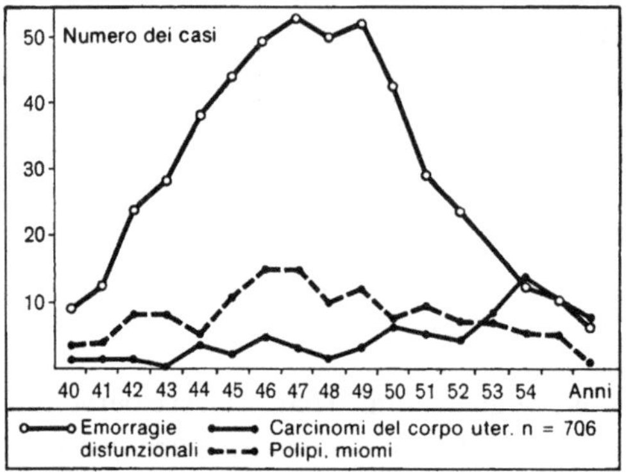

Fig. 121. Cause di metrorragie durante il climaterio. Statistica della 1ª Clinica Ostetrica e Ginecologica e Scuola per Ostetriche dell'Università di Monaco dal 1963 al 1965. (*Kaiser, R. e Gördes, W.*: Med. Klin. **63**, 30, 1197 [1968])

Più gravi sono le *emorragie funzionali per iperplasia ghiandolare-cistica* (pag. 176), le quali richiedono, a meno che non vi si oppongano motivi particolari, l'esecuzione di un raschiamento nel periodo che precede la menopausa, al fine di escludere l'esistenza di alterazioni organiche a carico dell'utero. In secondo luogo si dovranno evitare le recidive mediante la *somministrazione* ciclica *di gestageni* (pag. 180). Il pericolo di recidive è limitato nel tempo, per cui metodi attinici o chirurgici possono essere riservati a casi particolari.

Schemi di trattamento: 1. Nelle irregolarità del ciclo: terapia bifasica con una combinazione estroprogestinica (Progylut, Cyclo-Progynova).

2. Nelle irregolarità del ciclo ed ipermenorrea: contraccettivo per via orale (Anovlar, Duoluton).

3. Emorragie disfunzionali: Combinazione di etinilestradiolo con noretisterone acetato (Primosiston compresse) per 10 giorni (v. cap. «Emorragie disfunzionali da persistenza o atresia follicolare»).

III. Turbe della postmenopausa (Fase ipergonadotropa, pag. 82)

Più frequentemente i disturbi si manifestano dopo la cessazione delle mestruazioni. Si tratta in genere di disturbi di natura psichica e neurovegetativa. Sono soprattutto le donne che in passato hanno sofferto di disturbi vegetativi a mostrare particolarmente tendenza a presentare *vampate di calore, crisi di sudorazione, tachicardia e disturbi circolatori;* inoltre insorge non raramente una *depressione.* Non in tutti i casi è necessario un trattamento. È opportuno considerare, tuttavia, che sono soprattutto le donne lavoratrici che soffrono maggiormente di queste manifestazioni carenziali; in tali casi sarà necessario instaurare un trattamento, non foss'altro che per conservare l'attitudine lavorativa. Il tipo e la durata della terapia devono essere adattati al singolo caso. Nei disturbi lievi, dei chiarimenti realistici forniti dal medico, una condotta di vita regolare e anche le pratiche idro-terapiche (ad esempio

sotto forma di sauna) saranno molto utili.
Se esiste obesità, sarà necessario prescrivere un regime dietetico, benché questa misura sia non di rado illusoria. Per combattere gli stati di agitazione si raccomandano i sedativi. Le pazienti che hanno un'attività professionale rifiutano spesso una terapia a base di sedativi poiché questi riducono il più delle volte il rendimento lavorativo. *In questi casi il trattamento ormonale è superiore a qualunque altra misura terapeutica.*
Come *terapia standard* si consiglia quella *con estrogeni* da eseguire ciclicamente. Essa deve essere adeguata al caso individuale. In ogni caso è consigliabile eseguire la terapia con piccole dosi appena sufficienti per far scomparire i disturbi. Il più delle volte si assiste alla rapida scomparsa delle manifestazioni carenziali. L'insonnia, le sudorazioni e le vampate di calore lasciano il posto ad una particolare sensazione di benessere. Spesso le pazienti esprimono la propria soddisfazione per aver ritrovato l'attività intellettuale, l'equilibrio psichico ed anche la capacità al lavoro.
Effetti sulla cute: Mediante terapia prolungata con estrogeni in postmenopausa è possibile conservare il turgore cutaneo ed evitare che la pelle diventi flaccida, anelastica ed assottigliata come in genere succede con l'avanzare dell'età.
Effetti sullo scheletro: Gli estrogeni esplicano azione protettiva contro la decalcificazione ossea che si instaura gradualmente in molte pazienti in postmenopausa. L'osteoporosi senile può essere evitata mediante terapia ormonale.
Effetti sugli organi genitali: Le manifestazioni degenerative a carico degli organi genitali possono essere attenuate mediante somministrazione di estrogeni. In modo particolare è la mucosa vaginale ad essere protetta dell'atrofia che spesso si accompagna alla colpite.
Lati negativi della terapia con estrogeni: Non raramente l'endometrio si ritrova nei primi mesi e talvolta anche nei primi anni di trattamento, nello stadio di una accentuata proliferazione. Pazienti di questo tipo reagiscono, dopo un certo periodo di cura, con emorragie. Queste sono senza significato, però danno preoccupazione al medico e alle pazienti; necessitano molto spesso, per chiarirne la natura, di una biopsia dell'endometrio.
In base a numerose indagini statistiche la terapia con estrogeni non aumenta il rischio di insorgenza di affezioni maligne a carico degli organi genitali o della mammella.
La terapia con estrogeni e androgeni, che di solito viene attuata sotto forma iniettiva con preparato deposito, è notevolmente attiva. Con questa si ottiene la scomparsa delle turbe più gravi della postmenopausa. Essa è particolarmente indicata in caso di osteoporosi. Come lato negativo è da tener presente la comparsa di irsutismo che non raramente si presenta dopo una terapia piuttosto lunga. Essa può provocare inoltre l'abbassamento del timbro della voce. Inoltre compaiono anche dopo lungo periodo di terapia con estrogeni e androgeni emorragie genitali che riconoscono le stesse cause di cui sopra. A questo proposito si ricorda che gli androgeni non posseggono una azione anti-estrogena. Questa variante di terapia è *controindicata*

nelle cantanti e nelle donne che esercitano una professione legata alla voce.
Terapia combinata con piccole dosi di estrogeni ed un «estere steroideo neutro»: Una terapia di nuova concezione, dotata di efficacia analoga a quella della associazione tra androgeni ed estrogeni, consiste nell'impiego associato di un estere dell'estradiolo alla dose sottoliminare e di un estere steroideo privo di rilevante azione sessuale specifica.
Composizione: 4 mg di estradiolo valerianato e 200 mg di deidroepiandrosterone enantato (Gynodian Depot), da iniettare i.m.
La terapia con questa associazione presenta i seguenti vantaggi:
- assenza di attività androgena
- attività estrogena debole e di conseguenza scarso effetto proliferativo sull'endometrio
- sicura eliminazione dei disturbi vegetativi ed anche di quelli psichici
- la durata d'azione di una iniezione è in media pari a 4-6 settimane.

Terapia estro-progestinica: Come nella premenopausa è possibile una terapia bifasica anche dopo la scomparsa delle mestruazioni. La terapia con estrogeni viene interrotta a questo scopo per tre-quattro volte all'anno per brevi fasi, nelle quali vengono somministrati gestageni assieme a estrogeni. Questa terapia, che non è stata generalmente accettata come terapia standard, avrebbe il vantaggio di evitare delle emorragie incontrollate. Inoltre si otterrebbe così, grazie all'inserimento di fasi terapeutiche a base di progestinici, la protezione dell'endometrio da proliferazioni atipiche (v. carcinoma dell'endometrio, pag. 265).
Nelle pazienti affette da mastopatia al posto della terapia con soli estrogeni sarebbe da prescegliere un trattamento con estro-progestinici (vedi Mastopatia).
Proposta terapeutica: contraccettivo ad impronta progestinica (Novogyn 21).
La *durata del trattamento* varia da qualche settimana a più anni. Più lunga è la sua durata, maggiore sarà il pericolo di vedere comparire effetti collaterali.
Si raccomanda di sospendere frequentemente il trattamento, al fine di accertarsi se persistono sintomi tali da giustificare la continuazione della terapia. Bisogna infatti considerare che gli ormoni sono dei farmaci e non dei ricostituenti.
La terapia con estrogeni per via orale è controindicata nelle seguenti situazioni:
- gravi malattie epatiche
- *sindrome di Rotor* e *sindrome di Dubin-Johnson*
- porfiria
- trombosi profonde nell'anamnesi.

Le seguenti situazioni sono da considerare come controindicazioni relative alla terapia con estrogeni:
- mastopatia
- endometriosi
- miomi
- ipertensione
- grave stato diabetico

- edemi cardiaci e renali.

Schemi di trattamento: 1. Terapia estrogenica con un preparato attivo per via orale, ad esempio 1 o 2 mg di estradiolo valerianato (Progynova) oppure 0,02-0,04 mg di etinilestradiolo (Progynon C) giornalmente per 3 settimane.
Ripresa della terapia dopo la pausa di 1 settimana.
2. Terapia con estrogeni e androgeni con una combinazione di testosterone enantato ed estradiolo valerianato per via intramuscolare (Primodian Depot) ad intervalli individuali; ciò significa che la paziente verrà curata dopo la ricomparsa dei disturbi. Al posto del testosterone enantato sarebbe da impiegare preferenzialmente il deidroepiandrosterone enantato (Gynodian Depot).
3. Terapia con estrogeni e gestageni: Terapia continuata con estrogeni come al punto 1.
Ogni 6-8 settimane si somministra alla paziente per 10 giorni una combinazione di etinilestradiolo e noretisterone acetato(Primosiston compresse). In seguito a ciò si ha una emorragia similmestruale. Se in seguito ricompaiono i disturbi si riprende con la terapia a base di estrogeni.

P. Turbe da castrazione

Dopo la castrazione si ha una modificazione profonda dell'equilibrio ormonale. L'interruzione improvvisa della produzione di ormoni sessuali provoca un'iperproduzione di ormoni gonadotropi. I disturbi che compaiono per la mancanza delle gonadi e per la iperfunzione del sistema diencefalo-ipofisario, sono spesso più consistenti di quelli che compaiono dopo la menopausa. La terapia con ormoni, quasi sempre necessaria, deve tener presente l'età delle pazienti e la malattia di base. Nel caso in cui la castrazione è stata necessaria a causa di un carcinoma della mammella, la paziente deve essere curata tenendo presenti le direttive di terapia per questa malattia. Se invece non è stato così, è indicata nelle pazienti giovani con utero conservato, una terapia ciclica con un preparato bifasico (Progylut). Nelle donne anziane è indicato eseguire una terapia depot con ormoni sessuali (Gynodian Depot).

È stato dimostrato che a causa della perdita precoce della funzione delle ovaie nel periodo della maturità sessuale, è frequente il pericolo di *malattie secondarie* ed in particolar modo della *osteoporosi.* Per questo motivo si dovrebbe praticare una terapia sostitutiva con ormoni sessuali anche nei casi di relativa povertà di disturbi.

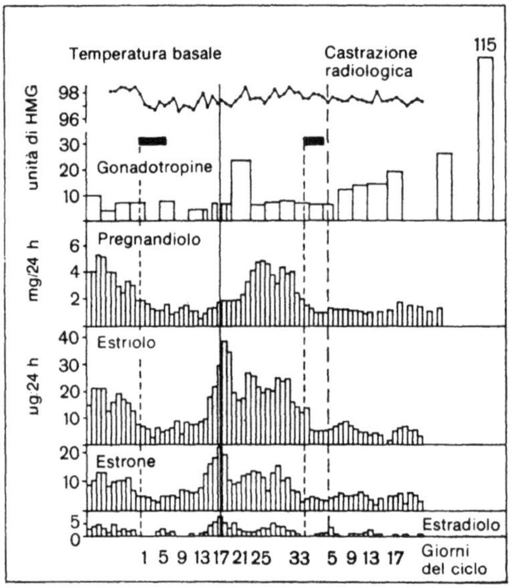

Fig. 122. Effetto della castrazione radiologica sull'escrezione di gonadotropine, pregnandiolo ed estrogeni. (*Brown, J.B.*, e *Matthew, G.D.:* Recent Progr. Hormone Res. **18,** 337 [1962])

Q. Turbe nel postclimaterio e nella fase involutiva senile e loro trattamento

Le numerose *turbe* che appaiono dopo il climaterio e durante la fase di involuzione senile, in rapporto con la estinzione della funzione ovarica, sono, al contrario delle manifestazioni carenziali del climaterio, di *natura organica.* Tra esse quelle meglio conosciute sono la osteoporosi e la sclerosi vasale, le quali, non essendo di competenza ginecologica, non verranno trattate in questa sede.
Esiste una *dipendenza cronologica tra l'estinzione della funzione ovarica e la comparsa di alterazioni trofiche.* Nelle donne ovariectomizzate o in quelle con menopausa precoce ci si deve attendere una comparsa relativamente precoce di questi disturbi.

I. Alterazioni vaginali in donne anziane

La mucosa vaginale della donna anziana è scarsamente irrorata, sottile e povera di secrezione. Spesso si osserva una stenosi vaginale molto accentuata, in particolare nelle nullipare. La stenosi può interessare la porzione posteriore o la totalità della vagina.
L'applicazione locale di pomate a base di estrogeni, per mezzo di tamponi, migliora la circolazione sanguigna, aumenta l'elasticità della vagina ed evita la stenosi, che è di ostacolo ai rapporti sessuali.
La scomparsa del glicogeno, che si riscontra dopo la menopausa, predispone la mucosa vaginale alle infezioni e alle infiammazioni. *La vaginite senile* è specificamente dovuta all'età.
In caso di vaginite, un trattamento estrogenico è nettamente più efficace nelle pazienti anziane o in età prepubere che non in quelle in età feconda. Tale trattamento agisce meglio localmente che per via parenterale od orale (pag. 102). Nei casi in cui sia consigliabile eseguire un trattamento a base di estrogeni per via parenterale, questo deve essere praticato per un periodo molto breve.
La terapia locale a base di estrogeni è anche indicata nei casi di *ulcerazioni benigne* interessanti la vagina o la porzione vaginale del collo provocate da pessari o da prolassi. Qualsiasi ferita vaginale cicatrizza, nella donna anziana, con molto maggiore rapidità quando vi si applicano gli estrogeni direttamente.
Schemi di trattamento: 1. Terapia locale con pomate a contenuto di estrogeni (trattamento con tamponi) o con candelette.
2. In caso di vaginite purulenta, si pratica inizialmente una terapia combinata a base

di estrogeni e di antibiotici; quindi si continua il trattamento come sopra.
3. Associazione della terapia con pomate a base di estrogeni con due iniezioni i.m. di 5 mg di benzoato di estradiolo (Progynon B oleoso) ad intervalli di tre giorni.

II. Prurito e craurosi vulvare

Riguardo all'*etiologia del prurito,* è necessario distinguere i seguenti gruppi:
- Ipersensibilità delle terminazioni nervose come sintomo di psiconevrosi.
- Prurito dovuto ad insufficiente igiene personale, specialmente in donne che lavorano in industrie che sviluppano polvere.
- Prurito da cause endocrine.
- Presenza di diabete.
- Prurito dovuto a leucorrea o ad ossiuriasi.

Dopo la menopausa, accertata l'etiologia ormonale (ad eccezione del diabete) ed escluse altre cause, è possibile instaurare un *trattamento topico con pomate a base di estrogeni.* Difficilmente esiste l'indicazione a praticare una terapia estrogenica sistemica ad alte dosi, essendo possibile avere successo solo con una terapia di lunga durata.
Una pomata corticoidea è indicata quando il prurito si accompagna ad *eczema della vulva* e qualora sia stata esclusa la presenza di una leucorrea o di una turba metabolica, le quali dovrebbero essere trattate prima di ogni altra cosa.
La *craurosi vulvare* è un fenomeno di retrazione cutanea, associato a ragadi, localizzato alla regione delle gonadi e piccole labbra ed è suscettibile, allo stadio iniziale, di migliorare in seguito all'applicazione di pomate a base di estrogeni. Nei casi gravi è indicata la vulvectomia.
Schemi di trattamento: 1. Applicazione sulla mucosa vulvare di una pomata a base di estrogeni, preferibilmente subito dopo aver fatto una toilette della zona.
2. Nei casi di prurito associato ad eczema, applicazione di pomata corticoidea (Ultralan pomata).

III. Piometra

La stenosi del canale cervicale provoca talvolta, nelle donne anziane, una piometra. In un primo tempo il trattamento è meccanico e consiste nel dilatare il canale cervicale; in seguito si raccomanda una terapia a base di antibiotici e di estrogeni. La presenza di un cancro del corpo dell'utero deve essere preventivamente esclusa.
Terapia complementare: 3 iniezioni di 5 mg di benzoato di estradiolo (Progynon B oleoso) i.m. ad intervalli di 3-4 giorni.

IV. Neurosi vescicale climaterica

Indipendentemente dalle cistiti acute e croniche, non è raro osservare, durante il climaterio, il quadro clinico della neurosi vescicale. I principali sintomi di questa affezione sono rappresentati da pollachiuria, disuria ed ipersensibilità al freddo. Ad eccezione di un arrossamento del trigono vescicale, non si riscontra alcun altro sintomo obiettivo. Estrogeni ed androgeni esercitano un'azione regolatrice sulla muscolatura della vescica e sul meccanismo di chiusura dello sfintere.
Trattamento: Terapia con estrogeni ed androgeni (Gynodian Depot) associata a spasmolitici e ad applicazioni calde.

V. Incontinenza urinaria funzionale

L'incontinenza urinaria nella donna è, nella maggior parte dei casi, la conseguenza di una lesione anatomica dello sfintere vescicale, conseguente ad un parto. La terapia è chirurgica e consiste nella correzione della lesione, la quale si accompagna ad un prolasso più o meno accentuato della parete anteriore della vagina.
Non raramente è dato di riscontrare, durante il climaterio o nella vecchiaia, anche in assenza di pregressi traumi, un certo grado di incontinenza urinaria, dovuta ad un'insufficienza dello sfintere, la cui funzione è largamente dipendente dagli ormoni sessuali. Tra i metodi di trattamento conservativo (ginnastica pelvica, ormonoterapia, faradizzazione), molto efficace si dimostra la terapia con associazioni di androgeni ed estrogeni (Gynodian Depot).

R. Terapia ormonale nei carcinomi

I. Carcinoma della mammella

a) Osservazioni preliminari

Il cancro della mammella occupa un posto a parte tra i tumori maligni della donna, in quanto entro certi limiti è sensibile ad un controllo ormonale.

Nel corso di numerose ricerche su animali di laboratorio è stato possibile constatare che la crescita della mammella e dei tumori mammari viene influenzata sia dagli steroidi sessuali che dagli ormoni proteici. L'esito di tali ricerche è solitamente molto variabile in rapporto alla specie animale utilizzata ed al metodo seguito. Il più delle volte i risultati non sono trasferibili in campo umano.

Nella specie umana la crescita di un carcinoma mammario può essere frenata o stimolata mediante somministrazione di ormoni. Non è possibile l'eliminazione totale di un tumore maligno mediante una terapia ormonale. Per tale motivo, *ogni qualvolta ciò sia indicato si deve fare ricorso alla chirurgia e all'irradiazione.* L'ormonoterapia o gli interventi sulle ghiandole endocrine devono essere presi in considerazione solo come mezzi di cura complementari o allorquando non sia più possibile ricorrere all'intervento chirurgico e all'irradiazione.

Con l'aiuto di biopsie ripetute, esami radiologici e determinazione della eliminazione del calcio, si è tentato di stabilire ciò che avviene nei tumori quando il trattamento ormonale esercita un effetto favorevole. Si è così osservato che nei *tumori delle parti molli* si produce *una proliferazione connettivale.* Alcuni mesi dopo l'inizio della ormonoterapia, si notano nidi di cellule cancerose circondate da spessi fasci di tessuto connettivo, i quali oppongono una barriera all'estensione del tumore stesso. La terapia ormonale riduce anche il *catabolismo del calcio nelle metastasi osteolitiche dello scheletro.* L'aumentata escrezione del calcio, che esprime la presenza di un processo di distruzione ossea, può normalizzarsi. D'altra parte non sono assolutamente rare le osservazioni di reazioni sfavorevoli al trattamento manifestantisi con un aumento della calciuria.

Le cure ormonali sotto esposte realizzano qualche successo soltanto in alcune pazienti affette da cancro mammario avanzato. Si è dunque tentato di fare una distinzione tra *tumori ormonodipendenti* e *tumori non ormonodipendenti.* Questa distinzione, riferentesi soltanto agli ormoni sessuali, non sembra differenziata in modo soddisfacente se si considera il fatto che negli esperimenti sugli animali non sono soltanto gli ormoni sessuali ad esercitare un'influenza sui tumori mammari, ma anche l'ormone della crescita e la prolattina.

b) Meccanismo d'azione della terapia endocrina

Soltanto il 20-40% delle donne con un carcinoma alla mammella in fase avanzata reagiscono alle metodiche terapeutiche di cui sotto con una remissione oggettiva. Nei casi che non reagiscono si ammette che una marcata sdifferenziazione delle cellule carcinomatose abbia portato alla perdita della sensibilità ormonale oppure che la terapia instaurata non sia stata in grado di modificare l'ambiente ormonale. La probabilità di miglioramento della malattia esiste soltanto se si riesce a rimuovere dai recettori gli ormoni di importanza vitale per la crescita del tumore per sostituirli con altre sostanze prive di azione stimolante. Non è esclusa l'influenza per via indiretta della terapia ormonale, ad esempio sulla liberazione di prolattina e di ormone della crescita.

Huggins ha postulato che il tessuto carcinomatoso nei casi differenziati ha bisogno di un particolare ambiente ormonale. Con diversi metodi è possibile modificare o turbare questo ambiente. Uno squilibrio si instaura probabilmente a causa di un effetto periferico. Nelle cellule dei tessuti sensibili agli ormoni si ritrovano, secondo *Jensen* e Coll., diversi recettori che rendono possibile l'accumulo di certi steroidi. Questi dovrebbero essere responsabili della progressione del tumore.

Se si riesce a sbloccare questo effetto è possibile ottenere la regressione del tumore. Questo risultato è conseguibile con due metodi terapeutici:

1. Allontanamento delle ghiandole endocrine che producono steroidi e in particolare estrogeni (*terapia ablativa*).
2. Terapia con steroidi di altro tipo e ad alte dosi (*terapia additiva*).

c) Selezione delle pazienti

La terapia ormonale è indicata quando sono presenti metastasi o recidive che non permettono una sicura terapia chirurgica o attinica. Inoltre una terapia ormonale è indicata in tutte le donne, dopo l'intervento chirurgico o la terapia attinica, quando non è stato possibile asportare il tumore.

Si dovrebbero evitare trattamenti ormonali fino a quando non compaiono metastasi o recidive. Con una terapia ormonica nell'«intervallo libero» non si riesce ad evitare la ricaduta della malattia. Una terapia precoce in senso profilattico è inutile. Essa ha lo svantaggio che nelle fasi più avanzate della patologia saranno già esaurite le varie possibilità terapeutiche.

Tests preterapeutici: Sarebbe opportuno condurre dei tests preterapeutici giacché soltanto il 20-40% delle pazienti è in grado di reagire alla terapia ormonale. Con l'aiuto di essi si potrebbe stabilire se la terapia sarà seguita da successo. Per il momento questi tests prognostici non sono stati sufficientemente studiati scientificamente e perciò non sono praticabili. Per questo motivo essi vengono qui trattati in maniera sintetica.

Essi sono:

Ricerca dei recettori: I carcinomi mammari ormonosensibili possono essere riconosciuti mediante identificazione di recettori per l'estradiolo nel tessuto del prelievo operatorio. Se mancano i recettori le probabilità di successo della terapia endocrina sono relativamente scarse.

Termografia (misura della differenza di temperatura nell'ambito del tumore e nei tessuti circostanti con particolari apparecchi): I valori si modificano durante la terapia ormonale.

Le *culture in vitro di tessuto tumorale* con l'aggiunta di diversi steroidi: Sostanze che bloccano la crescita possono essere scelte per la terapia.

Determinazione della cromatina sessuale nel tessuto tumorale: La perdita della cromatina sessuale (perdita del II cromosoma X) può far concludere per una notevole sdifferenziazione del tumore e di conseguenza per scarse probabilità di successo con una terapia ormonale.

Funzione discriminante (relazione matematica tra i valori dei 17-idrossicorticoidi e quelli dell'etiocolanolone nelle urine delle 24 ore secondo *Bulbrook*): Lo spostamento della relazione in valori patologici dovrebbe avere un significato prognostico. Il valore di questo test viene messo in dubbio, di recente, perché i limiti fisiologici sono incerti e sono anche influenzati dalle condizioni di vita.

d) Le diverse forme di ormonoterapia e il loro valore

Occorre distinguere le terapie che provocano una riduzione degli ormoni nell'organismo da quelle che, al contrario, si propongono di incrementare determinate attività ormonali. Al primo gruppo, che si può designare come *trattamento ablativo,* appartengono l'*ovariectomia, l'asportazione delle surrenali* e l'*ipofisectomia.* I risultati che si ottengono con questi diversi trattamenti sono straordinariamente simili.

1) Ovariectomia

Questo metodo, che risale a *Schinzinger* e *Beatson,* determina nelle donne in età feconda un transitorio miglioramento nel 40% dei casi.

Anche nei primi 5 anni dalla cessazione dell'emorragia mestruale, questo metodo viene attuato con successo e può essere quindi consigliato. L'effetto limitato nel tempo della castrazione si spiega con un aumento lento nella produzione di estrogeni da parte della corteccia surrenale, fatto che porta al ristabilirsi dell'ambiente cellulare precedente alla terapia.

Se con l'ovariectomia non si riesce a frenare l'accrescimento tumorale, si può ammettere che il tumore non è estrogeno-dipendente o che non possiede recettori per gli estrogeni. La castrazione radiologica non può sostituire interamente l'ovariectomia, in quanto le metastasi ovariche del cancro della mammella non sono rare e non possono ovviamente essere asportate che per via chirurgica. Sembra che l'ovariectomia riduca il pericolo di recidive. La si può anche attuare, a scopo profilattico, immediatamente dopo l'asportazione del tumore primitivo.

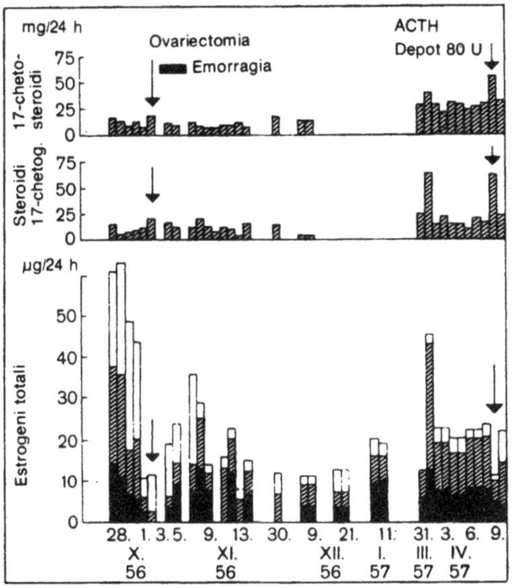

Fig. 123. Escrezione dei 17-chetosteroidi, dei 17-steroidi chetogeni, degli estrogeni (□ estriolo, ▨ estrone, ■ 17β-estradiolo) in una paziente di 46 anni affetta da carcinoma mammario, prima e dopo ovariectomia e sotto carico di ACTH. (*Beyer, J. M., Breuer, H., Nocke, W.*: (*Langenbecks*) Arch. klin. Chir. **288**, 84 [1958])

2) Surrenectomia

Si consiglia l'asportazione della corteccia surrenale quando, nelle pazienti precedentemente ovariectomizzate, è cessata la remissione temporanea. La surrenectomia determina un 45% di miglioramenti obiettivi della durata media di nove mesi. Questi risultati sono probabilmente dovuti alla eliminazione di una sorgente di estrogeni ancora esistente nell'organismo e che può avere una notevole importanza in pazienti affette da cancro della mammella. La esecuzione contemporanea della ovariectomia e della surrenectomia non consente di ottenere né un miglioramento né un prolungamento della remissione. Dopo la surrenectomia è necessario instaurare un trattamento cortisonico. L'irradiazione della corteccia surrenale non rimpiazza la surrenectomia.

3) Ipofisectomia

L'asportazione totale dell'ipofisi determina l'*atrofia delle gonadi* e della *corteccia surrenale.* I sostenitori di questo metodo attribuiscono anche un'importanza particolare alla soppressione della secrezione di prolattina e di ormone della crescita. Poiché il rischio operatorio non è più molto grande, gli Autori anglo-americani praticano questo intervento su vasta scala.

Per non sottoporre le pazienti a numerosi interventi, l'ipofisectomia viene eseguita molte volte senza essere preceduta dalla asportazione delle ghiandole surrenali. Si può ottenere in circa il 50% dei casi, a tutte le età, una remissione della durata di 1-2 anni o anche più. Dopo l'ipofisectomia occorre instaurare un trattamento cortisonico. L'*irradiazione* dell'ipofisi non ne sostituisce l'exeresi, così come l'*impianto di oro radioattivo* non sopprime completamente la funzione del lobo anteriore dell'ipofisi.

4) Trattamento con esteri del testosterone o anabolizzanti

L'ormonoterapia con androgeni risale a *Loeser* e rappresenta il metodo più vecchio di terapia additiva. Esso venne definito erroneamente «terapia ormonale controsessuale» in quanto si pensava che i derivati del testosterone esplicassero un'azione antagonista verso gli estrogeni. Sotto trattamento con esteri del testosterone si instaura in prima linea un'azione anabolica e psicotropa. L'effetto sullo stato psichico della paziente consiste in un miglioramento dello stato timico che può innalzarsi fino all'euforia.

La terapia androgena fornisce risultati positivi sia che venga applicata prima o dopo la menopausa. È particolarmente impressionante osservare la *calcificazione delle metastasi ossee.* Tuttavia gli androgeni possono a volte accelerare lo sviluppo delle metastasi osteolitiche.

In caso di peggioramenti repentini, sarà pertanto opportuno eseguire delle determinazioni della calcemia e della calciuria. I risultati ottenuti sono lievemente inferiori a quelli che si registrano con la terapia ablativa. Si osserva un miglioramento soggettivo nell'80% delle pazienti trattate; per contro, remissioni obiettive si possono evidenziare solo nel 25% dei casi. Nei casi avanzati, nei quali il trattamento si è dimostrato utile, la terapia dovrà essere continuata il più a lungo possibile e senza interruzioni, ad evitare che per un meccanismo di controregolazione si determini una nuova poussée evolutiva. Sono naturalmente da prevedersi la comparsa di manifestazioni di virilizzazione e un aumento della libido. La terapia con testosterone è stata praticata non soltanto nei casi avanzati, ma anche in senso profilattico ad evitare le recidive. Questa raccomandazione non ha trovato comunque conferma (vedi cap. c). Uno svantaggio è rappresentato da effetti collaterali di una certa entità, quali ad esempio l'irsutismo e l'aumento della libido. Gli *anabolizzanti* sembrano fornire risultati egualmente positivi come gli esteri del testosterone. Ricercatori successivi però hanno confermato solo in parte i risultati positivi ottenuti precedentemente su piccole casistiche.

5) Trattamento con estrogeni

Questo trattamento può essere preso in considerazione solo dopo la menopausa, cioè all'incirca dopo i 55 anni. Nelle *donne anziane* il trattamento estrogenico si dimostra superiore a quello con androgeni. Non se ne conosce il meccanismo d'azione. Si ottengono miglioramenti obiettivi nel 30% dei casi e per una durata media di 8 mesi. L'influenza favorevole di questo trattamento si manifesta soprattutto sulle *lesioni delle parti molli* (quali ad es., il tumore primitivo, le recidive locali e le metastasi polmonari), mentre le formazioni tumorali intraaddominali sono pressoché insensibili. Talvolta si osserva un'azione sfavorevole sulle metastasi osteolitiche dello scheletro. È dunque necessario procedere alla determinazione della calcemia e della calciuria. La comparsa di emorragie uterine è rara nonostante l'alta posologia impiegata e comunque non è un motivo per sospendere il trattamento. Le emorragie scompaiono il più delle volte spontaneamente.

6) Trattamento con corticoidi

La somministrazione continua di corticoidi è in grado di ridurre la secrezione ipofisaria di ormone adrenocorticotropo. Essa determina un'atrofia della corteccia surrenale per inibizione del lobo anteriore dell'ipofisi. *L'organismo si impoverisce di steroidi di origine corticosurrenalica: glicocorticoidi, androgeni, estrogeni.*
La terapia corticoidea è giustificata solo quando è preceduta da una castrazione la cui remissione è in fase di regressione. I risultati finora pubblicati dimostrano che nel 40% circa dei casi è possibile ottenere un miglioramento obiettivo transitorio. Questi risultati sono stati messi in dubbio da ulteriori ricerche.

7) Trattamento con gestageni

Anche i gestageni vengono adoperati per la terapia del carcinoma mammario. Sembrano indicati particolarmente gli steroidi con intensa azione antiestrogena. Gli effetti collaterali di una terapia gestagena a forti dosi sono relativamente scarsi. Per il resto hanno valore le considerazioni generali della terapia additiva: appena compare una remissione bisogna continuare la terapia il più a lungo possibile. Nel caso che dopo 6 settimane di terapia non si sia verificato un miglioramento, allora bisognerà cambiare metodica.

e) Condotta del trattamento in donne sino al 5° anno dopo la comparsa della menopausa

Chiarimento dello schema (vedi figura a pag. 264):

- Come primo provvedimento è necessaria la castrazione
- La terapia ormonale è indicata quando la remissione, dopo la castrazione, è in regressione
- Una terapia ormonale allorché avviene una remissione deve essere condotta tanto a lungo fino a quando permane il miglioramento
- Eseguendo in successione le diverse fasi di terapia endocrina è possibile aumentare notevolmente la probabilità di sopravvivenza
- Se dopo la castrazione non si ha alcun miglioramento, il tumore è probabilmente ormono-indipendente. In questi casi ha miglior probabilità di successo una terapia con citostatici
- Se i citostatici non hanno alcun effetto, allora si può ritornare alle diverse forme della terapia ormonale.

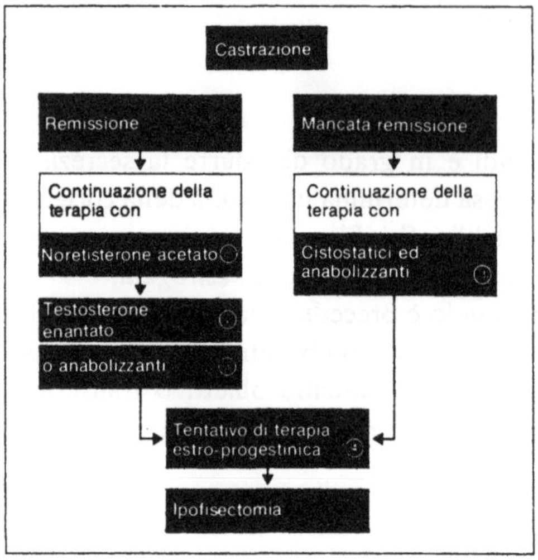

(1) 30-60 mg Primolut-Nor pro die
(2) 250 mg Testoviron Depot ogni 10 giorni
(3) 200-400 mg Primobolan Depot 2 volte alla settimana
(4) Progynon Depot 40 mg più 200-400 mg di Depostat

f) Condotta del trattamento in donne anziane a partire dal 5° anno dopo la menopausa

Chiarimento dello schema:

● La terapia ormonale ha più probabilità di successo nelle donne anziane che nelle giovani.

● Anche in questo gruppo di età quando il primo passo nella terapia è senza successo, ci sono scarse probabilità di ottenere un miglioramento.

● Accanto alle forme di terapia dello schema di cui sopra, la terapia estro-progestinica sembra avere notevoli possibilità.

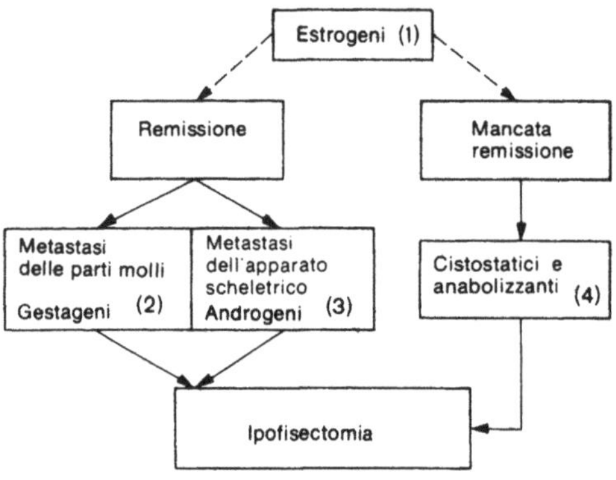

(1) 1-3 compresse di Progynon M pro die
(2) 30-60 mg Primolut-Nor pro die
(3) 250 mg di Testoviron Depot ogni 10 giorni
(4) Primobolan Depot

II. Carcinoma dei genitali

a) Carcinoma dell'endometrio

Questo tipo di carcinoma assume una posizione particolare per i seguenti motivi:
- Tranne rare eccezioni questa malattia insorge dopo la comparsa della menopausa. L'età prediletta è situata nel quinto decennio di vita.
- Sembra che le modificazioni periodiche endometriali nel periodo della riproduzione proteggano questo organo dalla neoplasia.
- La malattia è relativamente rara nelle donne che hanno avuto più gravidanze.
- Nelle donne con carcinoma endometriale si riscontrano con relativa frequenza adiposità, ipertensione e diabete.
- A livello dell'epitelio vaginale e dell'endometrio si trovano segni di aumentata attività estrogenica contrariamente a quanto si verifica in un gruppo di controllo della stessa età.
- Molto frequente è la contemporanea presenza di «tumore delle cellule tecali e carcinoma endometriale».
- La malattia insorge in un endometrio che tende all'atrofia e non in quello a rapida rigenerazione.

Una *terapia* con gestageni è indicata soltanto quando l'intervento chirurgico o la terapia attinica non sono o non sono più in grado di indurre la guarigione.
Il successo terapeutico dei gestageni è dovuto probabilmente ad una, seppure limitata e non sempre presente ormonosensibilità dell'endometrio trasformatosi in senso maligno. All'inizio della terapia si assiste ad una modificazione strutturale del tumore consistente in trasformazione e successiva decidualizzazione. Notevole è la formazione di glicogeno e la produzione di muco. Successivamente diminuisce il numero delle mitosi che sono caratteristiche per il grado di malignità e la progressività del tumore. Insorgono inoltre metaplasie dell'epitelio piatto e modificazioni degenerative dell'epitelio tumorale.
Una terapia gestagena ad alte dosi, che deve essere continuata il più a lungo possibile come nel carcinoma mammario, non solo è in grado di bloccare la crescita del tumore primario e delle ghiandole circostanti ma anche di far scomparire metastasi polmonari.
Schema di trattamento: 200-600 mg di idrossinorprogesterone capronato (Depostat) 1 volta alla settimana i.m.

b) Carcinoma della cervice

I carcinomi della cervice sono indipendenti per quanto riguarda il loro insorgere e la loro crescita dagli ormoni sessuali. Per questo motivo non si può ottenere con una terapia ormonale una diretta influenza su di essi. Con androgeni o anabolizzanti si può ottenere un miglioramento aspecifico e temporaneo. In particolare si possono ottenere con la terapia ormonale i seguenti successi:

Miglioramento delle condizioni generali e psichiche, fino all'euforia, regressione attiva della cachessia con un aumento dell'appetito e notevole aumento del peso corporeo, attenuazione o soppressione dei dolori, aumento della tolleranza alla irradiazione (?), nei casi più favorevoli, inibizione dell'accrescimento tumorale. Questi effetti, che si manifestano con maggiore o minore intensità, durano in genere alcuni mesi. La fase di relativo benessere con scomparsa dei dolori consente alla paziente di dimenticare il suo male incurabile, cosicché la fase di prostrazione, di cachessia e di dolore, che richiede l'uso della morfina, risulta abbreviata. La fine sopravviene in genere molto bruscamente.
Schema di trattamento: Anabolizzanti (Primobolan Depot 200 mg ogni 8 giorni) o esteri del testosterone (Testoviron Depot 250 mg ogni 10-14 giorni) per via i.m.
Trattamento pre-operatorio del carcinoma della cervice: Nei carcinomi della portio viene spesso preconizzato un *trattamento ormonale* pre-operatorio. In particolare nei casi di irradiazione pre-operatoria, gli estrogeni permettono di rigenerare e di rivitalizzare i tessuti circostanti danneggiati. Si ottiene una perdita di consistenza dei tessuti e iperemia. Si evitano così molte difficoltà tecniche intraoperatorie, aumentando nel contempo la percentuale di guarigioni durature.
Schema di trattamento: Una iniezione di un estere dell'estradiolo (Progynon Depot 30 mg) 10 giorni prima dell'intervento.

c) Carcinoma ovarico

Un trattamento prolungato con forti dosi di ormoni sessuali provoca una *atrofia delle gonadi,* per inibizione della secrezione gonadotropa anteipofisaria. Una diretta azione degli ormoni sessuali sulle gonadi non è stata fino ad ora dimostrata.
In quale maniera un trattamento ormonale con steroidi sessuali possa frenare l'evoluzione di un carcinoma ovarico, non è ancora noto. Vengono descritti notevoli miglioramenti con diminuzione della massa tumorale. Alcune statistiche riferiscono risultati favorevoli con remissioni di lunga durata. Un trattamento ormonale può essere eseguito, in tutte le pazienti con carcinoma ovarico in accrescimento, quando altre metodiche sono impossibili. Non si può tuttavia differire l'operazione e l'irradiazione per sostituirli con un trattamento ormonale. L'associazione della radioterapia o dei citostatici con la somministrazione di androgeni è notevolmente ben tollerata. Il trattamento ormonale, una volta iniziato, deve essere protratto il più a lungo possibile.
Schema di trattamento: 250 mg di testosterone enantato (Testoviron Depot 250 mg) ogni 10-14 giorni oppure 200 mg di metenolone enantato (Primobolan Depot) ogni 8 giorni.

S. Tumori ormonosecernenti

I tumori ormonosecernenti possono prendere origine da tutti gli organi dotati di funzione endocrina.
Inoltre si conoscono dei tumori che non hanno alcun rapporto né topografico, né strutturale, né autogenetico con il luogo di produzione fisiologico. Processi patologici di questo tipo vengono denominati *endocrinopatie paraneoplastiche.* La produzione ormonale che ha luogo in esse viene denominata *produzione ormonale ectopica.*
Esempio: Produzione di ACTH nel carcinoma bronchiale: ciò può portare attraverso l'iperfunzione della corteccia surrenale al *morbo di Cushing.*
Verranno però esaminati in questa sede solo i tumori che producono ormoni sessuali o gonadotropine.
La produzione accresciuta e continua di steroidi in un tumore è condizionata dalla presenza di un determinato mosaico enzimatico. La biosintesi degli ormoni sessuali evolve, ad un dato momento, in modo atipico verso una secrezione eccessiva di androgeni, di estrogeni e di corticoidi. La iperproduzione di ormoni sessuali provoca la *soppressione del ciclo,* per inibizione della secrezione di gonadotropine, da parte del lobo anteriore dell'ipofisi. Nella donna in età feconda, tale iperproduzione *si accompagna quasi sempre* ad una *amenorrea.* Anche i tumori primitivi del lobo anteriore dell'ipofisi o quelli localizzati in vicinanza di esso determinano una compromissione della funzione ovarica. In questi casi però, una inibizione della secrezione gonadotropa può essere sostenuta da un fenomeno meccanico: il tumore danneggia per compressione le cellule secernenti l'ormone gonadotropo, che sono situate negli strati superficiali del lobo anteriore dell'ipofisi.

I. Tumori ovarici

Si conoscono tumori ovarici femminilizzanti e virilizzanti, la cui struttura istologica non sempre permette di determinare la natura degli ormoni da essi prodotti. I *corionepiteliomi* di origine ovarica sono molto rari.
Appartengono al gruppo dei tumori *produttori di estrogeni,* detti anche estroblastomi, i *tumori delle cellule della granulosa, i tumori delle cellule della teca* ed i *luteomi.*
Si ammette inoltre che taluni tumori ovarici banali, come le cisti pseudo-mucinose e gli adenomi cistici, producano piccole quantità di estrogeni, come è stato possibile dimostrare in base a studi colpocitologici e con il dosaggio degli estrogeni.
I *tumori delle cellule della granulosa* si manifestano con maggior frequenza all'epoca

della menopausa, sono in genere monolaterali e possono raggiungere dimensioni notevoli. Sono tumori maligni, dal momento che presentano la tendenza a recidivare. Macroscopicamente presentano focolai di rammollimento, zone fibromatose e cisti. Il loro colore giallastro, come pure le colorazioni isto-chimiche specifiche, dimostrano un elevato *contenuto in lipidi di questi tumori.* Dal punto di vista microscopico risalta la somiglianza di alcune zone del tumore con le cellule della granulosa.

I *tumori delle cellule della teca* sono di solito più piccoli e si osservano quasi esclusivamente in donne attempate. La presenza di questo tumore deve essere sempre sospettata, anche in assenza di una massa ovarica palpabile, in tutte le donne che, dopo la menopausa, in assenza di terapia ormonale, presentino emorragie con proliferazione dell'endometrio. La sintomatologia è simile a quella provocata da un trattamento estrogenico prolungato. I tumori delle cellule della teca sono solidi e di colore giallastro. Istologicamente, i tumori benigni ricordano i fibromi o i sarcomi dell'ovaio; in essi si riscontrano elementi tecali.

L'esistenza di un terzo gruppo di tumori, i *luteomi,* capaci di produrre non soltanto estrogeni, ma anche progesterone ed androgeni, e che istologicamente contengono delle formazioni che ricordano le cellule della teca o della granulosa, non è ammessa da tutti gli Autori.

I tumori funzionanti dell'ovaio assumono un interesse particolare se si tiene conto dei risultati di *esperienze sugli animali* volte a studiare il comportamento dell'ovaio sotto l'azione prolungata di dosi relativamente elevate di gonadotropine. Ci si serve in genere di esperimenti di parabiosi, che consistono nel collegare chirurgicamente 2-3 animali castrati, dei quali uno solo ha conservato un ovaio, oppure del trapianto dell'ovaio in milza. In queste condizioni sperimentali si è riusciti a provocare la formazione di tumori simili a quelli delle cellule della granulosa. Indubbia è la loro genesi ormonale. I dati sperimentali non hanno consentito ancora di determinare se si tratti di veri tumori maligni, dotati di accrescimento autonomo, o piuttosto di *ipertrofie da adattamento,* secondo l'espressione di *Büngler.*

I *tumori virilizzanti* dell'ovaio sono molto rari. Prescindendo dalle degenerazioni policistiche dell'ovaio (*sindrome di Stein-Leventhal,* pag. 167), si distinguono due gruppi di tumori:

Gli *arrenoblastomi* contengono elementi cellulari epiteliali e mesenchimali, dello stesso tipo di quelli che si riscontrano nell'ovaio. È stata frequentemente segnalata la malignità di questi tumori, i quali possono comparire in qualunque età. Sono stati studiati i *processi enzimatici* che portano ad una accresciuta formazione di androgeni. Il tessuto non è capace di sintetizzare estrogeni a partire dagli androgeni, come avviene normalmente (pag. 20).

Sono stati descritti inoltre tumori, la cui struttura istologica ricorda quella della corteccia surrenale. Si ammette che si tratti di tumori che prendono origine da *tessuto corticosurrenale ectopico.*

I *principali sintomi* che testimoniano la presenza di un tumore produttore di androgeni sono la virilizzazione generale e la escrezione modicamente accresciuta di 17-chetosteroidi. Il dosaggio frazionato di questi ultimi rappresenta un elemento determinante per la diagnosi differenziale. Il frazionamento rivela in genere che i tumori ovarici secernono soprattutto i derivati α: testosterone, androsterone ed etiocolanolone. Per contro, un aumento dei β-chetosteroidi, quali il deidroepiandrosterone, sembra deporre per l'esistenza di un tumore della corteccia surrenale. Anche la somministrazione di gonadotropina corionica e di desametazone assume notevole interesse per la *diagnosi differenziale* (pag. 137). Se sotto l'effetto del desametazone si verifica una caduta dei tassi dei cataboliti urinari, bisogna orientarsi per una ipertrofia corticosurrenalica (pag. 130), mentre se questi rimangono immodificati occorre pensare ad un tumore corticosurrenalico od ovarico (fig. 124). In presenza di una struttura ovarica produttrice di androgeni si constata, dopo l'iniezione di gonadotropina corionica, un aumento della eliminazione dei 17-chetosteroidi.

Tanto nei bambini che negli adulti sono stati osservati *corionepiteliomi maligni* di partenza ovarica. Analogamente ai tumori dei testicoli nell'uomo, essi devono essere attribuiti allo sviluppo di elementi cellulari di origine embrionaria, ragione per cui vengono chiamati corionepiteliomi ectopici. Dal punto di vista genetico, si tratta di tumori fondamentalmente diversi dai corionepitelomi, che prendono origine nella cavità uterina in seguito ad una gravidanza o ad una mola vescicolare. Il principale criterio che permette di sospettare la presenza di un corionepitelioma è costituito dall'elevata escrezione di gonadotropina corionica, che può raggiungere valori di 100.000 UI o più al giorno (pag. 222).

II. Tumori della corteccia surrenale

La morfologia dei tumori corticosurrenalici non consente di trarre conclusioni sicure per ciò che concerne la loro attività ormonale. I tumori che si originano nella corteccia surrenale possono produrre sia glicocorticoidi (*morbo di Cushing*) sia mineralcorticoidi, sia ancora ormoni sessuali.

Tumori produttori di androgeni: Alcuni tumori corticosurrenalici, istologicamente indifferenziabili da quelli che causano il *morbo di Cushing* o fenomeni di femminilizzazione, possono produrre androgeni. Si tratta frequentemente di carcinomi e più raramente di adenomi. I tumori possono essere molto piccoli, al punto da non essere apprezzabili alla palpazione e da sfuggire anche all'indagine radiologica (pielografia e retropneumoperitoneo). Al taglio presentano un colorito giallastro e, dal punto di vista istologico, richiamano spesso il tessuto corticosurrenale, anche se si differenziano nettamente per l'aspetto macroscopico. In tutti i casi caratterizzati da segni acquisiti di virilizzazione, ed in particolare nelle bambine, bisogna sospettare un tumore corticosurrenalico, dopo aver escluso un tumore ovarico. Per contro, le forme congenite sono generalmente dovute ad una disfunzione della corteccia surrenale (sindrome adrenogenitale) e si accompagnano a malformazioni più o

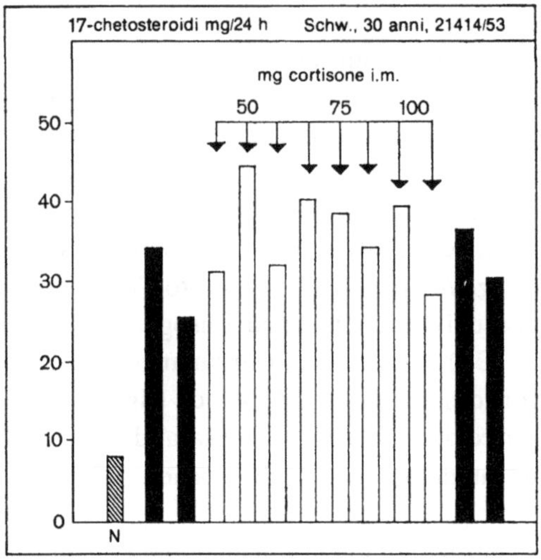

Fig. 124. Test al cortisone in un caso di tumore della corteccia surrenale. Non si verifica riduzione nella escrezione dei 17-chetosteroidi. (*Würterle, A.:* Dtsch. Gesundh.-Wes. **11,** 1705 [1956])

meno accentuate (pag. 130). Non è rara la coesistenza di una virilizzazione, dovuta ad un tumore corticosurrenalico, con un *morbo di Cushing.* La diagnosi differenziale tra un tumore e una disfunzione della corteccia surrenale è di grande interesse in quanto ben diverso è l'indirizzo terapeutico. Il comportamento dei *17-chetosteroidi* (fig. 124) rappresenta un elemento decisivo per la diagnosi.

L'escrezione dei 17-chetosteroidi nelle urine delle 24 ore può essere elevata, in particolare quella del deidro-epi-androsterone.

Contrariamente a quanto avviene nell'ipertrofia corticosurrenalica, l'escrezione non diminuisce dopo somministrazione di corticoidi. Con la somministrazione di gonadotropina corionica non si verifica un aumento dei 17-chetosteroidi, come si osserva invece talvolta in caso di tumori ovarici. L'assenza di tare familiari e di malformazioni genitali deve sempre far sospettare l'esistenza di un tumore.

In presenza di un tumore della corteccia surrenale, il trattamento non può essere che chirurgico. In presenza di una sindrome adrenogenitale è viceversa indicato un trattamento corticoideo (pag. 130).

I *tumori corticosurrenalici produttori di estrogeni* sono molto rari. Sono stati osservati negli uomini alcuni casi di carcinomi che hanno provocato atrofia testicolare e ginecomastia.

Ricordiamo infine che con la castrazione precoce è stato possibile provocare *sperimentalmente,* in certe specie animali, *adenomi corticosurrenalici* produttori di ormoni.

Probabilmente la iperproduzione di gonadotropina conseguente alla castrazione stimola la corteccia surrenale. Questi risultati non possono essere peraltro trasferiti alla specie umana.

III. Tumori del lobo anteriore dell'ipofisi

I tumori ipofisari capaci di produrre elevate quantità di gonadotropine sono molto rari, contrariamente ai tumori produttori di ACTH (*adenomi basofili*), che sono relativamente frequenti, ed ai tumori che producono l'ormone della crescita (*adenomi eosinofili*). Sono stati segnalati alcuni casi di *adenomi cromofobi* capaci di provocare non soltanto una amenorrea, ma anche una lattazione. La formazione di latte nelle ghiandole mammarie indipendentemente dal parto, viene chiamata *galattorrea*. Essa è dovuta ad una aumentata secrezione di *prolattina*. Questa condizione si accompagna il più delle volte ad una amenorrea (pag. 172).

T. Ormonoterapia in chirurgia ginecologica

I. Trattamento dello shock secondario a gravi interventi

L'intervento chirurgico, con i suoi effetti sulla circolazione, sul metabolismo protidico e sul ricambio degli elettroliti, deve essere considerato come uno *stress,* nel senso attribuito a questo termine da *Selye.* L'organismo reagisce con una caratteristica *reazione di allarme.* La *corteccia surrenale,* se ben funzionante, risponde con un aumento della produzione di corticosteroidi. Quando la capacità di adattamento dell'organo è scarsa o quando sussistono condizioni di sovraffaticamento, si realizza una temporanea insufficienza funzionale del *corticosurrene,* seguita da *shock,* che può essere compensato con difficoltà per mezzo di analettici circolatori, emotrasfusioni, ecc. I sintomi dello shock sono rappresentati dall'assenza di anemia, dalla comparsa tardiva a molte ore di distanza dall'intervento, dalla sensibilità alla pressione della regione renale, da una sensazione molto accentuata di sete, da ipotensione e albuminuria. Non si verifica aumento della secrezione dei 17-chetosteroidi, normalmente osservato nel periodo post-operatorio.
Trattamento: La somministrazione rapida, preferibilmente endovenosa, di idrocortisone permette di compensare con meccanismo sostitutivo il deficit acuto di corticoidi e di combattere quindi direttamente la causa dello shock.
Posologia: Iniezione endovenosa di un adeguato preparato corticoideo o perfusione a goccia della durata di 2-6 ore.

II. Ormonoterapia preparatoria a gravi interventi

Prima di eseguire interventi chirurgici di una certa gravità è importante preparare psichicamente e fisicamente la paziente al fine di diminuire il rischio operatorio. In questo senso è stato impiegato il cortisone o il testosterone ad alte dosi, come stimolante aspecifico. Essi sembrano capaci di migliorare le condizioni di base per i seguenti motivi:

- il testosterone ha un'azione antidepressiva.
- Il testosterone ha un'azione anabolizzante. Di conseguenza vengono ridotte le perdite di proteine dovute all'intervento.
- Il cortisone controlla la situazione di stress, risparmiando la corteccia surrenale.

Terapia: 200 mg di testosterone enantato (Testoviron Depot) i.m. o 3x20 mg di fluocortolone (Ultralan orale) al giorno per os 1-2 giorni prima dell'intervento.

III. Interventi chirurgici durante la gravidanza

Ogni atto operatorio rappresenta per l'organismo una situazione di stress, suscettibile di provocare alterazioni temporanee della circolazione e del metabolismo. Nelle gravide può verificarsi l'aborto, non tanto per l'intervento in sè o per la narcosi, quanto per le loro sequele.
La terapia ormonale è indicata nelle seguenti condizioni: Il pericolo di aborto è naturalmente maggiore quando l'intervento interessi l'utero gravido, ad esempio per la *enucleazione di fibromiomi,* o gli annessi. In questi casi è difficile evitare l'insorgenza di contrazioni uterine. La somministrazione di dosi adeguate di gestageni mette l'utero a riposo e sembra aumentare le possibilità di conservazione dell'embrione.
Nella *insufficienza funzionale del collo dell'utero,* l'indicazione chirurgica è assoluta. La tecnica del cerchiaggio secondo *Shirodkar* consente di mantenere il collo chiuso sino alla fine della gravidanza. Prima di eseguire l'intervento, si raccomanda di instaurare una terapia ormonale di protezione con gestageni.
Una questione dibattuta è se l'*asportazione del corpo luteo gravidico,* nelle prime settimane che seguono il concepimento, determini l'aborto. Numerose osservazioni hanno dimostrato che la placenta giovane inizia a secernere ormoni sessuali molto precocemente e che a partire dalla fine del 2° mese è possibile asportare il corpo luteo senza rischio per l'embrione. Si consiglia, in tutti i casi di asportazione del corpo luteo, di instaurare un *trattamento con gestageni* ad alte dosi, iniziando possibilmente già prima dell'intervento.
Terapia: iniezione di 500 mg di 17α-idrossiprogesterone capronato (Proluton Depot) per via i.m. uno-due giorni prima dell'intervento operatorio sull'utero gravido o gli annessi. Ripetere la iniezione tre giorni dopo.

IV. Terapia estrogenica negli interventi di plastica vaginale

Lo stato della vagina dipende largamente dalla presenza di estrogeni. Sperimentalmente è stata dimostrata una minore tendenza alla guarigione delle ferite vaginali, in caso di assenza della funzione gonadica.
L'applicazione locale di pomate a base di estrogeni ha un'importanza pratica nell'indispensabile *trattamento dilatante,* dopo la creazione di una *vagina artificiale.* In questi casi la pomata a base di ormoni non ha soltanto funzione lubrificante, ma favorisce l'epitelizzazione del nuovo organo e previene la retrazione cicatriziale.
Le cicatrici vaginali dovute ad interventi per prolasso guariscono in generale molto bene. In questi casi il trattamento estrogenico è raramente indicato.

U. Tabelle dei preparati ormonali di più corrente impiego**

I. Estrogeni

Estradiolo	Linoladiol* pomata
Estriolo	Ovestin compresse, 1 mg
Estrone solfato	Premarin confetti da 1,25 e da 0,3 mg
Estradiolo benzoato	Progynon B oleoso fiale da 5 mg
Estradiolo valerianato	Progynon Depot fiale da 10 mg
	Progynon* Depot fiale da 40 mg
	Progynova confetti da 1 mg e 2 mg
Estradiolo undecilato	Progynon Depot* fiale da 100 mg
Etinilestradiolo	Progynon* C compresse da 0,02 mg
	Progynon* M compresse da 0,2 mg e confetti da 3 mg
Mestranolo	contenuto soltanto in associazioni estro-progestiniche per via orale

II. Gestageni

Progesterone	Proluton fiale da 10 mg
17α-idrossiprogesterone capronato	Proluton Depot fiale da 250 mg
	Proluton* Depot fiale da 500 mg
Medrossiprogesterone acetato	Clinovir*/Clinovir* 100, compresse
	Depot-Clinovir* 150, fiale
Allilestrenolo	Gestanon compresse da 5 mg
Linestrenolo	Orgametril* compresse da 5 mg
Noretisterone acetato	Primolut-Nor compresse da 10 mg
Didrogesterone	Dufaston compresse da 10 mg
Clormadinone acetato	Gestafortin* compresse da 2 mg
Norgestrel	soltanto nelle «minipillole»
Levonorgestrel	e negli estro-progestinici orali

** Queste tabelle non hanno la pretesa di essere complete.
* Non in commercio in Italia.

III. Contraccettivi orali

a) Preparati di associazione estro-progestinica secondo *Pincus* (individuazione delle dosi in mg)

Anacyclin*	0,05	EE*	+1,0	Linestrenolo
Anovlar	0,05	EE	+4,0	Noretisterone acetato
Microgynon	0,05	EE	+0,125	Levonorgestrel
Etalontin*	0,05	EE	+2,5	Noretisterone acetato
Eugynon	0,05	EE	+0,5	Norgestrel
Yermonil*	0,04	EE	+2,0	Linestrenolo
Lyndiol*	0,05	EE	+2,5	Linestrenolo
Egogyn 30	0,03	EE	+0,15	Levonorgestrel
Novogyn 21	0,05	EE	+0,25	Levonorgestrel
Noracyclin*	0,05	EE	+2,5	Linestrenolo
Orlest*	0,05	EE	+1,0	Noretisterone acetato
Ortho-Novum 2 mg	0,1	ME**	+2,0	Noretisterone
Ortho-Novum 1/50	0,05	ME	+1,0	Noretisterone
Ortho-Novum* 1/80	0,08	ME	+1,0	Noretisterone
Orysmen* 0,5/35	0,035	EE	+0,5	Noretisterone
Orysmen* 1/35	0,035	EE	+1,0	Noretisterone
Ovoresta*	0,05	EE	+1,0	Linestrenolo
Ovulen*	0,1	ME	+1,0	Etinodiolacetato
Evanor	0,05	EE	+0,5	Norgestrel
Evanor-d	0,05	EE	+0,25	Levonorgestrel
Ovranet	0,03	EE	+0,15	Levonorgestrel

* EE = Etinilestradiolo ** ME = Mestranolo

b) Preparati sequenziali

Ovanon*	7 compresse con 0,05 EE		
	15 compresse con 0,05 EE	+ 2,5	Linestrenolo
Perikursal*	11 confetti con 0,05 EE	+ 0,05	Levonorgestrel
	10 confetti con 0,05 EE	+ 0,125	Levonorgestrel
Sequilar*	11 confetti con 0,05 EE	+ 0,05	Levonorgestrel
	10 confetti con 0,05 EE	+ 0,125	Levonorgestrel
Sinovula*	11 confetti con 0,05 EE	+ 1,0	Noretisterone acetato
	10 confetti con 0,05 EE	+ 2,0	Noretisterone

c) Minipillole

Exlutona*	0,5 Linestrenolo, 35 compresse
Microlut*	0,03 Levonorgestrel, 35 confetti
Micronovum*	0,35 Noretisterone, 35 compresse
Mikro-30*	0,03 Levonorgestrel, 35 confetti

IV. Associazioni estro-progestiniche per altre indicazioni

a) per via iniettiva (i.m.)

Preparati	Composizione in mg		Indicazioni	Durata d'azione in giorni
Primosiston*	10	Estradiolo benzoato		
	250	17α-idrossiprogesterone capronato	Emorragie funzionali	10
Sistociclina (sospensione cristallina)	10	Estradiolo monobenzoato	Differimento della mestruazione	
	200	Progesterone		
Gravibinan	5	Estradiolo valerianato	Mantenimento della gravidanza	8
	250	17α-idrossiprogesterone capronato		

b) compresse, confetti

Preparati	Composizione in mg		Indicazioni
Gynäkosid	0,3	Metilestradiolo	Amenorrea secondaria
	5	Metilnortestosterone	
Progylut*	0,05	Etinilestradiolo in 11 confetti	Amenorrea primaria e secondaria
	0,05	Etinilestradiolo	
	+2	Etinilnortestosterone acetato in 10 confetti	
Duoluton*	0,05	Etinilestradiolo	Dismenorrea
	0,5	Norgestrel	
Menova*	0,02	Etinilestradiolo	Emorragie disfunzionali
	2	Clormadinone acetato	
Primosiston*	0,01	Etinilestradiolo	
	2	Etinil-nortestosterone acetato	
Prosiston*	0,03	Etinilestradiolo	
	6	Etinil-nortestosterone acetato	

V. Associazioni estro-andro-progestiniche parenterali (i.m.)

Preparato	Composizione in mg	Indicazione
Ablacton	5 Estradiolo benzoato 8 Estradiolo 17-valerianato 20 17α-etinil-19-nortesto-sterone acetato 180 Testosterone enantato	Soppressione della lattazione

VI. Associazioni estro-androgene

Preparati	Composizione in mg		Indicazioni	Durata d'azione in giorni
Femandren M	2,5	Estradiolo benzoato	Turbe del climaterio Osteoporosi	14-21
	50	Testosterone isobutirrato		
Femovirin*	3,5	Estradiolo ciclopentil-propionato		21
	90	Testosterone ciclopentil-propionato		
Klimanosid*	50	Testosterone caprinoil-acetato		21
	2	Estradiolo butirril-acetato		
Lynandron*	1	Estradiolo benzoato		14
	4	Estradiolo fenil-propionato		
	20	Testosterone propionato		
	40	Testosterone isocapronato		
	40	Testosterone fenilpropionato		
Primodian Depot	4	Estradiolo valerianato		21
	90,3	Testosterone enantato		
Primodian* compresse	0,002	Etinilestradiolo		
	4	Metiltestosterone		
Gynodian Depot	200	Prasterone enantato		21
	4	Estradiolo valerianato (in 1 ml di soluzione oleosa)		

VII. Farmaci che inducono l'ovulazione

Nome commerciale		Denominazione comune
Clomid	compresse	Clomifene
Dyneric	compresse	Clomifene
Fertodur	compresse	Ciclofenile
Sexovid	compresse	Ciclofenile
Predalon	fiale	Gonadotropina corionica
Primogonyl	fiale	Gonadotropina corionica
Humegon	fiale	Gonadotropina della menopausa
Pergonal-500	fiale	Gonadotropina della menopausa

Indice analitico

Bei Fragen zur Produktsicherheit wenden Sie sich bitte an:
If you have any questions regarding product safety,
please contact:

Walter de Gruyter GmbH
Genthiner Straße 13
10785 Berlin
productsafety@degruyterbrill.com